心血管疾病中医诊疗与康复

安 炎◎著

黑龙江科学技术出版社
HEILONGJIANG SCIENCE AND TECHNOLOGY PRESS

图书在版编目(CIP)数据

心血管疾病中医诊疗与康复 / 安炎著. —— 哈尔滨：
黑龙江科学技术出版社，2023.7
ISBN 978-7-5719-1973-3

Ⅰ. ①心… Ⅱ. ①安… Ⅲ. ①心脏血管疾病–中医治
疗法 Ⅳ. ①R259.4

中国国家版本馆CIP数据核字(2023)第107010号

心血管疾病中医诊疗与康复
XINXUEGUAN JIBING ZHONGYI ZHENLIAO YU KANGFU

作　　者	安　炎
责任编辑	单　迪
封面设计	邓姗姗
出　　版	黑龙江科学技术出版社
	地址：哈尔滨市南岗区公安街70-2号　邮编：150007
	电话：（0451）53642106　传真：（0451）53642143
	网址：www.lkcbs.cn
发　　行	全国新华书店
印　　刷	黑龙江龙江传媒有限责任公司
开　　本	787mm×1092mm　1/16
印　　张	16.5
字　　数	386千字
版　　次	2023年7月第1版
印　　次	2023年7月第1次印刷
书　　号	ISBN 978-7-5719-1973-3
定　　价	128.00元

前　言

随着科学技术的飞速发展,临床中医心血管科学的基础知识和康复诊疗都取得了长足的进步,病因和发病机制得到了深入的研究,疾病的诊断和治疗也得到了广泛实践。随着临床中医学模式的转变和传统医学观念的更新,许多中医诊疗方法和原则发生了日新月异的变化。对许多疾病的病因、病机的认识已日益明确和深化,诊断、辨证分型上有了进一步规范,防病、治病方法上有了许多创新。鉴于此,编者在参阅大量文献的基础上,结合自身多年来的临床工作经验,特编写本书。

本书涵盖了现代心血管疾病在中医临床诊疗和疾病康复内容的新理念,其中也包括了一些心脏与心血管的基础知识,常见心血管疾病的病因、症状以及与心血管疾病相关的常规检查等,详细阐述了心血管方面常见疾病如心悸、心痛、胸痹、眩晕等诊治以及康复治疗,其中重点剖析了中医学对心血管有关疾病的认识与辨证,介绍了中医常用治法以及预防,针对具体病症予以辨证论治,本书结构严谨、层次分明、内容新颖、专业度高,具有较强的实用性和指导性。既能体现现代临床经验,又能满足其他临床工作者的需求,可作为各级工作人员的参考书。

由于本书内容较多,编写时间较为仓促,不足之处在所难免,恳请广大读者和学者不吝指正,在此深表感谢。

编　者

目　　录

第一章　心悸 ……………………………………………………………………… （1）

第一节　心悸的定义及历史沿革 ………………………………………………… （1）

第二节　心悸的病因病机 ………………………………………………………… （2）

第三节　心悸的症候特征 ………………………………………………………… （4）

第四节　心悸主要危害 …………………………………………………………… （4）

第五节　心悸的诊断及鉴别诊断 ………………………………………………… （5）

第六节　中医辩证论治心悸 ……………………………………………………… （7）

第七节　心悸的其他治法 ………………………………………………………… （16）

第八节　心悸的康复与预防 ……………………………………………………… （25）

第九节　现代医学对心悸的研究 ………………………………………………… （27）

第二章　胸痹 ……………………………………………………………………… （30）

第一节　胸痹的定义及历史沿革 ………………………………………………… （30）

第二节　胸痹的病因病机 ………………………………………………………… （34）

第三节　胸痹的临床表现 ………………………………………………………… （35）

第四节　胸痹的诊断与鉴别诊断 ………………………………………………… （36）

第五节　中医辨证论治胸痹 ……………………………………………………… （39）

第六节　胸痹的其他治法 ………………………………………………………… （49）

第七节　胸痹的康复与预防 ……………………………………………………… （52）

第三章　心痛 ……………………………………………………………………… （54）

第一节　心痛的历史沿革 ………………………………………………………… （54）

第二节　心痛的病因病机 ………………………………………………………… （57）

第三节　心痛的临床表现 ………………………………………………………… （58）

第四节　心痛的辅助检查 ………………………………………………………… （60）

第五节　心痛的诊断与鉴别诊断 ………………………………………………… （61）

第六节　心痛的并发症 …………………………………………………………… （62）

第七节　中医辨证论治心痛 ……………………………………………………… （63）

第八节　心痛的其他治法 ………………………………………………………… （66）

第九节　心痛的康复与预防 ……………………………………………………… （66）

第四章　眩晕 ··· (68)

　　第一节　眩晕的历史沿革 ··· (68)

　　第二节　眩晕的病因病机 ··· (70)

　　第三节　眩晕的分类特点 ··· (77)

　　第四节　眩晕的诊断与鉴别诊断 ·· (78)

　　第五节　中医辨证论治眩晕 ··· (80)

　　第六节　眩晕的治疗 ··· (82)

　　第七节　眩晕的转归与预后 ··· (86)

　　第八节　眩晕的康复与预防 ··· (86)

第五章　不寐 ··· (89)

　　第一节　不寐的历史沿革 ··· (89)

　　第二节　不寐的病因病机 ··· (90)

　　第三节　不寐的症候特征 ··· (93)

　　第四节　不寐的诊断与鉴别诊断 ·· (94)

　　第五节　中医辨证论治不寐 ··· (94)

　　第六节　不寐的其他治法 ··· (100)

　　第七节　不寐的转归与预后 ··· (103)

　　第八节　不寐的康复与预防 ··· (103)

第六章　多寐 ··· (105)

　　第一节　多寐的历史沿革 ··· (105)

　　第二节　多寐的病因病机 ··· (106)

　　第三节　多寐的诊断与鉴别诊断 ·· (107)

　　第四节　中医辨证论治多寐 ··· (108)

　　第五节　多寐的其他治法 ··· (112)

　　第六节　多寐的转归与预后 ··· (113)

　　第七节　多寐的康复与预防 ··· (113)

第七章　健忘 ··· (114)

　　第一节　健忘的历史沿革 ··· (114)

　　第二节　健忘的病因病机 ··· (115)

　　第三节　健忘的分类特点 ··· (116)

　　第四节　健忘的诊断与鉴别诊断 ·· (117)

　　第五节　中医辨证论治健忘 ··· (118)

　　第六节　健忘的其他治法 ··· (122)

　　第七节　健忘的转归与预后 ··· (123)

　　第八节　健忘的康复与预防 ··· (124)

第八章　郁症···(125)

　　第一节　郁症的历史沿革···(125)

　　第二节　郁症的病因病机···(126)

　　第三节　郁症的诊断与鉴别诊断···(127)

　　第四节　中医辨证论治郁症···(129)

　　第五节　郁症的其他治法···(135)

　　第六节　郁症的转归与预后···(136)

　　第七节　郁症的康复与预防···(137)

第九章　百合病···(138)

　　第一节　百合病的定义及历史沿革··(138)

　　第二节　百合病的病因病机··(139)

　　第三节　百合病的诊断与鉴别诊断···(139)

　　第四节　中医辨证论治百合病··(140)

　　第五节　百合病的转归与预后··(142)

　　第六节　百合病的康复与预防··(143)

第十章　肥胖···(144)

　　第一节　肥胖的历史沿革···(144)

　　第二节　肥胖的病因病机···(144)

　　第三节　现代医学对肥胖的认识···(146)

　　第四节　肥胖的诊断与鉴别诊断···(149)

　　第五节　中医辨证论治肥胖··(150)

　　第六节　肥胖的其他治法···(155)

　　第七节　肥胖的康复与预防··(157)

第十一章　心力衰竭···(158)

　　第一节　心力衰竭的历史沿革··(158)

　　第二节　心力衰竭的病因病机··(160)

　　第三节　现代医学对心力衰竭的认识··(163)

　　第四节　心力衰竭的诊断与鉴别诊断··(168)

　　第五节　中医辨证论治心力衰竭··(171)

　　第六节　心力衰竭的其他治法··(175)

　　第七节　心力衰竭的转归与预后··(177)

　　第八节　心力衰竭的康复与预防··(177)

第十二章　冠心病心绞痛···(178)

　　第一节　冠心病心绞痛的临床表现···(178)

　　第二节　冠心病心绞痛的发病机制···(179)

第三节　冠心病心绞痛的分类 ……………………………………… (180)

第四节　冠心病心绞痛的诊断与鉴别诊断 ………………………… (181)

第五节　冠心病心绞痛的并发症 …………………………………… (183)

第六节　中医辨证论治冠心病心绞痛 ……………………………… (183)

第七节　冠心病心绞痛的其他治法 ………………………………… (186)

第八节　冠心病心绞痛的康复与预后 ……………………………… (188)

第十三章　高血压病 ………………………………………………… (190)

第一节　高血压病的病因病机 ……………………………………… (190)

第二节　高血压病的分类 …………………………………………… (192)

第三节　高血压病的临床表现 ……………………………………… (193)

第四节　高血压病的辅助检查 ……………………………………… (193)

第五节　血压测量方法 ……………………………………………… (194)

第六节　高血压病的诊断与鉴别诊断 ……………………………… (196)

第七节　评估靶器官损害 …………………………………………… (202)

第八节　中西医结合治疗高血压病 ………………………………… (203)

第九节　高血压病的康复及预防 …………………………………… (215)

第十四章　高脂血症 ………………………………………………… (218)

第一节　高脂血症的分类与分型 …………………………………… (218)

第二节　高脂血症的发病机制 ……………………………………… (219)

第三节　高脂血症的病因病机 ……………………………………… (219)

第四节　高脂血症的病理 …………………………………………… (221)

第五节　高脂血症的临床表现 ……………………………………… (221)

第六节　高脂血症的实验室检查 …………………………………… (222)

第七节　高脂血症的诊断依据 ……………………………………… (222)

第八节　高脂血症的鉴别诊断 ……………………………………… (223)

第九节　中西医结合治疗高脂血症 ………………………………… (223)

第十节　高脂血症的康复及预防 …………………………………… (231)

第十五章　室性早搏 ………………………………………………… (233)

第一节　室性早搏的病因 …………………………………………… (233)

第二节　室性早搏的临床表现 ……………………………………… (233)

第三节　室性早搏的心电图特点 …………………………………… (234)

第四节　室性早搏的诊断 …………………………………………… (234)

第五节　室性早搏的辨证论治 ……………………………………… (235)

第六节　室性早搏的其他治法 ……………………………………… (238)

第七节　室性早搏的康复及预后 …………………………………… (239)

第十六章　心肌炎 ·· （240）

　第一节　心肌炎病因与发病机制 ································ （240）

　第二节　心肌炎的病理 ·· （241）

　第三节　心肌炎的临床表现 ······································ （241）

　第四节　心肌炎的理化检查 ······································ （242）

　第五节　心肌炎的分期 ·· （243）

　第六节　心肌炎的并发症 ·· （244）

　第七节　心肌炎的诊断要点 ······································ （244）

　第八节　心肌炎的鉴别诊断 ······································ （245）

　第九节　心肌炎的治疗 ·· （246）

　第十节　心肌炎的预后与预防 ···································· （252）

参考文献 ·· （254）

第一章 心悸

第一节 心悸的定义及历史沿革

一、定义

心悸包括惊悸和怔忡,是指患者自觉心中悸动、惊惕不安,甚则不能自主为主要症状的一种病证,常伴有胸闷不适、气短乏力、神疲懒言、惊恐胆怯等症。临床一般多呈阵发性,每因情志波动或劳累过度而发作,且常与失眠、健忘、眩晕、耳鸣等症同时并见。本病可由外感六淫之邪、内伤七情引起,也可由饮食失节、操劳过度引发。其病机关键是心脉瘀阻,心气不畅,心失所养。主要病位在心,涉及肺、脾、肝、胆、肾等脏腑。常见于西医的各种心律失常。各种原因引起心脏搏动频率、节律发生异常,均可导致心悸。

二、历史沿革

(一)追溯《内经》

《内经》虽无心所悸(惊悸、怔忡)一类的病名,但已经有了类似的记载。《素问·举痛论篇》曾经指出:"惊则心无所倚,神无所归,虑无所定,故气乱矣。"《素问·至真要大论篇》讲的"心澹澹大动"和《灵枢·本神篇》讲的"心怵惕",也是类似心悸的描述。

(二)汉代

到了汉代,张仲景在《金匮要略》和《伤寒论》两部名著中,才正式提出了悸与惊悸的病名,并对它的发病原因做了扼要的叙述,认为主要原因是由惊扰、水饮、虚劳及汗后受邪等因素引发的。《金匮要略·惊悸吐血下血胸满瘀血病篇》还对惊悸的发病原因,以及审证求因的方法做了专门论述,指出:"寸口脉动而弱则为悸。"

(三)后世

后世医家系统地总结了临床实践的经验,对此进一步做了详细的说明,认为"惊自外至者也,惊则气乱,故脉动而不宁;悸自内惕者也,悸因中虚,故脉弱而无力"。

(1)《医宗金鉴·惊悸吐衄下血胸满瘀血病》从脉象表现来认识惊悸发生的原因,必外有惊扰,内外相合,引发本证。

(2)《济生方》不仅对惊悸有所载述,还提出了怔忡的病名,"夫怔忡者,此心血不足也"。《济生方·怔忡论治》指出,怔忡发病的原因,在于"真血虚耗,心帝失辅,渐成怔忡";另外,"冒风寒暑湿,闭塞诸经","五饮停蓄,湮塞中脘",亦能令人怔忡。

(3)《丹溪心法》又提出了"责之虚与痰"的理论,认为血虚与痰火是怔忡致病的根本原因。《惊悸怔忡门》指出:"怔忡者血虚,怔忡无时,血少者多有思虑,便动属虚;时作时止者,痰因火动。"

(4)《医林改错·心慌》则认为瘀血内阻亦能导致心悸、怔忡。

第二节 心悸的病因病机

一、病因

心悸的发生常与平素体质虚弱、情志所伤、劳倦、汗出受邪等有关。平素体质不强,心气怯弱,或久病心血不足,或忧思过度,劳伤心脾,使心神不能自主,发为心悸;或肾阴亏虚,水火不济,虚火妄动,上扰心神而致病;或脾肾阳虚,不能蒸化水液,停聚为饮,上犯于心,心阳被遏,心脉痹阻,而发该病。现分述如下。

(一)感受外邪

风寒湿三气杂至,合而为痹,痹证日久,复感外邪,内舍于心,痹阻心脉,心血运行受阻,发为心悸;或风寒湿热之邪,由血脉内侵于心,耗伤心气、心阴,亦可引起心悸;或温病、疫毒等毒邪犯心,均可灼伤营阴,耗伤气血,心神所养,或邪毒内扰心神,如春温、风温、暑湿、白喉、梅毒等病,往往伴见心悸。

(二)饮食劳倦

平素嗜食膏粱厚味、煎炸炙爆,蕴热化火生痰,或伤脾滋生痰浊,痰火扰心,而致心悸。

(三)七情所伤

平素心虚胆怯,突遇惊恐,忤犯心神,心神动摇,不能自主而心悸。如长期忧思不解,心气郁结,化火生痰,痰火扰心,心神不宁而心悸,或气阴暗耗,心神失养而心悸。此外,如大怒伤肝、大恐伤肾,怒则气逆,恐则精却,阴虚于下,火逆于上,动撼心神,而发心悸。

(四)体质虚弱

先天禀赋不足,素体虚弱,或久病失养,劳欲过度,气血阴阳俱虚,以致心失所养,发为心悸。

(五)药物中毒

药物过量或毒性较剧,损及于心,引起心悸,如附子、乌头,或西药锑剂、洋地黄、奎尼丁、肾上腺素、阿托品等,当用药过量或不当时,均能引发心动悸、脉结代一类证候。

总之,心悸的发病,或由惊恐恼怒,动摇心神,致心神不宁,而为惊悸;或因久病体虚,劳累过度,耗伤气血,心神失养,若虚极邪盛,无惊自悸,悸动不已,则谓之怔忡。

二、病机

心悸的形成,常与心虚胆怯、心血不足、水饮内停、瘀血阻络等因素有关。

(一)心虚胆怯

平素心虚胆怯之人,由于突然惊恐,如耳闻巨响,目睹异物,或遇险临危,使心惊神慌不能自主,渐至稍惊则心悸不已,如《济生方·惊悸论治》指出:"惊悸者,心虚胆怯之所致也,且心者君主之官,神明出焉,胆者中正之官,决断出焉,心气安逸,胆气不怯,决断思虑,得其所矣。或因事有所大惊,或闻巨响,或见异相,登高涉险,惊忤心神,气与涎郁,遂使惊悸。"此外,如大怒伤肝,大恐伤肾,怒慢气逆,恐则精却,阴虚于下,火逆于上,亦可动撼心神,而发惊悸。如痰热内蕴,复加郁怒,胃失和降,痰炎互结,上扰心神,亦可导致心悸的发生,此即《丹溪心法·惊悸忡》篇所说的"痰因火动"之说。

(二)心血不足

心主血,心血不足,常能导致心悸、怔忡。《丹溪心法·惊悸怔忡》篇指出:"怔忡者血虚,怔忡无时,血少者多。"阴血亏损,心失所养,不能藏神,故神不安而志不宁,发为本证。所以久病体虚,失血过多容易导致心悸。如果思虑过度,劳伤心脾,不但耗伤心血,又能影响脾胃生化之源,渐至气血两亏,不能上奉于心者,亦能发生心悸。

(三)阴虚火旺

久病体虚,或房劳过度,或遗泄频繁,伤及肾阴;或肾水素亏,水不济火,虚火妄动,上扰心神,亦能导致本病。如《素问玄机原病式·火类》指出的"水衰火旺而扰火之动也,故心胸躁动,谓之怔忡"。

(四)心阳不振

大病久病之后,阳气衰弱,不能温养心脉,故心悸不安。此即《伤寒明理论·悸》篇所说的:"其气虚者,由阳气内弱,心下空虚,正气内动而悸也。"

(五)水饮凌心

脾肾阳虚,不能蒸化水液,停聚而为饮,饮邪上犯,心阳被抑,因而引起心悸。这就是《伤寒明理论·悸》篇说的:"其停饮者,由水停心下,心主火而恶水,水即内停,心自不安,则为悸也。"

(六)瘀血阻络

一是由于心阳不振,血液运行不畅;一是由于痹证发展而来。如《素问·痹论篇》指出,"脉痹不已,复感于邪,内舍于心","心痹者,脉不通,烦则心下鼓"。《医宗必读·悸》解释说:"鼓者,跳动如击鼓也。"可见风寒湿邪搏于血脉,内犯于心,以致心脉痹阻,营血运行不畅,亦能引起心悸、怔忡。

(七)痰火扰心

素体脾胃虚弱,或平素饮食不节,损伤脾胃,"脾为生痰之源","胃为储痰之器",脾失健运,水湿内停,湿凝成痰,痰湿内生,郁而化热,痰热扰心,心神不安,故见心悸。正如《医学衷中参西录·论心病治法》所云:"有其惊悸恒发于夜间,每当交睫甫睡之时,其心中即惊悸而醒,此多因心下停有痰饮,心脏属火,痰饮属水,火畏水迫,故作惊悸也,宜清痰之药与养心之药并用。方用二陈汤加当归、石菖蒲、远志,煎汤送服朱砂细末三分,有热者加玄参数钱,自能安枕稳睡而无惊悸矣。"

(八)邪毒犯心

感受风寒湿邪,合而为痹,痹证日久,复感外邪,内舍于心,痹阻心脉,心血运行受阻,发为心悸;或风寒湿热之邪,由血脉内侵于心,耗伤心气、心阴,亦可引起心悸。或温病、疫毒等毒邪犯心,均可灼伤营阴,耗伤气血,心神所养,或邪毒内扰心神,如春温、风温、暑湿、白喉、梅毒等病,往往伴见心悸。

第三节　心悸的证候特征

一、基本证候特征

心悸的基本证候特点是自觉发作性心慌不安,心跳剧烈,不能自主,或一过性、阵发性,或持续时间较长,或一日数次发作,或数日一次发作。常兼见胸闷气短,神疲乏力,头晕喘促,甚则不能平卧,以致出现昏厥。其脉象表现为或数或迟,或乍疏乍数,并以结脉、代脉、促脉、涩脉尤为常见。

心悸证兼见气血阴阳之亏虚,或心肺、心脾、心肾之不足,或有肝气郁滞,水饮凌心、心脉瘀阻、痰浊内停,临床上表现为心悸的各种证候类型特点,且各证候类型间可以相互演变转化。

二、变证特征

心悸失治、误治,可以出现变证,其先兆特点是心悸伴有胸闷、心痛、气短、眩晕欲吐、脉象或迟或数,或乍疏乍数。

(1)若心悸兼见水肿尿少,形寒肢冷,坐卧不安,动则气喘,脉疾数微,此为心悸重症心肾阳虚、水饮凌心的特点。

(2)若心悸突发,喘促,不得卧,咳吐泡沫痰,或为粉红色痰涎,或夜间阵发性咳嗽,尿少肢肿,脉数细微,此为心悸危症水饮凌心射肺之特点。

(3)若心悸突见面色苍白,大汗淋漓,四肢厥冷,喘促欲脱,神志淡漠,此为心阳欲脱之特点。

(4)若心悸脉象散乱,极疾或极迟,面色苍白,口唇发绀,突发意识丧失,肢体抽搐,短暂即恢复正常而无后遗症,或一厥不醒,为心悸危症昏厥之特点。

第四节　心悸主要危害

心律失常可以发生在任何年龄段。据统计,中国每年约 60 万人死于心源性猝死。其中90％以上由室性心动过速、心室颤动及心房颤动等恶性心律失常所致。而美国每年约 39 万人死于恶性心律失常。心律失常能够导致血液循环失常,心房和心室收缩程序改变,心排出量下降 30％左右,引起胸闷、心悸、无力等症状。心率的过快过慢以及各种早搏造成的心跳不规律都会使冠状动脉的血流减少,加重冠状动脉粥样硬化性心脏病。如果是心肌梗死患者出现了严重的室性早搏,还会有生命危险。房颤是常见的一种心律失常,会引起血栓栓塞性疾病,增加临床的病死率,亦可使中风危险性升高 4～5 倍。严重的心律失常可导致猝死,冠状动脉粥样硬化性心脏病的猝死率最高,占总猝死患者的 70％～90％,其中以室性心动过速、室颤及传导阻滞引起猝死的发生率最高,严重威胁人类的健康。

第五节 心悸的诊断及鉴别诊断

一、诊断

(一)中医诊断

(1)心悸为主要症状,患者自觉心中跳动,惊慌不安,不能自主;心搏或快速,或缓慢,或心跳过重,或忽跳忽止,呈阵发性或持续不止。

(2)伴有胸闷不适、易激动、心烦、少寐多汗、颤抖、乏力、头晕等。中老年发病频繁者,可伴有心胸疼痛,甚则喘促、肢冷汗出,或见昏厥。

(3)发作常由情志刺激、惊恐、紧张、劳倦过度、饮酒、饱食等因素诱发。

(4)脉象可见结脉、代脉、促脉、疾脉、数脉、涩脉、缓脉、迟脉等。

(5)测血压、X线胸部摄片及心电图等检查有助于明确诊断。

(二)西医诊断

1.病史

心悸是许多疾病的一个共同表现,其中有一部分心悸的患者并无器质性病变,因而病史对于心悸的诊断尤为重要。应仔细询问患者心悸的发生是否与体力活动、精神状态及应用药物等因素有关。若心悸常在轻度体力活动后产生,则病变多为器质性的,应进一步询问既往有无器质性心脏病的病史,若心悸发生在剧烈运动之后,或在应用阿托品等药物之后,则为机体的一种生理反应。另外,心悸发作时间的长短也与病因有关,如突然发生的心悸在短时间内消失,但易反复发作,则多与心律失常有关。此时应详细追问心悸发作当时患者的主观感觉,如有无心动过速过慢,或不规则的感觉,是否伴有意识改变及周围循环障碍,以便做出初步的诊断。若患者从幼年时即出现心悸,则多与先天性心血管疾病有关。详细询问病史除对病因有一个初步判断外,还可以了解患者有无其他功能性叙述或表现,对以后的治疗也有很大的帮助。

总之,临床问诊要点为:①发作有无诱因、时间、频率、病程。②有无心前区疼痛、发热、头晕、头痛、昏厥、抽搐、呼吸困难、消瘦及多汗、失眠、焦虑等相关症状。③有无心脏病、内分泌疾病、贫血性疾病、神经症等病史。④有无嗜好浓茶、咖啡、烟酒情况。⑤有无精神刺激史。

2.体格检查

询问完病史,就应有针对性地进行体格检查。怀疑患者有器质性心脏病时,应重点检查心脏有无病理性体征,即有无心脏杂音、心脏增大及心律改变等,有无血压增高、脉压增大、水冲脉等心脏以外的心脏病体征。患者的全身情况,如精神状态、体温、有无贫血、多汗及甲状腺肿大等,也应仔细检查,避免遗漏。

3.实验室检查

若怀疑患者有甲状腺功能亢进、低血糖或嗜铬细胞瘤等疾病时,可进行相关的实验室检查,如测定血清 T3、T4 甲状腺吸碘率,血糖及血、尿儿茶酚胺等。怀疑贫血时,可查血常规,必要时可进行骨髓穿刺检查,骨髓涂片,以进一步明确病因。

4.器械检查

最重要的是心电图检查,若静息时心电图未发现异常,可嘱患者适当运动或进行24小时动态心电图监测,或行心脏运动平板试验检查。对于怀疑有器质性心脏病的患者,为进一步明确病因,还可进行心脏多普勒超声检查以了解心脏病变的性质及严重程度。

5.心悸患者的伴随症状

伴随症状对疾病的诊断有时起着非常重要的作用,临床上要重视训练这种思维。

(1)伴心前区痛:见于冠状动脉粥样硬化性心脏病(如心绞痛、心肌梗死)、心肌炎、心包炎,亦可见于心脏神经症等。

(2)伴发热:见于急性传染病、风湿热、心肌炎、心包炎、感染性心内膜炎等。

(3)伴昏厥或抽搐:见于Ⅲ度房室传导阻滞、心室颤动或阵发性室性心动过速、病态窦房结综合征等。

(4)伴贫血:见于各种原因引起的急性失血,此时常有虚汗、脉搏微弱、血压下降或休克。慢性贫血,心悸多在劳累后较明显。

(5)伴呼吸困难:见于急性心肌梗死、心肌炎、心包炎、心力衰竭、重症贫血等。

(6)伴消瘦及出汗:见于甲状腺功能亢进。

二、鉴别诊断

(一)中医鉴别诊断

1.惊悸与怔忡

怔忡由久病体虚、心脏受损等内因引起;惊悸则相反,常由外因而成。

2.奔豚

奔豚发作时,觉心胸躁动不安。《难经·五十六难》"发于小腹,上至心下,若豚状,或上或下无时",称之为肾积。《金匮要略·奔豚气病脉证治》记载:"奔豚病从少腹起,上冲咽喉,发作欲死,复还止,皆从惊恐得之。"故本病与心悸的鉴别要点在于心悸为心中剧烈跳动,发自于心;奔豚乃上下冲逆,发自少腹。

3.卑慄

《证治要诀·怔忡》描述卑慄症状为"痞塞不欲食,心中常由所歉,爱处暗室,或倚门后,见人则惊避,似失志状"。卑慄之胸中不适是由于痞塞,其病因在于心血不足;而心悸则缘于心跳,有时坐卧不安,并不避人。卑慄是一种以神志异常为主症的病症,一般无促、结、代、疾、迟等脉象出现。

4.心下悸、心下痞

心下指胃脘,心下悸指胃脘惕惕然跳动;心下痞指胃脘满闷不适,按之柔软不痛。鉴别要点在于心下悸与心下痞病位皆在胃,而心悸病位在心。

5.胸痹

胸痹除见心慌不安,脉结或代外,必以心痛为主症,多呈心前区或胸骨后刺痛、闷痛、胀痛,常因劳累、感寒、饱餐或情绪激动而诱发,多呈短暂发作。但甚者心痛剧烈不止,唇甲发绀或手足青冷至节,呼吸急促,大汗淋漓,直至昏厥。胸痹可与心悸合并出现。但是心悸不一定可以见到胸痹。

(二)西医鉴别诊断

1.期前收缩

期前收缩分为房性、交界性和室性早搏 3 种,是临床上引起心悸最常见的原因。正常人中有相当一部分存在早搏,常在情绪激动、劳累、消化不良、过度吸烟、饮酒及饮用大量刺激性饮料后诱发,常以心悸而就诊,心电图检查有时不易发现,动态心电图检查有助于诊断。器质性心脏病患者较易出现早搏,多发生于运动后,且较多表现为频发早搏,如频发室性早搏形成二联律、三联律,或出现多源性及多形性早搏。早搏发生时患者常感觉突然心跳增强或心跳暂停,自己摸脉搏时突然漏跳一次。听诊发现心律不规则,第一心音多增强,早搏之后有长的间歇。

2.心动过速

心动过速中常见的为阵发性心动过速,其特点为突然发作、突然中止,可持续数秒至数天不等,心律一般规则,心率常在 160~220 次/分。发作可由情绪激动、饱餐、疲劳等因素引起,亦可无明显诱因。其症状轻重与发作时心室率的快慢及持续时间的长短、原发病的严重程度有关,轻者仅表现为心悸,重者还可出现烦躁、昏厥、心绞痛,甚至发生心力衰竭与休克。阵发性心动过速包括室上性和室性两种。前者常见于无器质性心脏病者,用压迫眼球或颈动脉窦的方法可使其中止发作;而后者多见于器质性心脏病患者,且上述方法无效,明确诊断有赖于心电图检查。

3.快速型心房颤动

也较为常见,多发生于器质性心脏病的基础上。患者主要表现为明显的心悸,可发生心力衰竭,听诊心律极不规整,第一心音强弱不一,脉搏短绌,心电图表现为窦性 P 波消失,代之以形态不一、频率不等的细小的锯齿波。心室率极不规整。

第六节　中医辨证论治心悸

一、辨证要点

(一)详细辨别虚实

临床上首先要看患者是否有"心跳""心慌"而不能自已的自觉症状;也就是说,看看患者是否属于"心悸"范畴,其次要根据病情区别心悸的性质,是实证还是虚证,是心阳虚还是心阴虚,是夹痰还是夹瘀;心悸有正虚为主、邪实为主、虚实夹杂、本虚标实。有阳热证、阴寒证;有气虚、血虚、阴虚、痰浊、水饮、瘀血之异。但是病机关键是"瘀阻"与"亏虚",因此辨证时要分清瘀阻的虚实因素及病邪种类,亏虚的种类和涉及的脏腑。不仅要注意正虚的一面,亦应重视邪实的一面,并分清虚实之程度。正虚程度与脏腑虚损情况有关,即一脏虚损者轻,多脏虚损者重。在邪实方面,一般来说,单见一种夹杂者轻,多种合并夹杂者重。

(二)辨明惊悸与怔忡

惊悸与怔忡的病因不同,病情程度上又有轻重之别。

怔忡每由久病体虚、心脏受损等内因引起,并无外惊,经常心悸,自觉心中惕惕,胸闷不舒,发则悸跃不能自控,甚则心痛阵发。稍劳即发,活动后加重,病来虽渐,但全身情况较差,病情较为深重,不发作时亦可兼见脏腑虚损症状,多属虚证,或虚中夹实。

惊悸则相反,常由外因而成,偶受外来刺激,或因惊恐,或因恼怒,或因悲哀,或因紧张,均可发病,以实证为多,但也有内虚的因素存在;发则心悸,时作时止,病来虽速,但全身情况较好,病势浅而短暂,实证居多,可自行缓解。故《红炉点雪·惊悸怔忡健忘》篇指出:"惊者,心卒动而不宁也;悸者,心跳动而怕惊也;怔忡者,心中躁动不安,惕惕然如人将捕之也。"足见惊悸与怔忡在病因、病情程度上有明显差异的。

但是两者亦有密切的联系。一方面,惊悸日久不愈,可以发展为怔忡。另一方面,怔忡患者又易受外惊所扰,而使动悸加重。

(三)详辨脉象的变化

观察脉象之变化是心悸辨证中重要的客观内容。

1.脉率快速型心悸

可有一息六至之数脉,一息七至之疾脉,一息八至之极脉,一息九至之脱脉,一息十至以上之浮合脉。

2.脉率过缓型心悸

可见一息四至之缓脉,一息三至之迟脉,一息二至之损脉,一息一至之败脉,两息一至之夺精脉。

3.脉率不整型心悸

脉象可见有数时一止,止无定数之促脉,缓时一止,止无定数之结脉;脉来更代,几至一止之代脉,或见脉象乍疏乍数,忽强忽弱之雀啄脉。临床应结合病史、症状,推断脉症从舍。一般认为,阳盛则促,数为阳热,若脉虽数、促而沉细、微细,伴有面浮肢肿,动则气短,形寒肢冷,舌淡者,为虚寒之象。阴盛则结,迟而无力为虚寒,脉象迟、结、代者,一般多属虚寒,其中结脉表示气血凝滞,代脉常由元气虚衰、脏气衰微。凡久病体虚而脉象弦滑搏指者为逆,病情重笃而脉象散乱模糊者,为病危之象。

(四)详辨中医脉象变化与心律失常的关系

脉象的异常是心悸病症的重要表现,临床常见脉象有以下方面。

1.迟脉

是一种脉率在40～50次/分的脉律基本规整的脉象,见于窦性心动过缓、完全性房室传导阻滞。

2.结脉

指脉率缓慢而伴有不规律歇止的脉象,见于Ⅱ度以上窦房、房室传导阻滞室内传导阻滞,以及多数期前收缩。

3.代脉

指脉率不快而伴有规律歇止的脉象,多见于Ⅱ度窦房、房室传导阻滞,以及二联律、三联律等。

4.数脉

是指脉律规整而脉率在 100～150 次/分的一种脉象,见于窦性心动过速。

5.疾脉

指脉来疾速,脉率在 150 次/分以上而脉律较整齐的一种脉象,见于阵发性以及非阵发性室上性心动过速,房扑或房颤伴 2：1 房室传导等。

6.促脉

指脉率快速而兼有不规律歇止的一种脉象,多见于期前收缩。以上迟脉、结脉、代脉多见于气血阴阳不足,如《伤寒论·辨脉法》云:"阴盛则结。"《素问·脉要精微论》:"代则气衰。"

(五)结合辨病辨证

对心悸的临床辨证应结合引起心悸的原发疾病的诊断,以提高辨证准确性。①功能性心律失常所引起的心悸,常表现为心率快速型心悸,多属心虚胆怯、心神动摇;②冠心病引起的心悸,多为气虚血瘀,或由痰瘀交阻所致;③风心病引起的心悸,以心脉痹阻为主;④病毒性心肌炎引起的心悸,多由邪毒内侵,内舍于心,常呈气阴两虚,瘀阻脉络证。

二、治疗原则

(一)补虚为基本治则

由于本病的病变部位主要在心,证候特点是虚实相兼,以虚为主,故补虚为治疗本病的基本治则。

临床当视脏腑亏虚情况的不同,或者补益气血之不足,或者调理阴阳之盛衰,以求阴平阳秘,脏腑功能恢复正常,气血运行调畅。总而言之,补虚当以养血安神为主,如心阳不足或阳虚饮逆,当补养心气,温通心阳为治。

(二)兼以祛邪

本病的邪实,以痰饮内停及瘀血阻络最为常见,故化痰涤饮、活血化瘀也为治疗本病的常用治则。如因瘀血所致,当以活血化瘀为法,如果病由痰热引发,治疗又当从清热化痰着手为妥。又因心悸以心中悸动不安为主要临床症状,故常在补虚及祛邪的基础上,酌情配伍养心安神或镇心安神的方药。

总之,益气养血、滋阴温阳、化痰涤饮、活血化瘀及养心安神,为治疗心悸的主要治则。若是久病,病情较为复杂者,则宜标本兼顾,攻补兼施。

三、分证论治

(一)心虚胆怯证

1.症状

心悸,善惊易恐,坐卧不安,少寐多梦而易惊醒,食少纳呆,恶闻声响。

2.舌脉

舌苔薄白或如常,脉象动数或细数、虚数、虚弦。

3.证候分析

惊则气乱,心神不能自主,故为心悸。心气虚弱,心不藏神,胆气怯弱,则心中惕惕,善惊易恐,坐卧不安,少寐多梦。脉象动数或虚弦为心神不安,气血逆乱之象。本型病情较轻者,时发时止;重者怔忡不宁,心慌神乱,不能自主。

4.治则

镇惊定志，养心安神。

5.方药

安神定志丸加琥珀、磁石、朱砂治之。龙齿(先煎)30g,琥珀粉(冲服)3g,磁石(先煎)30g,朱砂15g,茯神15g,石菖蒲15g,远志10g,人参(另煎)10g。

6.方义分析

方中龙齿、琥珀、磁石以镇惊宁心,朱砂、茯神、石菖蒲、远志以安神定志,人参补益心气,全方共奏益气养心、镇惊安神之功。

7.加减

若惊悸心胆虚怯者,可加炙甘草10g,黄芪30g,以加强补益心气之功。兼心阳不振者,加桂枝9g,附子(先煎)9g。兼心血不足者,加阿胶(烊化)12g,制何首乌9g,龙眼肉12g,以滋养心血。兼心阴不足者,加柏子仁、五味子、酸枣仁以养心安神收敛心气。兼心气郁结、心情烦闷、精神抑郁者,加柴胡12g,郁金12g,合欢皮15g,绿萼梅12g,以疏肝解郁。兼自汗者,加麻黄根10g,浮小麦30g,山茱萸12g,乌梅9g,以止汗。气虚夹湿者,加泽泻15g,白术30g,茯苓30g,以健脾化湿。气虚夹瘀者,加丹参10g,桃仁10g,红花6g,以加强活血化瘀之功。

(二)心脾两虚证

1.症状

心悸不宁,动则尤甚,头晕,面色不华,倦怠无力。

2.舌脉

舌质淡红,苔薄白,脉象细弱或结代。

3.证候分析

心主血脉,其华在面,血虚不能荣养面部,故见面色不华。心血不足,不能养心,故而心悸。心血亏损不能上营于脑,故而头晕。血亏气虚故倦怠无力。舌为心苗,心主血脉,心血不足,故舌质淡红,脉象细弱。

4.治则

益气养血,养心安神。

5.方药

归脾汤加煅龙骨、煅牡蛎。人参(另煎)10g,黄芪20g,白术10g,炙甘草10g,生姜10g,当归15g,龙眼肉15g,酸枣仁30g,茯神15g,远志6g,木香10g,煅龙骨30g,煅牡蛎30g。

6.方义分析

方中以当归、龙眼肉补养心血;用人参、黄芪、白术、炙甘草益气健脾,以资生血之源;酸枣仁、茯神、远志安神定志;再辅以木香行气,使之补而不滞,生姜、甘草以益气和中,加用煅龙骨、煅牡蛎,以加强安神之功。

7.加减

血虚甚者,重用当归30g,加熟地黄10g。兼阳虚者,加附子(先煎)9g。若兼阴虚者,麦冬12g,加生地黄12g,阿胶珠(烊化)12g,北沙参12g,玉竹12g,石斛12g,以养阴。纳呆腹胀者,加陈皮15g,谷芽15g,麦芽15g,神曲15g,山楂15g,鸡内金15g,枳壳9g,以行气消食。失眠多梦者,加合欢皮 30g,夜交藤 30g,五味子 30g,柏子仁 30g,莲子心 9g,以养心安神。如见心动悸而脉结代者,以及气虚血少,血不养心之故,宜用炙甘草汤益气养血,滋阴复脉。药用:炙甘草 30g,人参(另煎)10g,大枣 10g,桂枝 6g,生地黄 15g,阿胶(烊化)10g,麦冬 10g,火麻仁 10g,生姜 10g。方中炙甘草甘温复脉,以利心气,人参、大枣补气益胃;桂枝、生姜辛温通阳;生地黄、阿胶、麦冬、火麻仁为伍,滋阴补血,以养心阴,诸药配合,能使气血充盈,则心动悸而脉结代之症可解。若热病后期,损及心阴而致心悸者,则用生脉散以益气养阴。人参(另煎)10g,麦冬 10g,五味子 10g。本方人参补益元气,麦冬养阴,五味子收敛耗散之心气,三药合用,有益气养阴补心之功。

本病多由思虑劳倦过度,脾虚气血生化乏源,心血暗耗,心神失养所致,故治疗时除了服用药物之外,应注意生活起居有节,劳逸适度,避免不良刺激。

(三)阴虚火旺证

1.症状

心悸不宁,心烦少寐,口干,盗汗,手足心热,思虑劳心则症状加重,伴有耳鸣、腰酸、头晕目眩。

2.舌脉

舌红少津,少苔或无苔,脉象细数。

3.证候分析

肾阴不足,水不济火,不能上济于心,以致心火内动,扰动心神,故心悸而烦,不得安寐。阴亏于下,则见腰酸。阳扰于上,则眩晕耳鸣。手足心热,舌质红,脉细数,均为阴虚火旺之征。

4.治则

滋阴清火,养心安神。

5.方药

天王补心丹或朱砂安神丸加减。若阴虚而火不旺者,可用天王补心丹加减。若见虚烦、咽燥、口干、口苦等热象较著者,可用朱砂安神丸主之。

天王补心丹药用:生地黄 15g,玄参 10g,麦冬 10g,天冬 10g,当归 10g,丹参 10g,人参(另煎)10g,茯苓 10g,远志 10g,酸枣仁 15g,柏子仁 15g,五味子 6g,桔梗 10g。

朱砂安神丸药用:朱砂(冲服)0.03g,当归 15g,生地黄 15g,黄连 6g,炙甘草 10g。

6.方义分析

天王补心丹方中生地黄、玄参、麦冬、天冬养阴清热;当归、丹参补血养心;人参补益心气;茯苓、远志、酸枣仁、柏子仁安养心神;五味子收敛心气之耗散;桔梗引药上行,以通心气。

朱砂安神丸方中朱砂重镇安神;当归、生地黄养血滋阴;黄连清热泻火;诸药为伍,有泻心火、养心阴、补心血、宁心神 4 种功效,为治疗心神不安、烦躁心悸的常用方药。

7.加减

临证时一般加炒枣仁 30g,珍珠母(先煎)30g,生牡蛎 30g 等,以加强安神定悸之功;若阴虚夹有瘀热者,可加赤芍 10g,牡丹皮 10g,知母 10g 等以清热凉血,活血化瘀。夹有痰热者,加用黄连温胆汤:黄连 10g,茯苓 10g,法半夏 10g,枳实 10g,竹茹 10g,陈皮 6g,生姜 10g,大枣

10g,党参 10g,胆南星 10g,石菖蒲 10g,甘草 10g。

如阴虚火旺而兼见五心烦热、梦遗腰酸者,乃阴虚相火妄动之故。加龟板(先煎)30g,熟地黄 12g,知母 12g,黄柏 10g,或加服知柏地黄丸以滋阴降火。药用:知母 15g,黄柏 10g,生地黄 15g,山药 15g,芍药 30g,当归 15g,牡丹皮 15g,泽泻 15g,山茱萸 10g,茯苓 15g。

(四)心阳不振证

1.症状

心悸不安,怔忡不已,胸闷气短,面色苍白,形寒肢冷,体倦懒言。

2.舌脉

舌质淡白,脉象虚弱或沉细而数。

3.证候分析

久病体虚,损伤心阳,心失温养,故心悸不安。胸中阳气不足,故胸闷气短。心阳虚衰,血液运行迟缓,肢体失于温煦,故形寒肢冷,面色苍白。舌质淡白,脉象虚弱或沉细而数,均为心阳不足,鼓动无力之征。

4.治则

温补心阳,安神定悸。

5.方药

桂枝甘草龙骨牡蛎汤加味:桂枝 10g,龙骨 30g,牡蛎 30g,党参 10g,炙甘草 10g,炮附子(先煎)6g。

6.方义分析

方中桂枝、甘草温补心阳;龙骨、牡蛎安神定悸,人参、附子以温阳益气。

7.加减

心阳不足,形寒肢冷者,党参改用人参(另煎)10g,黄芪 30g,附子(先煎)9g,加肉桂 3g,以温阳散寒;大汗出者,重用人参(另煎)12g,黄芪 30g,龙骨、牡蛎均改为煅龙骨(先煎)30g,煅牡蛎(先煎)30g,加山茱萸 12g,以益气敛汗,或用独参汤煎服;兼水饮内停者,葶苈子(包煎)12g,五加皮 9g,车前子(包煎)12g,泽泻 15g,以利水化饮;夹瘀血者,加丹参 15g,赤芍 12g,川芎 6g,桃仁 9g,红花 9g,以活血化瘀;兼阴伤者,加麦冬 12g,枸杞子 15g,玉竹 12g,五味子 15g,以养阴。如病情严重,汗出肢冷,面青唇紫,喘不得卧者,上方重用人参、附子,加服黑锡丹以回阳救逆。

(五)水饮凌心证

1.症状

心悸,眩晕,胸脘痞满,形寒肢冷,小便短少,或下肢水肿,渴不欲饮,恶心吐涎。

2.舌脉

舌淡胖,苔白滑,脉象弦滑或沉细,或结代。

3.证候分析

水为阴邪,赖阳气化之,今阳虚不能化水,水邪内停,上凌于心,故见心悸。阳气不能达于四肢,不能充于肌表,故形寒肢冷。饮阻于中,清阳不升,则见眩晕。气机不利,故胸脘痞满。如气化不利,水液内停,则不欲饮,小便短少或下肢水肿。饮邪上逆,则恶心吐涎。舌苔白滑,脉象弦滑,亦为水饮内停之象。

4.治则

振奋心阳,化气行水。

5.方药

苓桂术甘汤加减:茯苓15g,桂枝9g,白术10g,炙甘草10g。

6.方义分析

苓桂术甘汤是"病痰饮者,当以温药和之"的代表方剂,本方有通阳利水之功。方中茯苓淡渗利水;桂枝、甘草通阳化气;白术健脾去湿。四药合用,可以通阳利水。

7.加减

如水饮上逆,恶心呕吐者,加半夏10g,陈皮6g,生姜皮10g,之品以和胃降逆。尿少肢肿者,加泽泻15g,猪苓各15g,防己10g,草子(包煎)30g,大腹皮10g,车前子(包煎)15g;肺有水湿,表现咳喘者,加杏仁10g,前胡10g,桔梗10g,以宣肺;葶苈子(包煎)30g,五加皮10g,防己10g,以泻肺利水;兼见瘀血者,加当归10g,川芎6g,刘寄奴10g,泽兰10g,益母草15g,以加强活血化瘀之功;若水肿、尿少,夜间阵发性咳嗽或端坐呼吸,当重用温阳利水之品;如肾阳虚衰不能制水,水气凌心,症见心悸,喘咳,不能平卧,小便不利,水肿较甚者,酌加附子(先煎)9g,肉桂3g,以补火祛寒,温阳利水,或使用真武汤加减,以温阳行水。药用:炮附子(先煎)10g,茯苓15g,白芍15g,白术15g,生姜10g。

(六)心血瘀阻证

1.症状

心悸不安,胸闷不舒,心痛时作,或见唇甲青紫。

2.舌脉

舌质紫暗或有瘀斑,舌下脉络迂曲,脉涩或结代。

3.证候分析

心主血脉,心脉瘀阻,心失所养,故心悸不安。血瘀气滞,心阳被遏,则胸闷不舒。心络挛急,则心痛时作。脉络瘀阻,故见唇甲青紫。舌质紫暗或有瘀斑,脉涩或结代,均为瘀血蓄积,心阳阻遏之征。

4.治则

活血化瘀,理气通络。

5.方药

桃仁红花煎加减。药用:桃仁10g,红花10g,丹参15g,赤芍15g,川芎10g,延胡索15g,香附10g,青皮10g,生地黄10g,当归10g。

6.方义分析

方中桃仁、红花、丹参、赤芍、川芎活血化瘀;延胡索、香附、青皮理气通脉;生地黄、当归养血和血。诸药合用,共奏活血化瘀、理气通络之功。

7.加减

根据病情可加入桂枝、甘草以通阳气;龙骨、牡蛎以镇神,诸药合用,使心络通畅,则悸痛自止。气滞血瘀者,加柴胡12g,枳壳9g,以升降气机;络脉痹阻,胸部窒闷者,加沉香(后下)3g,

檀香(后下)6g,降香(后下)6g;夹痰浊,胸满闷痛,苔浊腻者,加瓜蒌12g,薤白9g,法半夏9g,陈皮12g,以通阳化痰;胸痛甚者,加乳香12g,没药12g,五灵脂(包煎)12g,蒲黄(包煎)9g,三七粉(冲服)3g,以祛瘀止痛。

心悸由瘀血所致,也可选用丹参饮或血府逐瘀汤。丹参饮药物组成:丹参15g,砂仁(后下)6g,沉香(后下)6g。血府逐瘀汤组成:桃仁10g,红花6g,生地黄15g,赤芍10g,当归15g,川芎9g,柴胡10g,枳实10g,桔梗10g,川牛膝15g,甘草10g。

(七)痰火扰心证

1.症状

心悸不安,胸闷不舒,恶心纳呆,口黏痰多,头身困重。

2.舌脉

舌质红,苔白腻或滑腻,脉滑。

3.证候分析

痰热内扰,胃失和降,故见恶心纳呆,痰多,头身困重。痰热扰心,心不藏神,心神不安故见心悸不安,痰热扰胸,胸中气机不利,故见胸满不舒,苔白腻或滑腻,脉滑,均为痰热内扰之证。

4.治则

清热化痰,宁心安神。

5.方药

黄连温胆汤加减。药用:黄连10g,茯苓10g,法半夏10g,枳实10g,竹茹10g,陈皮6g,生姜10g,大枣10g,党参10g,胆南星10g,石菖蒲10g,甘草10g。

6.方义分析

黄连温胆汤出自《千金方》,方中以半夏为君药,降逆和胃,燥湿化痰。以黄连、竹茹为臣,清热化痰,止呕除烦;枳实行气消痰,使痰随气下,佐以陈皮理气燥湿,茯苓健脾渗湿,使湿去痰消。使以姜、枣、甘草益脾和胃,调和诸药。全方使痰去热净,心宁神安。

7.加减

临证应用时,一般加栀子10g,黄芩10g,贝母10g,全瓜蒌10g,以加强清火化痰之功;痰蕴化热,大便秘结者,加栀子12g,大黄(后下)6g,以通腑泄热;火郁伤阴者,加沙参10g,麦冬10g,玉竹10g,天冬10g,生地黄10g;兼见脾虚者,加党参10g,白术10g,谷芽10g,麦芽10g;心悸重者,加珍珠母(先煎)30g,石决明(先煎)30g,磁石(先煎)30g,以重镇安神;若眩晕者,加白芍12g,代赭石(先煎)30g,黄芩12g,以清热平肝;嘈杂似饥者,加姜汁炒黄连6g,以清热和胃。

(八)邪毒犯心证

1.症状

心悸不安,胸闷不舒,气短,左胸隐痛。伴见发热、恶寒、咳嗽,神疲乏力,口干渴。

2.舌脉

舌质红,少津,苔薄黄,脉细数,或结代。

3.证候分析

外感风热,侵犯肺卫,故见咳嗽、发热、恶寒。表证未及发散,邪毒侵心,损及阴血,耗伤气阴,心神失养,故见心悸、胸闷;阴液耗损,口舌失润,故口干渴,舌少津;气短,神疲乏力乃气虚表现。舌质红,苔薄黄为感受风热之象,脉细数或结代为气阴受损之征。

4.治则

清热解毒,益气养阴。

5.方药

银翘散合生脉饮加减。药用:金银花 15g,连翘 15g,牛蒡子 10g,薄荷(后下)10g,芦根 30g,淡竹叶 10g,五味子 6g。

6.方义分析

方中重用金银花、连翘辛凉透表,清热解毒;配薄荷、牛蒡子疏风散热;芦根、淡竹叶清热生津;五味子生津止咳。共具清热解毒、益气养阴之功,治疗邪毒犯心所致气阴两虚、心神失养之证。

7.加减

热毒甚者,加大青叶 15g,板蓝根 15g;若夹瘀血,症见胸痛不移,舌质紫暗有瘀点、瘀斑者,加牡丹皮 10g,丹参 10g,益母草 30g,赤芍 10g,红花 10g;若夹湿热,症见纳呆,苔黄腻者,加茵陈 30g,苦参 10g,藿香 10g,佩兰 10g;若兼气滞,症见胸闷、喜叹息者,可酌加绿萼梅 10g,佛手 10g,香橼 10g 等理气而不伤阴之品;口干渴者,加生地黄 10g,玄参 10g;若邪毒已去,气阴两虚为主者,用生脉散加减。生脉散组成:人参 10g,五味子 10g,麦冬 10g。

四、临床体会

(1)临床所见证候不止以上几种,且疾病进程中亦多有变化,故临证时必须详审。遇有证候变化,治疗亦应随之变化,不可徒执一方一法。

证有虚实,以心气、心阴、心阳虚衰为本,以痰瘀闭阻为标。初起表现心气不足者,常选用补气之品,以炙甘草汤为基本方,可少佐温阳之剂,如肉桂或附子,取其"少火生气"之意。同时加用健脾渗湿之品,以资后天气血生化之源,增加益气药的效力。气虚血瘀者,用补阳还五汤加生脉散为基本方;气滞血瘀者,用血府逐瘀汤加生脉散为基本方;心阳不振者,用真武汤加黄芪、桂枝、石菖蒲、远志为基本方,再随症加减。心阴虚者,以滋补阴血为主,如甘麦大枣汤、天王补心丹、黄连阿胶汤等,应于养阴药中酌加温通心阳之品,如桂枝、瓜蒌皮、薤白等,以补而不腻,滋阴通阳。同时注意在辨证论治基础上加用养血安神或重镇安神之品,以护养心神。

(2)对于心悸的治疗,要抓住病变主要在心及重在调节两个环节。

1)因其病变主要在心,故常于方中酌用养心安神之品。凡活动后心悸减轻者,多为心脉不通,当加郁金 10g,丹参 10g,川芎 10g,以增通脉之力。凡活动后心悸加重者,宜加远志 10g,酸枣仁 15g,柏子仁 15g,以助宁心之功。

2)本病发生亦与其他脏腑功能失调或虚损有关,因此治疗时又不可单单治心,而应全面考虑,分清主次;若原发在他脏,则应着重治疗他脏,以除病源。

(3)本病晚期气血亏虚,阴阳俱损,临床表现常以心肾两衰为主,治疗中更应谨守益气与温阳育阴兼用之大法,以防阳脱阴竭之虞。

(4)除了上述辨证论治外,还应结合中药的现代药理研究,根据抑制心律失常的不同机制来选用中药,以提高中药的疗效。现代研究表明:抗心律失常中药大致分为以下几种类型。

1)阻滞心肌细胞膜钠通道类:苦参、缬草、当归、石菖蒲、山豆根、甘松、三七、延胡索、地龙、卫茅等,能够对抗乌头碱引起的快速型心律失常。

2)兴奋 β 受体类:麻黄、附子、细辛、吴茱萸、蜀椒、丁香等,能对抗缓慢性心律失常。

3)抑制 Na^+-K^+-ATP 酶类:福寿草、万年青、罗布麻、夹竹桃、铃兰、蟾酥等,大多具有洋地黄样作用,可对抗室上性心动过速及控制快速房颤心室率。

4)阻滞 β 受体类:佛手固醇苷、淫羊藿、葛根等,能治疗快速型心律失常及降血压、缓解心绞痛。

5)主要阻滞钙通道类:粉防己碱、黄连中小檗胺等,可能有阻断组胺受体及扩张冠状动脉,拮抗哇巴因及氯化钙诱发的心律失常的作用。

6)主要延长动作电位过程类:黄杨碱 D、延胡索碱 I、黄连素、木防己碱,通过延长动作电位过程,抑制异位节律点的自律性或消除折返而具抗心律失常作用。

(5)心悸应辨病辨证相结合,功能性心律失常多由自主神经功能失常所致,临床以快速型多见。辨证多为气阴两虚,心神不安,以益气养阴,重镇安神为法,每见效验。器质性心律失常,临床以风湿性心脏病、冠心病、病毒性心肌炎为多见。

1)冠心病伴心律失常者,以气虚血瘀为主,常用益气活血之法,兼有痰瘀者,配以豁痰化瘀之剂。

2)风湿性心脏病伴心律失常者,以"通"为主要治则,常以桂枝配赤芍加活血化瘀通络之品。桂枝为通心脉要药,赤芍活血通络,意在各展其长而又相得益彰。

3)病毒性心肌炎伴心律失常者,治疗不可忽视"病毒"因素,在益气养阴、活血通阳基础上加用清热解毒之剂,如大青叶、紫花地丁、苦参、黄连等。

4)缓慢型心律失常者,病机主要为心气虚弱,推动气血运行无力;肾阳不足,不能助心阳搏动。治疗应以补心气、温肾阳为法,方以麻黄附子细辛汤、保元汤合生脉散加减为主。取炙黄芪、党参、制附子益气补阳,细辛、麻黄、桂枝温通心阳,配以活血通脉、滋阴敛气之品,遵张景岳"善补阳者,必阴中求阳,则阳得阴助而生化无穷"之训。

(6)临床上心律失常变化往往比较迅速。一般地说,室性早搏较房性早搏病情严重,室性早搏中多源性室早、频发室早、两个室早联发,以及早搏的 R 波落在前一个心动周期的 T 波顶点上,均被认为是危险征象,必须严密观察,及时处理。室性心动过速及室性扑动是严重的心律失常,必须立即处理以防室颤。室颤是快速性心律失常中最为严重的情况,心脏已经失去泵血作用,必须争分夺秒给予除颤。对重症心律失常患者,应采用综合疗法,中西医结合,取长补短,协同作用,有助于疗效的提高。

第七节　心悸的其他治法

一、针刺疗法

(一)养心功效

"心律失常"属于中医学心悸病范畴,我国古医籍中对此病的治疗已有许多记载,

《灵枢·经脉》曰:"心手少阴之脉,起于心中……为此诸病,盛则泻之,虚则补之,热则疾之,寒则留之,陷下则灸之,不盛不虚,以经取之。"《针灸大全》云:"心中虚弱,神思不安,取内关、百会、神门;心脏诸虚,怔忡惊悸,取内关、阴郄、心俞、通里。"《神应经》云:"心烦怔忡,鱼际。"《针灸甲乙经》云:"心中澹澹而善惊恐,心悲,内关主之。""惊不得眠,善断水气上下五脏游气也,三阴交主之。"《备急千金要方》载:"少冲主太息烦满,少气悲惊。"说明了针灸可通过人体的经络系统调整机体脏腑气血功能,从而达到治疗的目的。

针刺用于各种原因引起的心律失常,主要为心源性,也有甲状腺功能亢进引起的心动过速和颈源性心律失常;有成人心律失常,也有儿童心律失常。针刺治疗各种心律失常的报道频次以各种心动过速和期前收缩为多,其次是心房颤动,而治疗心动过缓较少,报道治疗传导阻滞以及病态窦房结综合征的更少。针灸治疗心律失常的疗效,与心律失常的类型、病程及患者的病情有关。功能性心律失常疗效好;年龄小、病程短患者疗效好;针刺治疗心律失常对冲动起源心律失常者的疗效优于冲动传导障碍者;对房性及室性期前收缩疗效满意;对心房颤动、各种冲动传导障碍者针刺疗效差;针刺治疗冠心病引起的心律失常疗效优于风心病引起的心律失常;针灸治疗心律失常的远期疗效较好。

在针灸治疗心律失常的机制研究方面,多数学者认为与高级中枢整合作用下的自主神经有密切关系。有学者认为针刺对心律的调整作用是一种由穴位针刺所引起,通过自主神经系统而进行的体表-内脏性反射活动。很可能穴位针刺既可以通过脊髓侧角交感神经链到达内脏器官引起心脏的节律失常,又可以在脊髓等处抑制内脏器官包括心脏的病理性传入冲动,从而纠正某些心律失常。针刺改善心功能,增加冠状动脉血流量以及激活垂体-肾上腺皮质系统的体液因子,亦可能在一定程度上协同对抗心律失常。

针刺治疗心律失常取穴多数为辨证选穴,有的为辨病选穴。选穴原则以俞募配穴加内关、足三里、三阴交为主。其主穴为心俞、厥阴俞、内关、三阴交、足三里、神堂、神门、间使、膻中等,尤其认为内关穴具有降低心率、提高心率或恢复节律的作用,许多人单用内关治疗心律失常疗效也很好。

不同心律失常及证型,可应用不同的手法及刺激强度。多数人认为虚证时宜弱刺激或用补法,实证时强刺激或用泻法;心率快时用强刺激或泻法,心率慢时用弱刺激或补法。

针刺多为每日或隔日针刺 1 次;留针 20～60min,大多数为 20～30min;7～15 次为 1 个疗程,一般多取 10 次为 1 个疗程,疗程间隔 3～7 天。

(二)应用举隅

1.毫针疗法

在针灸治疗心律失常的各种方法中,毫针治疗最为常用。从各种临床报道来看,主要分辨证取穴治疗和固定穴位治疗两大类。

(1)辨证取穴治疗。

1)心气虚弱证:取内关、神门、夹脊 4～5(或心俞、厥阴俞)为主穴,每次取 2 穴,交替使用,配膻中、列缺、足三里、素髎。配穴每次取 1～2 穴,手法以捻转结合提插补法为主,或用平补平泻。一般留针 5～20min,中间行针 2～4 次,心动过缓者,补法宜弱刺激,留针 5～15min,不宜过久。

2)心阳不振证:取穴以手少阴心经、手厥阴心包经经穴及背俞穴为主。如心俞、关元俞、少冲、膻中、大陵。手法多可捻转,用补法,亦可配合温和灸或温针灸。可灸关元、少冲 10～20min。各穴得气后留针 20min。

3)心血不足证:取穴以手少阴心经、足太阴脾经腧穴及背俞穴为主。心俞、脾俞、膈俞、血海、神门。心俞、脾俞,膈俞不宜提插,可捻转,用补法,也可灸 10～20min。血海提插捻转,用补法,神门施平补平泻手法。各穴得气后可留针 20min。

4)心阴亏虚证:取穴以足少阴肾经、手少阴心经、手厥阴心包经腧穴及背俞穴为主。如太溪、通里、内关、肾俞、三阴交。肾俞、太溪、三阴交用补法。通里、内关用泻法。各穴得气后留针 20min。

5)气阴两虚证:取心俞、内关、足三里、三阴交。心俞向椎体方向斜刺 1.5 寸,施捻转补法,针感向前胸放散,施手法 1min。内关直刺,进针 0.8～1 寸,足三里直刺,进针 1～1.5 寸,三阴交直刺,进针 1～1.5 寸,均施捻转补法 1min。

6)心虚胆怯证:取穴以手少阴心经、足阳明胃经腧穴及背俞穴为主,如心俞、足三里、灵道、神门。心俞俯卧取穴,向内斜刺 0.3～0.5 寸,不提插,可捻转,用补法,可灸 5～10min。足三里直刺 1～1.5 寸,提插捻转,用补法。灵道、神门伸肘仰掌取穴,灵道直刺 0.5～0.8 寸,神门直刺 0.3～0.5 寸,平补平泻手法。各穴得气后留针 20min。

7)心肾阳虚证:取心俞、肾俞、关元、气海、足三里,灸涌泉、极泉。在急性发作时令患者平卧位放松针刺,针后 5min 行针 1 次,一般行针 2 次,平时治疗取坐位,一般双侧取穴,以左为主,穴位常规消毒后针刺,一般留针 20～30min。

8)心血瘀阻证:取穴以手少阴心经、手厥阴心包经腧穴及背俞穴为主。如阴郄、心俞、巨阙、膈俞、间使等。巨阙捻转,用泻法。心俞、膈俞俯卧取穴,向内斜刺 0.3～0.5 寸,不宜提插,可捻转,前者用补法,后者用泻法。

9)水饮凌心证:以手少阴心经腧穴及背俞穴为主。如少海、神门、脾俞、三焦俞、肾俞。少海直刺 0.5～1 寸,提插捻转,用泻法。神门直刺 0.3～0.5 寸,可捻转,用泻法。脾俞、肾俞、三焦俞均俯卧取穴,向内斜刺 0.3～0.5 寸,以捻转手法为主,用补法。各穴得气后可留针 20min。

(2)固定穴位治疗。

1)内关穴:嘱患者平卧,全身放松,选准内关穴,常规消毒后选用 30 号 1.5～2.5 寸毫针,直刺单侧或双侧内关穴,行捻转补法,留针 5～10min;如自觉症状未见明显缓解,留针期间行针 1～2 次即可。

2)迎香穴:取双侧迎香穴,向外下沿鼻唇沟斜刺 1.5 寸,提插捻转数次,以后每隔 2min 提插捻转数次,针刺 20min。迎香穴位于鼻唇沟内,与鼻腔的神经、血管有密切联系。针刺迎香穴可能有直接或间接调节处在过度兴奋或抑制的病理功能状态的心脏迷走神经的作用。

3)下都穴:嘱患者自然握拳,手背四五指缝尖上方约 0.5cm 处,避开可见浅静脉,用毫针顺掌骨间刺入 0.5～1 寸,左右捻转十余次,以得气为度,一般先刺左侧即效,1.5min 后效差者加刺对侧。留针 20～60min,中间每 15min 行针 1 次。出针后压迫针眼片刻。

4)鱼腰穴:取双侧鱼腰穴(眉毛中心),以 1.5 寸毫针平刺入皮下 0.5 寸,得气后留针 3min,中间行针 1 次,中度刺激,均可在 5～20min 内得到控制。

5)第2掌骨侧:该针法是生物全息律在第2掌骨侧的具体运用,认为在第2掌骨侧存在着一个新的有序穴位群:第2掌骨节肢的近心端是足穴,远心端是头穴。头穴与足穴连线的中点为胃穴,胃穴与头穴连线的中点为肺心穴,肺心穴与头穴连线分为3等分,从头穴端算起的中间两个分点依次是颈穴、上肢穴。肺心穴与胃穴连线的中点为肝穴。胃穴与足穴的连线分为6等分,从胃穴算起的五个分点依次是十二指肠穴、肾穴、腰穴、下腹穴、腿穴。整体上的部位可以更详细地划分,并且从严格的意义上说,整体可以划分为无数的部位,因而在第2掌骨侧对应着这些无数部位的穴位也是无数的。

治疗时令患者将手自然放松,在其第2掌骨侧浅凹长槽的穴位群探测心穴敏感点和相关的穴位,然后以75%酒精消毒皮肤,垂直于患者拇指、示指所在的平面,以26号1寸针刺入,深度为2cm,针入穴位后有较强的胀、麻、痛、酸感,留针30min,其间每隔5~10min略为转动或提插针体,以保持较强的针感。取针后,嘱患者及其家属回家后用拇指尖以穴位为圆心做小圆周按摩,巩固针刺的效果。按摩穴位以每一小圆周为一下,频率为每分钟150下左右,每次按摩3min,每天早、中、晚各按摩1次,7天为1个疗程。

6)内关、间使、神门、夹脊:取内关、间使、神门、夹脊(4~5)。针内关,斜刺间使,使针感向腋部传导,神门、夹脊穴均用导气法。留针时间从有得气感、心率开始减慢为宜。

7)内关、列缺、膻中、足三里:取内关、列缺、膻中、足三里。患者取仰卧位,用30~34号粗细的1~1.5寸长不锈钢毫针,常规消毒后,以捻转补法或平补平泻法为主,结合提插或按压法。入皮快缓慢进针,要求徐徐"得气",有弱或中等感应为主。"得气"后持续运针"守气"半分钟,然后再留针5~15min。出针前运针15~30s,再徐徐起针,用消毒干棉球按压针孔片刻。

8)内关、神门、夹脊胸4~5(或心俞、厥阴俞):取内关、神门、夹脊胸4~5(或心俞、厥阴俞),每次选用1~2穴。患者取卧位,用30~34号1寸半不锈钢毫针,以捻转结合提插的平补平泻手法为主,得气后有中等感应,留针10~20min。脉促、胸痛明显者,须间歇运针,泻法。每日或隔日针治1次,8~10次为1个疗程。

2.耳针疗法

耳与经络、脏腑尤其是与心、肾的关系非常密切,《素问·金匮真言论》曰:"心在窍为耳"。《证治准绳》云:"心在窍为舌,以舌非孔窍,故寄窍于耳,则肾为耳窍之主,心为耳窍之色"。故临床上可选取耳穴治疗心悸。

(1)阵发性室上性心动过速:选穴:心、神门、交感点。方法:用探针探取穴位后,将所选穴位(均双侧)皮肤常规消毒,以5分毫针刺入穴内,进针深度以穿透耳壳软骨为度,留针30min,10min行针1次,中等刺激,每日1次,7次为1个疗程。未愈者,休息10天进行第2疗程治疗。

(2)期前收缩、阵发性室上性心动过速:取穴:心、交感、神门、枕。因器质性疾病而致心律失常者,加小肠、耳迷根;合并神经衰弱者,加肾、皮质下;合并内分泌紊乱者,加内分泌、皮质下;合并原发性高血压者,加耳背沟。方法:采用耳毫针法或耳穴贴压法。发作期先用耳毫针法,在穴区内找到敏感点进针,每日1次,每次一侧耳穴,两耳交替。症状缓解后可用耳穴贴压法。在穴区内找到敏感点贴压王不留行子。每2~3日1次,两耳交替,10次为1个疗程。

3. 腕踝针疗法

腕踝针是把病证表现的部位归纳在身体两侧的 6 个纵区，在两侧的腕部和踝部各定 6 个进针点，以横膈为界，按区选点，针沿皮下平刺，要求不产生酸、麻、胀、重、痛感觉。

选用 28 号 2～6 寸毫针。患者取坐位。进针点：内关、神门。在进针点先用酒精棉球消毒，针尖迅速刺入皮肤后，使针体与皮肤面成 30°，针体在皮下的位置尽可能紧贴在真皮下，不能过深，进针求快，推针要慢，不必捻转，注意表浅，要松弛。进针时如遇有阻力或有酸、麻、胀、痛等感觉，这是进针过深，应将针尖退至皮下再沿表浅层刺入，进针 2～6 寸，留针 20～30min。操作手法要轻，进针要浅，沿着真皮下走行，不发生针感是取得好效果的关键；轻刺激为补法，重刺激为泻法。

本疗法所选针刺部位，相当于内关、神门穴上，该穴属于手厥阴心包经及手少阴心经，可主治心胸疾病，如心绞痛、心悸等。腕踝针有别于一般针刺方法，采取皮下平刺，其机制可能是表浅神经感应性较强，是一种温和的良性刺激。通过经络，使经气发挥其效应，疏通经脉，调和气血，改善心肌供血，消除心肌异位兴奋灶，从而控制心律失常的发生。

4. 眼针疗法

《银海精微》曰："大抵目为五脏之精华，一身之要系"。《黄帝内经》曰："诸脉者皆属于目"。故眼区穴可治疗人体五脏六腑之疾病。心区穴为治疗心脏疾患之要穴。现代研究发现，其机制主要通过调节自主神经系统，另外可使血液中内啡肽、去甲肾上腺素等的解聚加速，从而达到调节心律的目的。眼针对心律失常的调节是双向的，过速者减缓心率，过缓者加快心率。可促使冲动起源异常引起的心律失常不同程度地趋向正常化，而对冲动传导障碍性者疗效较差。心律不齐之证多是急症，拖延时久还会有生命危险。当病势危急之际，药物恐难济急，眼针力可速达，往往止于顷刻，效若桴鼓，且简便易行，经济快捷，不失为救治心律失常之症的良策。

唐双胜以眼针治疗有心悸、胸闷症状及心电图检查为心律失常患者。取双侧心区，选用 0.35mm×25mm 毫针，患者平卧，闭眼，医者左手指压住眼球，右手持针刺入穴区，深度以达到骨膜为度。得气时患者有触电样或酥酥样上下窜动，或有酸、麻、胀、冷、热等感觉。不得气者可将针稍提出一点重新调整后轻轻刺入，得气后留针 15min。

5. 穴位注射疗法

(1) 频发室性期前收缩、阵发性室性心动过速：心俞、内关穴。患者坐位略前伏，穴位常规消毒，用 4 号或 5 号皮试针头抽取 1% 利多卡因 40mg，向下直刺，略捻转，待局部得气后抽无回血时将药缓慢注入，每穴各 1mL，出针后轻揉片刻。隔日 1 次，3 次为 1 个疗程；2 个疗程间休息 3 天。

(2) 围绝经期心悸气短：足三里穴。患者仰卧伸下肢或正坐屈膝，用 5mL 无菌注射器抽取维生素 B_1 注射液 100mg，维生素 B_{12} 注射液 1000μg，用 7 号针头，常规消毒双侧足三里，准确刺入 1～1.5 寸，待患者感到酸、胀、麻后，抽无回血，固定针柄，缓缓注入，注射至一半，再行注射另一侧，15 天为 1 个疗程。

6. 激光针疗法

取心俞、内关、通里，用氦-氖激光交替照射上述穴位，每日 15min，10 次为 1 个疗程。多用于缓慢性心律失常。

二、艾灸疗法

(一)养心功效

艾灸的作用机制和针疗有相近之处,并且与针疗有相辅相成的治疗作用。一般情况下,心律失常是可以艾灸的,亦采取辨证施灸的方法。用艾灸疗法治疗各种心悸不仅有减轻或控制心悸发作的效果,而且对引起心悸的原发病也有一定治疗作用。

(二)应用举隅

1.气血不足证

治则:益气补血,安神定悸。

取穴:心俞、脾俞、膈俞、膻中、气海、关元、间使、内关、足三里。

艾炷灸:每次选 2～4 穴,各灸 5～7 壮,每日 1 次,10 次为 1 个疗程。

艾条温和灸:每次选 3～5 穴,各灸 15～20min,每日 1 次,10 次为 1 个疗程。

2.心阴亏虚证

治则:滋阴养心,安神定悸。

取穴:心俞、巨阙、阴郄、郄门、神门、三阴交、太溪。

艾炷灸:每次选 3～4 穴,各灸 3 壮,用补法,每日 1 次,10 次为 1 个疗程,疗程间休息 3 日。

艾条温和灸:每次选 3～5 穴,各灸 10～15min,7 次为 1 个疗程,疗程间休息 3 日。

3.脾肾阳虚证

治则:温脾肾,利水宁心。

取穴:脾俞、肾俞、命门、关元、内关、足三里。

艾条雀啄灸:每次选 3～5 穴,各灸 10～15min,每日 1 次,10 次为 1 个疗程。

4.痰浊痹阻证

治则:理气化痰,宁心安神。

取穴:肺俞、脾俞、内关、足三里、丰隆、太白。

艾炷灸:每次选 2～4 穴,用泻法,各灸 3～5 壮,每日 1 次,10 次为 1 个疗程。

艾条灸:每次选 3～5 穴,各灸 10～15min,每日 1 次,10 次为 1 个疗程。

5.血脉瘀阻证

治则:活血通络,祛瘀定悸。

取穴:心俞、膈俞、气海、曲泽、少海、血海。

艾炷灸:每次选 2～4 穴,各灸 4～7 壮,每日 1 次,7 次为 1 个疗程。

艾条温和灸:每次选 3～5 穴,各灸 15～20min,每日 1 次,10 次为 1 个疗程。

三、穴位贴敷

(一)养心功效

穴位贴敷作用于人体主要表现是一种综合作用,既有药物对穴位的刺激作用,又有药物本身的作用,而且在一般情况下往往是几种治疗因素之间相互影响、相互作用和相互补充,共同发挥的整体叠加治疗作用。首先是药物的温热刺激对局部气血的调整,而温热刺激配合药物外敷必然增加了药物的功效,多具辛味的中药在温热环境中特别易于吸收,由此增强了药物的作用。药物外敷于穴位上则刺激了穴位本身,激发了经气,调动了经脉的功能,使之更好地发挥行气血、营阴阳的整体作用。

(二)应用举隅

徐连登等采用吴茱萸穴位贴敷治疗缓慢性心律失常。醋调吴茱萸粉末贴敷内关、心俞,每日 1 次,疗程 4 周。

四、穴位埋线

(一)养心功效

穴位埋线对神经体液系统的功能有一定的调节作用,可以通过皮层－下丘脑－垂体这一途径,影响垂体分泌各种激素或促激素,作用于靶器官;或通过自主神经传出而影响某些内分泌腺体,从而对机体组织器官进行反射性调节。

穴位埋线治疗心律失常主穴:星状神经节、内关、足三里、郄门、太渊、厥阴俞透心俞、膈俞、膻中。

配穴:心脾两虚加脾俞、心俞或神门;心气阴两虚加三阴交或厥阴俞;心肺气虚加肺俞、列缺;气虚血弱加关元。心率快,选神门透灵道、少海、太冲、太溪、三阴交;心率慢,神藏、胸 1～7 夹脊、关元透气海、脾俞、肾俞、后溪。

操作:一般采用 PGA 或 PGLA 线体对折旋转埋线法,或者胶原蛋白线注线法,每 2 周 1 次,3 次为 1 个疗程。

(二)应用举隅

1.内关穴埋线

内关穴位埋线可能通过激活皮层－下丘脑－垂体这一途径,影响垂体分泌各种激素或促激素,然后作用于靶器官,或通过自主神经传出而影响某些内分泌腺,从而对心脏进行反馈性、综合的调节,调控心律失常。

2.星状神经节穿刺术

星状神经节由颈下神经节与 T1 神经节合并而成,呈梭形或星状。定位:环状软骨水平,胸锁乳突肌内侧缘,中线旁开约 1.5cm,胸锁关节上平约 2.5cm 处。心脏的交感神经支配为双侧性,主要为颈中神经节支配,星状神经节的传出纤维主要止于窦房结及心房。星状神经节埋线常用于心绞痛、心肌梗死以及窦性心动过速、心脏神经官能症等心律失常的治疗,往往会取得意想不到的疗效。

五、刺血疗法

刺血(刺络放血)疗法的中医理论基础主要是依据中医经络学说和气血学说。经络是沟通人体内外表里的桥梁,具有灌渗气血、濡养全身的作用。而气血是人体活动的根本。气血并行于脉内,充润营养全身,人体的各种生理活动,均依赖气血的正常运行,并通过经络发挥其生理功能。气血与经络既为人体正常的生理基础,也是疾病产生的重要病机转化所在。当人体内脏和经脉功能失调时,机体就会发生疾病,络脉也会相应地表现出充血、扩张,甚至变形等病理变化。针刺放血可以疏通经络中壅滞的气血,调整脏腑的功能紊乱,使气滞血瘀的一系列病变恢复正常,从而达到治疗疾病的目的。刺络放血主要通过泄热解毒、调和气血、活血祛瘀、通经活络、消肿止痛、泻热定惊、清热开窍等途径,来调整人体脏腑,使脏腑和谐、经脉畅通、气血和调、阴阳平衡、治病祛疾。其不仅可以治疗各种慢性病,也可以治疗急症,对许多疑难病、沉疴痼疾、奇病怪病常有神奇疗效。

(一)养心功效

当心脏微循环障碍引起心肌缺血时,就会产生心悸、心慌、心律不齐、胸闷、早搏等病症。刺血疗法就是从瘀滞的浅静脉血管中或穴位上直接排出瘀血,以达到调和气血、改善微循环障碍、治疗疾病的目的。

(二)应用举隅

1.心俞、神门、足三里、三阴交刺血

取心俞、神门、足三里、三阴交穴。点刺出血,少量。隔日 1 次,5 次为 1 个疗程。常用于快速型心律失常。

2.鱼际穴刺血

鱼际穴是肺经的荥穴,心律失常、冠状动脉粥样硬化性心脏病患者,常在手掌大鱼际部位可见血管明显的搏动,是"有诸内,必行诸外"的体现,所以,此时鱼际穴就是刺络放血治疗的最佳穴位。

六、推拿疗法

(一)养心功效

推拿对气血的调整作用主要表现在以下几方面:a.促进气血生成。b.调节气血运行。当推拿的操作方向,尤其是推、揉、运、摩等手法与气血运行的固有方向相同时,理应促进气血的运行;反之,当推拿的操作方向与其固有方向相反时,则可减缓其运行。c.调节气血的循环。通过对脏腑功能的调节,如搓胁肋调畅肝气、按揉脘腹调畅脾气等,都有较好地调节气血的循环作用。

(二)应用举隅

1.按摩背俞穴治疗功能性心律失常

患者取俯卧位,自然放松,医者站其侧方,组合手法主要分以下 3 步进行。

(1)背部放松法:用一指禅推法,大鱼际揉法和掌根揉法,几法配合使用,在患者胸腰部往返治疗数遍,沿足太阳膀胱经第 1～2 侧线操作,时间 8min。

(2)肘点压脊法:用肘点压棘突旁两侧的夹脊穴,自上而下胸 3～胸 12 往返点压,时间为 5min。

(3)拇指按诸穴法:点按厥阴俞、心俞、肝俞、膈俞,点揉内关穴,手法由轻至重,时间为 8min。

再重复做背部放松法,2 遍结束手法治疗,每天 1 次,12 次为 1 个疗程。

2.颈部分区推拿治疗颈源性心律失常

(1)颈背部及颈外侧区推拿:颈背部是指枕外隆凸和上项线以下,从侧斜方肌前缘以内,其下界因竖脊肌向下延伸可至骶骨。故可视患者具体病情而定下界;颈外侧区指由锁骨中段、胸锁乳突肌后缘和斜方肌前缘所围成的区域。以指拨法作用于上述二区的斜方肌,竖脊肌、枕下短肌及头夹肌、肩胛提肌、中、外斜角肌,充分解除其痉挛,后在风池穴、肩井穴及上述二区内压痛点施点按手法可加强疗效。

(2)胸锁乳突肌区推拿:此区是指胸锁乳突肌所覆盖的区域,在胸锁乳突肌处施指拨法,以使其充分放松。对迷走神经兴奋型拨法宜柔和,对交感神经兴奋型则可加用颈动脉窦按压法,但因其可迅速降压、降心率,故按压时间不宜大于 1min。颈动脉窦取法:甲状软骨上缘水平,胸锁乳突肌内侧缘动脉搏动处取穴。

(3)椎前区推拿:此区是指椎前筋膜深面的部位。此区与上述两区体表投影有所重叠。主要分布有前、中、后斜角肌、椎前肌及交感神经干,对交感神经兴奋型可以指拨法松解此区颈深肌群,以缓解交感神经张力。因此区肌群较深,故指拨时应有一定压力以求渗透,对迷走神经兴奋型可在上述基础上按压星状神经节。星状神经节取法:胸锁关节上一横指,胸锁乳突肌内侧处取穴。

(4)颈部拔伸法:医者双手平托住患者头部拔伸颈椎数次,以改变颈椎小关节紊乱,缓解颈肌痉挛,以减轻对自主神经的不良刺激。

七、气功疗法

(一)养心功效

气功作为运动养生是中医学的宝贵遗产之一,千百年来,人们在养生实践中总结出许多宝贵的经验,使气功不断地得到丰富和发展,无论哪种功法都具有养生作用。气功讲究调息、意宁、动形,都是以畅通气血经络、活动筋骨和调和脏腑为目的。在心律失常的治疗过程中,气功发挥了积极作用。

(二)应用举隅

1.离宫音韵吐纳疗法

练功时选择空气流通的静室,取盘腿姿势,身体坐直,全身放松,两手相握,拇指掐无名指处,上眼皮下合,内视心脏,然后吐纳口诀梵音,念"真""登"两个字音,其音不可过大或过小。第一个念"真"的梵音,声音先高后低;第二个念"登"的梵音,声音先低后高,"真"音从舌尖音变为鼻窦音,"登"音也先发舌尖音,后变为脑顶共鸣音。念梵音 7 遍后练功结束,然后,先伸腿舒拳,再改为一般正坐,逐步调和内脏气机。

离宫音韵吐纳疗法主要是对人体的"气"进行锻炼,气为血之帅,通过功法锻炼,促进内气旺盛,气机调和,"真""登"的音韵与心脏的气机相吻合,因此,吐纳"真""登"口诀梵音可直达心脏,使心气调和,血脉通畅,从而获得疗效。并且在练功时,拇指所掐无名指处,正是手厥阴心包经的循行路径,能使心脏功能改善,阴阳调和,促进机体逐步恢复正常。

2.呼吸疗法

此呼吸方法叫作"气气归脐"法。腹居人体中部,是许多重要经脉循行汇聚之所,是运行全身气血、联络脏腑肢节、沟通上下内外的通路。现代医学认为,人在做腹式呼吸时,腹部肌肉紧张与松弛交替发生,从而使局部肌肉与毛细血管出现交替收缩,可促进血液循环,扩大氧气供应,加快身体新陈代谢,纠正因自主神经功能失调而引起的心血管功能紊乱现象。

仰卧位,两腿自然分开,与肩同宽,两手五指交叉自然平放于丹田处,周身放松,摒除杂念,思想入静,达到心静气和状态。腹式呼吸每分钟 6~8 次,用鼻吸气时腹壁隆起,默念"松"字将气吸入丹田;然后再默念"松"字将气从丹田经口呼出,吸气时腹壁下陷。每次 10~20min,每日 2~3 次。

本法主要适于自主神经功能紊乱者,有明确器质性心脏病(如心功能不全等)、肺部或呼吸道疾病者(如肺心病、肺气肿、慢性支气管炎等),但甲状腺功能亢进者不适于这一疗法。做此方法须循序渐进,呼吸次数应经过较长时间调息逐渐降下来,不可刚开始做就每分钟呼吸 6～8 次。

八、音乐疗法

(一)养心功效

音乐可以通过调整人体的节律,调整气血阴阳的运行,从而治疗疾病。如《乐书·第二》篇云:"音乐者,动荡血脉,流通精气,而正如和心也"。心悸的病理变化主要有虚、实两个方面。对于心悸属虚者,伴见气短,面白无华,疲惫,情绪忧郁,消沉者,可选用《喜洋洋》《步步高》《金水河》《假日的海滩》;对于心悸属实者,伴见面赤生火,口干,多梦易醒,焦虑,烦闷的症状,可选用《塞上曲》《二泉映月》《秋思》《甘州歌》《雁落平沙》。若采用五行选乐方式,用羽调式和徵调式音乐。

音乐选择适当,方法正确,可以使机体气血阴阳亏虚得到调整,音波进入人体,也可以改善气滞血瘀的状况。音乐疗法在本病的治疗中有很好的辅助作用,可以稳定病情,在病后康复中发挥很大作用。对于精神因素引起的心悸,或一时性心功能障碍,音乐就可以作为主要治疗手段而取效。中医学认为在心悸的治疗中应该配合性情调养,避免精神刺激,给予良好的生活环境,充分休息。音乐治疗的作用首先在于调畅情志,消除紧张情绪,潜心涤虑,以此保持精神稳定、恬愉舒畅。情调悠然、平和安谧的乐曲最为适用。

乐疗每天进行 1 次,体位多采用坐式或卧式,每次 30min,15 天为 1 个疗程,音量不超过70dB。必要时配合治疗前后心电图检查。心悸初起,治疗及时,容易恢复,但如果年迈体衰,心病及肾,治疗和恢复就比较困难,应注意护理。

(二)应用举隅

肖自成等报道,对 120 例患者进行了 36 项症状以及血压、心电图、免疫功能改变的前后对照观察。可以肯定音乐对心悸的改善有十分显著的效果。据观察发现,节奏徐缓的古典乐曲对伴有焦虑、烦闷的患者效果良好,而节奏明快、情调欢娱的乐曲对精神、体力疲惫、情绪忧郁、消沉的患者效果好。

第八节　心悸的康复与预防

一、康复

(一)保持精神愉快

中医认为"七情"活动对机体生理功能起着协调作用,但七情过激可使气机不畅,进一步导致血行受阻,从而引发疾病。"心主神明""心主血脉",焦虑等情志失调常会使心失所养,神不守舍而产生心悸怔忡、失眠等症,常使病情恶化。故应做好患者的心理康复,心律失常患者多有焦虑、紧张和恐惧心理,对治疗信心不足,应针对不同的心理反应,做耐心细致地解释工作,应多与患者谈心,沟通思想,使患者摆脱喜怒无常、焦虑、多愁善感等不良的心理状态,达到形神共养,身心并治。同时向患者讲解有关的医学知识,让其对疾病有所认识,减少不必要的烦恼和焦虑。

(二)选择适当的居住环境

生活环境对人类的生存和健康影响很大。适宜的生活环境可保证学习工作的正常进行,促进健康长寿。心律失常的患者适宜安静的环境,保持居室内的良好通风。

(三)起居有时,劳逸适度

起居有常、生活规律是养生的基本要求,心律失常的患者要有良好的生活规律,保证睡眠,不能熬夜,调养神气,提高自身的抗病能力。《素问·举痛论》提出,惊则"心无所依神无所归"。心悸患者,为不耗伤心气,必须起居有时,生活有规律,劳逸适度是保证机体气机通畅、血脉调达、五脏安和的重要环节。对于心悸严重发作阶段,心悸、气短较甚,甚至面浮肢肿脉象结代等,要绝对卧床休息,限制活动量,并给予生活上的安排及护理;对心悸恢复期患者,应劳逸适度;对心悸较轻者,要根据病情和个人爱好,选择适量活动,避免强烈体育活动,切忌操之过急,防止过度疲劳和兴奋导致不良后果。

(四)保证优质睡眠

许多研究显示,心律失常的发病具有显著的昼夜节律性,且众多研究成果表明昼夜节律生物钟基因和某些环境因素与睡眠障碍有密切的联系。同时,在临床工作中发现大量心律失常患者伴有不同程度的睡眠障碍,因此,可以推测心律失常和睡眠质量之间可能存在一定的相关性。

某些睡眠相关疾病也与心律失常密切相关。如阻塞性睡眠呼吸暂停综合征(OSAS),可诱发或加重原发性高血压,引起冠状动脉粥样硬化性心脏病、夜间心律失常、脑出血等多种心脑血管疾病,是原发性高血压、冠状动脉粥样硬化性心脏病以及心律失常等疾病发生、发展的一个独立危险因素。据统计,4%中年男性和2%中年女性患有OSAS。在其所致的心血管疾病中,心律失常是常见的并发症。在OSAS患者中可以观察到几乎所有类型的心律失常,与器质性心脏病患者不同,OSAS患者的心律异常主要发生在睡眠期间,其中窦性心动过缓、心房颤动、室性早搏、夜间心源性猝死等是与OSAS相关的主要心律失常类型。OSAS是一种常见的睡眠障碍性疾病,睡眠过程中反复发生,可伴有呼吸变浅及暂停,反复出现低氧血症、伴或不伴有高碳酸血症,从而可致神经功能、儿茶酚胺、内皮素及肾素—血管紧张素系统失调,内分泌功能紊乱及血流动力学改变,极易造成全身多器官多系统损害,严重影响人体健康。其对心血管系统的影响尤为显著。

因此,应积极治疗与睡眠相关原发病,保证一定优质睡眠对于心律失常患者十分重要。尤其是老年人睡眠时间不宜过短,更不可以昼代夜,这样才能使心血得充,心神得养,心悸自安。

(五)戒烟

吸烟对健康的危害众所周知,吸烟也可以引起多种心律失常,其中以窦性心动过速和期前收缩较为多见。从烟草烟雾中可以分离出 3000 多种有害成分,主要有六种:焦油、尼古丁、一氧化碳、一氧化氮、氢氰酸和丙烯醛。戒烟是唯一有效的治疗措施。据报道,对 196 名吸烟与不吸烟者心律失常发生情况进行统计。结果显示:吸烟组各种心律失常(除窦性心动过缓外)发生率高于不吸烟组2～7倍。

(六)急救方法

1.呼吸憋气法

嘱深吸气后憋住气,直至不能坚持屏气为止,然后用力做呼气动作。

2.刺激咽喉法

用手指或压舌板刺激咽喉部,引起恶心、呕吐,可起到终止发作的作用。

3.压迫眼球法

闭眼向下看,用手指在眼眶下压迫眼球上部,先压右眼。同时搭脉搏数心率,一旦心动过速停止,立即停止压迫,切勿用力过大。

4.压迫颈动脉窦法

患者处于平卧位,家属帮助压迫一侧颈动脉窦(在甲状腺软骨水平、颈动脉搏动处压向颈椎),每次10～20s,无效时换另一侧。压迫时动作宜轻巧,不宜用力过猛,同时应摸脉搏以监测心率。

二、预防

预防心力衰竭的根本措施是积极治疗原发疾病,如心痛、心悸、心痹等,同时应消除导致心力衰竭的各种诱发因素,如感受外邪、情绪激动、暴饮暴食、过度劳倦、妊娠、药物使用不当等。对于一些先天性心脏病者,可考虑手术治疗。

第九节　现代医学对心悸的研究

中医学本无心律失常病名。历代医家普遍认为此病属于中医"心悸""怔忡""惊悸"之范畴。心悸是指心中悸动、惊惕不安,甚则不能自主的一种病证。临床一般多呈阵发性,常常因为情志波动或劳累过度而发作,病情较轻者为惊悸,病情较重者为怔忡,可呈持续性。

一、类型

(一)缓慢性和(或)致死性心律失常

心源性猝死是指急性症状发作后1h内发生的以意识丧失为特征的由心脏原因引起的自然死亡。Brugada综合征是以右胸V1～V3导联ST段抬高为特征,可导致致命性室性心律失常、心脏猝死发生并具有遗传异质性的心脏电活动紊乱疾病。

(二)快速性心律失常

1.室上性心律失常

室上速指希氏束及希氏束以上起源的快速性心律失常,心率＞100次/min,包括期前收缩及心动过速。《2015AHA/ACC/HRS成人室上性心动过速管理指南》明确室上性心动过速,主要包括窦性心动过速、房性心动过速、心房扑动、房室结折返性心动过速、房室折返性心动过速、交界性心动过速。其中,房室结折返性心动过速及房室折返性心动过速占上述室上速的

80%～90%,是急诊室常见的心律失常。

2.房颤

房颤是最为常见的快速性心律失常,绝大部分患者(约 70%)与慢性器质性心脏疾病相关。如高血压、冠心病、瓣膜性心脏病、先天性心脏病、心肌病等,无器质性心脏病的房颤称为孤立性或特发性房颤。在所有的心脏疾病中,房颤的发病率增长最快。

二、治疗方法

心律失常的治疗应包括发作时治疗与预防发作。心律失常的治疗是一个相对复杂的过程。除病因治疗外,尚可分为药物治疗和非药物治疗两方面。

(一)病因治疗

去除诱因,消除各种能引起心律失常的因素。病因治疗是根治心律失常的主要方法。

(二)立即采取有力措施终止心律失常引起的严重的血流动力学障碍

某些严重或致命性心律失常(如极快室率的心房颤动、持续性室性心动过速、尖端扭转型室性心动过速、心室扑动、心室颤动、全心停搏等)常可引起低血压、休克、急性肺水肿、昏厥等症状,甚至发生阿-斯综合征、猝死样发作,此时应毫不犹豫地选用电复律、心脏起搏和(或)静脉滴注抗心律失常药物等,使患者迅速度过危险期。

(三)选择抗心律失常治疗方法应个体化

临床上经常遇到相同的疾病可引起不同的心律失常,而同一种心律失常又可见于不同的疾病或诱因。首先,应判定患者的心律失常性质属良性(功能性)、潜在恶性(有害)还是恶性(严重)。然后按轻重缓急决定治疗方案。

一般认为,良性心律失常见于无器质性心内外疾患者,常由自主神经功能失衡等所致。可表现为窦性心动过速、窦性心动过缓、窦性心律不齐、单源性期前收缩、一度或二度Ⅰ型房室传导阻滞、右束支传导阻滞等,多不需要应用抗心律失常药物治疗;潜在恶性心律失常多见于器质性心脏病患者,但无活动性心肌炎症、缺血、损伤和明显的血流动力学障碍,应以病因治疗为主,适当辅以抗心律失常药物;恶性心律失常多见于有活动性心肌炎症、缺血、损伤的器质性心脏病患者,常有血流动力学障碍,并有左室射血分数(LVEF)降低(<40%)、T波电交替、心室晚电位(VLP)和(或)心率变异性(HRV)异常等,常表现为严重或致命性心律失常,应立即选用强有力的抗心律失常治疗措施和病因治疗。

1.药物治疗

(1)A.抗快速性心律失常药物。

1)膜稳定剂:根据对钠通道的阻滞作用,分成三个亚类,Ⅰa、Ⅰb 和Ⅰc 类药物。

Ⅰa 类:适度阻滞钠通道,药物包括奎尼丁、普鲁卡因胺、丙吡胺等。

Ⅰb 类:轻度阻滞钠通道,药物包括利多卡因、苯妥英钠、美西律等。

Ⅰc 类:明显阻滞钠通道,药物包括普罗帕酮、恩卡尼、氟卡尼等。

2)β受体阻滞剂,包括普萘洛尔、美托洛尔等药物。

3)延长动作电位的药物,比如胺碘酮、索他洛尔。

4)非二氢吡啶类的钙拮抗剂,包括维拉帕米、地尔硫䓬等。

(2)B.抗缓慢性心律失常药物。

1)β肾上腺素能受体兴奋剂:包括异丙肾上腺素、沙丁胺醇、麻黄碱、肾上腺素等。

2)M-胆碱受体阻断剂:包括阿托品、普鲁苯辛、颠茄、山莨菪碱(654-2)、克朗宁等。

3)非特异性兴奋、传导促进剂:包括糖皮质激素、烟酰胺、乳酸钠、氨茶碱、硝苯地平、甲状腺素和某些中药等。

2.非药物治疗

(1)A.电学治疗。

1)电复律:直流电复律和电除颤分别用于终止异位性快速心律失常发作和心室颤动。

2)电刺激法:是一种经食管或心腔内快速刺激而终止心律失常的方法。

3)起搏治疗:多用于治疗缓慢性心律失常。

4)导管射频消融术:用于治疗快速性心律失常。

(2)B.机械治疗:如刺激迷走神经、压迫眼球、刺激咽部等。

(3)C.手术治疗:包括旁路或慢通道切断、长 QT 时的交感神经节切断等。

第二章　胸痹

第一节　胸痹的定义及历史沿革

一、胸痹及心痹的定义

胸痹病名首见于《灵枢·本脏》,"肺小则安,少饮,不病喘喝;肺大则多饮,善病胸痹、喉痹、逆气"。晋代葛洪《肘后备急方》曰:"胸痹之病,令人心中坚痞忽痛,肌中苦痹,绞急如刺,不得俯仰,其胸前皮皆痛,不得手犯,胸满短气,咳嗽引痛,烦闷自汗出,或彻引背膂,不即治之。数日害人"。隋代巢元方对胸痹的描述基本同《肘后备急方》,《诸病源候论·咽喉心胸病诸候》分列"心痹候""胸痹候",认为"思虑烦多则操损心,心虚故邪乘之,邪积而不去,则时害饮食,心里幅幅如满,蕴蕴而痛,是谓之心痹","寒气客于五脏六腑,因虚而发,上冲胸间,则胸痹。胸痹之候,胸中愊愊如满,噎塞不利,习习如痒,喉里涩,唾燥沫。甚者,心里强痞急痛,肌肉苦痹,绞急如刺,不得俯仰,胸前皮皆痛,手不能犯,胸满短气,咳唾引痛,烦癖,自汗出……"由此可见,"胸痹候"实际包括了心、肺及胸部等痹阻的病变,对本病的认识有了进一步的发展。宋代《圣济总录·诸痹门》将"胸痹病"分列为"胸痹噎塞候""胸痹心下坚痞急候"和"胸痹短气候",而且特别提出胸痹之短气,不是肺虚及肺气不足的表现,而是因胸阳不足、阴寒痹阻所致,可见其所述的"胸痹"不包括"肺痹",而对"胸痹"是否是单指"心痹"却无明确说明。

明代虞抟《医学正传·胃脘痛》认为胸痹是指胃病,云"胃脘痛俗称心痛",又云:"九种心痛……皆在胃脘,而实不在于心也"。他认为"除真心痛外,其余皆为胃痛,胸痹亦是胃病",并将胸痹的脉证亦纳入胃病中讨论。明代秦景明《症因脉治》云:"胸痹之症,即胃痹也。胸前满闷,凝结不行,食入即痛,不得下咽,或时作呕"。清代吴谦《医宗金鉴》认为胸痹主症为胸背痛,将胸痹列入"胸胁痛"中,而将心痛列入"心腹痛"中;心痛为歧骨陷痛,而胸为肺之野,胸痹不属心。

心痹指风、寒、湿、热等邪气侵袭形体,阻痹经气,复感于邪,内舍于心,久之损伤心气脉络,心脉运行失畅,以心悸、胸闷、短气、长叹气、烦躁、易惊恐、心脏严重杂音、颧颊紫红等为主要表现的内脏痹病类疾病,属五脏痹证之一,相当于西医的风湿性心脏病,是风湿热后所遗留下的心脏病变,以心脏瓣膜病变为主,由"脉痹"日久不愈,复感外邪,疾病深入发展所致。"心痹"之名首见于《内经》中《素问·痹论篇》,"心痹者,脉不通,烦则心下鼓,暴上气而喘,嗌干善噫,厥气上则恐","脉痹不已,复感于邪,内舍于心"。"风寒湿三气杂至,合而为痹也"。言心痹是由于感受风寒湿邪,由脉而及心,出现心悸、心烦、喘、咽干等症状。另外《素问·五脏生成篇》云:"赤脉之至也,喘而坚,诊曰有积气在中,时害于食,名曰心痹,得之外疾,思虑而心虚,故邪从之"。《诸病源候论》云:"思虑烦多则操损心,心虚故邪乘之,邪积而不去,则时害饮食,心里幅幅如满,蕴蕴而痛,是谓之心痹"。心主神志,思虑过度易伤心,加上饮食内伤,形成心痹。宋代陈无择《三因极一病证方论》云："三气袭人经络……久而不已,则入五脏……烦心上气,嗌干恐噎,厥胀满者,是痹客于心"。清代沈金鳌《杂病源流犀烛》云："脉痹久,复感三气内舍于心……盖心合脉而痹入之,故脉不通,不通则心气郁,故鼓暴,鼓暴则气逆而喘,故上气。心脉起心中,上挟胃挟咽,故咽干善噫"。强调了心痹由脉及心的机理。

二、不同时期对胸痹之论述

(一)先秦时期

1.病名

胸痹病名首见于《黄帝内经》,《灵枢·本脏》曰："肺大则多饮,善病胸痹、喉痹、逆气"。作为胸痹重要症状之一的心痛,此期内文献论述较多,如《足臂十一脉灸经》谓："臂太阴脉,其病心痛,心烦而噫"。《素问·标本病传论》有:"心病先心痛……"《素问·缪刺论》又有"卒心痛"之称。

《灵枢·厥病》把剧烈心痛,并迅速造成死亡者称为"真心痛",其中特别对真心痛的性质、部位、特点进行了较详细的描述。此外,《灵枢·厥病》中把厥心痛分为肾心痛、肺心痛、胃心痛、肝心痛、脾心痛,而其中如"心痛间,动作痛益甚,色不变,肺心痛也,取之鱼际、太渊"等描述与临床表现颇相符合。

2.病因病机

病因学方面,《内经》认为风、寒、湿、燥、热诸邪侵袭人体,皆能病心痛,并提出本病与寒邪、热邪内犯心脉有很大关系。如《素问·至真要大论》云："太阳之胜,凝栗且至寒厥不利"。《素问·刺热》云："心热病者,先不乐,数日乃热,热争则卒心痛"。

病机方面,《内经》认为寒凝、气滞、血瘀、痰饮阻痹胸中,血行不畅,经脉闭阻,是胸痹病机关键。如《灵枢·邪气脏腑病》云："该其心脉微急,为心痛引背"。《素问·举痛论》云："经脉流行不止,环周不休。寒气入经而稽迟,泣而不行,客于脉外则血少,客于脉中则气不通,故卒然而痛"。

(二)两汉时期

此期内对胸痹的辨治思想主要体现在《金匮要略》一书中,《金匮要略》以"胸痹短气病脉证治"专篇对本病进行了论述,认为"痹"包含有痛的性质,含有闭塞不通、痞闷胀满之意,即现代医学描述的压榨感、憋气性疼痛等,故而针对本病的症状描述比《内经》更为具体、明确,可见到胸背痛、心痛彻背、背痛彻心、喘息咳唾、气短不足以息、胸满、气塞、不得卧、胁下逆抢心等表现,具有心痛时缓时剧的发病特点。另外,《金匮要略》将本病的病因病机归纳为"阳微阴弦",即上焦阳气不足,下焦阴寒气盛,乃本虚标实之证,如书中云："责其极虚也,今阳虚知在上焦,所以胸痹,以其阴弦故也"。治法方药方面,多以辛温通阳或温补阳气为治疗大法。根据胸痹病情之轻重缓急,《金匮要略》载有治胸痹的具体方剂,包括瓜蒌薤白白酒汤、瓜蒌薤白半夏汤、枳实薤白桂枝汤、人参汤、橘皮枳实生姜汤、薏苡附子散等十余首,以温阳(益气)散寒、化痰祛饮为治则。

(三)魏晋至隋唐时期

1.病因病机

隋代巢元方认为心病可有心痛证候,心痛又分虚、实两类,故治法当异;并指出临床上有久心痛证候,认为伤于正经者病重难治。《诸病源候论》云:"心为诸脏主,而藏神其正经不可伤,伤之而痛,则朝发夕死,夕发朝死,不暇展治。其久心痛者,是心之支别络脉,为风邪冷热所乘痛也,故成疢不死,发作有时,经久不瘥也"。另外,还指出胸痹患者可有不得俯仰、胸前皮皆痛、手不能犯等表现。并明确提出胸痹是邪盛正虚之证,并认为邪气客于五脏六腑,皆可上冲胸部而发病,不限于邪气直犯心肺。此外,在胸痹的病机转归方面,提出因邪迫于阳气,不得宣畅壅瘀生热。可见,在病因病机的认识和阐发上,较先秦、两汉医家有所提高。

2.治法方药

总体而言,此期诸医家针对胸痹的辨证原则不离张仲景之法,但在具体方药运用方面却不断有所发展。如晋代葛洪《肘后备急方》中治卒患胸痛方,用雄黄、巴豆;治胸痹瘥后复发方,用韭菜根捣汁饮。唐代孙思邈《千金要方》中的细辛散、蜀椒散、前胡汤、下气汤,亦是在前人所用方药的基础上,增用辛香通散药物,如细辛、花椒、吴茱萸、槟榔、木香、草豆蔻等而成。不过,此期医家治疗胸痹虽多用温通辛散之品以温阳散寒、化痰逐饮、通阳开痹,但也有例外者,如唐代王焘认为痰浊热毒闭塞心脉是胸痹发病的主要病机,在《外台秘要》中载深师疗胸痹麝香散方,用药始用清心化痰散结之品。《千金翼方》中也有用大乌头丸治疗虚寒心痹的记载。

3.针刺疗法和其他外治法

有关运用针刺疗法和其他外治法治疗胸痹的记载,此期的医学文献中亦有较多论述。晋代皇甫谧《针灸甲乙经》中记载可用治胸痹的穴位有太渊、间使、天井、临泣等。唐代孙思邈在《千金方》中也列举了心痛胸痹证候的表现特点和治法,如心痛暴绞急欲绝,灸神府百壮;心痛如锥刀刺,气结,灸膈俞七壮;心痛如锥针刺,然谷、太溪主之;短气不足以息,刺手太阴;胸痹引背时寒,间使主之;胸痹,天井主之等。总之,在针刺和其他外治法治疗胸痹方面,此期医家总结了许多行之有效的临床经验。

(四)宋金元时期

1.病因病机

在先贤对胸痹病因病机认识理论的基础上,此期医家进行了许多新的阐述。首先,进一步明确了本病本虚标实的病机特点,如《圣济总录·心痛》总论认为胸痹的病机多为卒心痛者,本于脏腑虚弱,寒气卒然客之;或复因风寒暑湿客忤邪恶之气,乘虚入于机体,流注经络,伏流脏腑,毒击心包,时发疼痛;或脏腑虚弱,阴阳不和,风邪冷气,攻注中。其次,认为精神因素也是胸痹发病的重要原因。如陈言在《三因极一病证方论》中说"真心痛皆脏气不平,喜怒忧思所致,属内所因",从情志发病的理论角度,进一步发展了对本病病因病机的认识。再者,部分医家认为气血痰水生变为患,亦是导致胸痹发生的重要环节。如杨仁斋在《仁斋直指方附遗方论》中说:"心之正经果为风冷邪气所干,果为气血痰水所犯,则其痛掣背"。

2.治法方药

首先,辛香通散、化浊开窍法得到广泛运用。宋金元时期大方书层出不穷,收集治疗本证的方剂甚丰,观其制方法度,则多具有辛香通散、化浊开窍的显著特点。如《太平圣惠方》所载之木香散、草豆蔻散、吴茱萸散、青橘皮丸,《圣济总录》所载之枳实汤、四温散等,均是在经方用药的基础上,增用具有辛香通散、化浊开窍功效的药物组方而成。其次,活血法在胸痹治疗中的运用亦日渐广泛,如杨谈在《杨氏家藏方》中具体明确了活血法在本病治疗中的运用,书中所载用治冷气攻心、痛不可忍的袪痛散及其他许多可用治胸痹的方药中,均加入了五灵脂、蒲黄、当归等具有活血功效的药物。另外,此期医家,特别是金元医家,亦采取汗、散、利、温等多种方法论治胸痹。如金代刘完素《素问病机气宜保命集》心痛论,根据临床表现不同,将本症分为热厥心痛、大实心痛、寒厥心痛三种类型,分别运用汗、散、利、温等法为度处方治疗。元代朱丹溪在《丹溪治法心》中亦云:"心膈大痛,攻走腰背发厥,食药不纳者,就吐中探吐,出痰积碗许而痛自止"。首次提出了用探吐法治疗心膈大痛,颇有特色。

(五)明清时期

1.病因病机

至明清时期,胸痹的辨治理论经历代医家研究探讨,已逐渐成为完整的理论体系。首先,此期医家进一步补充完善了胸痹属虚证的病机理论,如《玉机微义》中云:"然亦有病久气血虚损及素作劳羸弱之人患心痛者,皆虚痛也"。《景岳全书》中说:"然必以积劳积损及忧思不遂者,乃有此病"。其次,认为痰饮、瘀血、火邪攻冲犯心,是胸痹发病的主要原因,如《杂症源流犀烛》中云:"然则痰饮积于心包,其自病心"。《寿世保元·心胃痛》云:"其有真心痛者,大寒触犯心君,又有污血冲心,手足青过节者,旦发夕死,夕发旦死,非药所能疗焉"。总的来说,正气不足,胸阳虚损,脏腑虚弱,风寒侵袭,痰饮内停,情志失调,终至气血瘀滞、胸阳痹阻而导致本病发生,是明清医家对胸痹病因病机认识的主要脉络。

2.类证鉴别

对心痛与胃脘痛、厥心痛、真心痛等予以鉴别,是明清诸医家尤为突出的贡献。

明清以前多将心痛与胃脘痛混为一谈,明清诸多医家均指出两者须加以区别。清代李用粹《证治汇补》谓:"心痛在歧骨陷处,胸痛则横满胸间,胃脘痛在心之下"。又云:"有心痛者,卒然大痛,如有刀割,汗出不休,舌强难言,手足青至节,旦发夕死,夕发旦死"。认为心痛与胃脘痛在部位上有明确区别,并详细记述了心痛重症的性质和特点。《证治准绳》指出心痛与胃脘痛既有区别,又有联系。关于厥心痛和真心痛的区别,《证治准绳》谓:"真心痛者,心脏自病而痛,故旦发夕死,夕发旦死,无治也。厥心痛者,他脏病,干之而痛,皆有治也"。对于厥心痛的性质,《证治汇补》谓:"谓之厥者,诸痛皆是逆上冲,又痛极则发厥"。对于厥心痛的病因,继《难经》其五脏相干,名厥心痛及《圣济总录》阳虚而阴厥,致令心痛,是为厥心痛之说以后,明清医家也多有论述,如《医学入门》主以七情,曰:"厥心痛或因七情者,始终是火"。《医灯续焰》则认为是由寒邪乘虚内袭,荣脉凝泣所致,《医门法律》则强调寒逆心胞等。

3.治法方药

首先,此期内活血化瘀疗法得到了广泛的应用。如明代方贤《奇效良方》中的胜金散、清代吴谦《医宗金鉴》中的颠倒木金散、陈念祖《时方歌括》中的丹参饮、王清任《医林改错》中的血府逐瘀汤等,都是采取活血化瘀法治疗胸痹的代表方。其次,寒凉药物也得到了广泛应用。一般认为,胸痹多为阴寒之症,治疗以温通为主,但也并不尽然。前述《外台秘要》中有麝香散用犀角、牛黄,宋代苏轼、沈括的苏沈良方用栀子二两,附子一两,寒热并用。明代秦景明在《症因脉治》中更明言若热因诸胸痹,则栀连二陈汤、小陷胸汤、川连枳橘汤、加味二陈汤可以选用也,诸方中所用瓜蒌、山栀子、黄连等皆属寒凉之品,可清热化痰,可见当时医家已明确认识到胸痹亦有痰热蕴结、阻遏胸阳而致者,治疗应当用清化痰热、行气散结之品。

另外,明清时期还提出了从肝论治胸痹的治疗方法,如李中梓《医宗必读》云:"胸痛,肝虚者,痛引背胁,补肝汤。肝实者,不得转侧,喜太息,柴胡疏肝散。有痰,二陈汤加姜汁"。

三、结论

胸痹病名首见于《内经》。病因病机方面,《内经》认为胸痹与寒凝、气滞、血瘀、痰饮阻痹胸中,终致经脉闭阻,血行不畅有关,从而为胸痹病机属寒凝、痰饮、瘀血阻痹心脉之说的确立奠定了坚实的基础,同时也为温通法治疗胸痹提供了理论依据。汉代张仲景《金匮要略》奠定了胸痹辨证论治的基础,明确了阳虚阴盛、本虚标实为胸痹的关键病机,确立了辛温通阳、化痰祛饮为本病的治疗大法。历代在此基础上不断完善,唐代增用辛香通散药物,始用清心化痰之品,清代活血化瘀法的广泛使用,都对现代临床治疗起到了积极的作用。通过研究历代胸痹文献发现,胸痹发病多由外感风寒暑火,内伤情志、饮食、劳逸等因素,形成寒凝、气滞、痰饮或瘀血,导致气滞血瘀,痰浊闭阻,阴寒内结,痰瘀互结,终致胸阳失运、心脉痹阻而发生,总以气虚血瘀、本虚标实为临床重要特征。标实常见有阴寒内结,痰浊闭阻,痰热蕴结,血瘀气滞,痰瘀交阻;本虚常见有心气不足,气阴两虚,心肾阴虚,心阳亏虚,气虚阳脱等,临床尤以气虚血瘀者多见。治疗上可归纳总结为:实证治以活血理气、化瘀通络、通阳豁痰、行气散结、理气舒肝等为主;虚证主要分阴虚、气阴两虚和阳气虚弱三证,以滋阴益肾、益气养阴、益气温阳等补养之法为主,佐以活血通络。本虚标实,气虚血瘀则治以益气活血,阳虚寒湿治以温化寒湿。心阳欲脱,急以回阳救逆,益气复脉。发病急者,先治其标;发病缓者,先顾其本或标本兼治。

第二节 胸痹的病因病机

一、病因

本病的发生多与寒邪内侵,饮食不当,情志失调,年老体虚等因素有关。其病机有虚实两方面,实为寒凝、痰阻、气滞、血瘀,痹遏胸阳,阻滞心脉;虚为肝脾肾亏虚,心脉失养。在本病的形成和发展过程中,大多先实而后致虚,亦有先虚而后致实者。但临床表现,多虚实夹杂,或以实证为主,兹就不同的病因分述如下。

(一)寒邪内侵

素体阳衰,胸阳不足,阴寒之邪乘虚侵袭,寒凝气滞,痹阻胸阳,而成胸痹,诚如《医门法律·中寒门》所载:"胸痹心痛,然总因阳虚,故阴得乘之"。《类证治裁·胸痹》载:"胸痹胸中阳微不运,久则阴乘阳位,而为胸痹也"。《诸病源候论》曰:"寒气客于五脏六腑,因虚而发,上冲胸间,则为胸痹"。阐述了本病由阳虚感寒而发,故天气变化、骤遇寒凉而易猝发心痛。

(二)饮食不当

饮食不节,如过食肥甘生冷,或嗜酒成癖,以致脾胃损伤,运化失健,聚湿成痰,上犯心胸清旷之区,阻遏心阳,清阳不展,气机失畅,心脉痹阻,或痰阻脉络,则气滞还是血瘀、胸阳失展,而成胸痹。或饱餐伤气,推动无力,气血运行不畅,而发本病。

（三）情志失调

忧思伤脾,脾虚气结,气结则津液不得输布,遂聚而为痰;郁怒伤肝,肝失疏泄,肝郁气滞,甚则气郁化火,灼津成痰。无论气滞还是痰阻,均可使血行失畅,脉络不利,而致气血瘀滞,或痰瘀交阻,胸阳不运,心脉痹阻,不通则痛,而发为胸痹。沈金鳌《杂病源流犀烛·心病源流》认为,"七情除喜之气能散外,余皆足令心气郁结而为痛也"。由于肝气通于心气,肝气滞则心气乏,所以七情太过,是引起本病的常见病因。

（四）年迈体虚

本病恒见于中、老年之人,年过半百,肾气渐衰,如肾阳虚衰,则不能鼓舞五脏之阳,可致心气不足或心阳不振,心肾阳虚,阴寒痰饮乘于阳位,阻滞心脉,而作心痹,此即张仲景"阳微阴弦"之谓,这也是胸痹的重要病机之一;肾阴亏虚,则不能滋养五脏之阴,可引起心阴内耗。心阴亏虚,心阳不振,又可使气血运行失畅。凡此均可在本虚的基础上形成标实,导致气滞、血瘀,而使胸阳失运,心脉阻滞,发生胸痹。

以上病因可以二者或三者并存,或交互为患。

二、病机

胸痹的主要病机为:心脉痹阻,其病位以心为主,然其发病多与肝、脾、肾三脏功能失调有关,如肾虚、肝郁、脾失健运等。本病的病理变化为本虚标实,虚实夹杂。

（1）其本虚可有气虚、血虚、阴虚、阳虚,且又可阴损及阳,阳损及阴,而表现为气阴两虚、气血双亏、阴阳两虚,甚至阳微阴竭、心阳外越。如心阳阻遏,心气不足,鼓动无力,可见心动悸、脉结代;若心肾阳虚,水邪泛滥,水饮凌心射肺,可出现咳喘、肢肿等,又当与有关各病互参。

（2）标实为血瘀、痰浊、气滞、寒凝,同时又有兼寒、兼热的区别,且可相互为病,如气滞血瘀、寒凝气滞、痰瘀交阻等。其中痰浊可以引起或加重气滞、血瘀;病情进一步发展,瘀血闭阻心脉,可心胸猝然大痛,而发为真心痛。

（3）虚实可以夹杂,阴虚与痰热常常互见,痰热也易于伤阴;阳虚与寒痰、寒饮常常互见,寒痰、寒饮又易损伤阳气等,复杂多变,临床上必须根据症候变化详察细辨。

（4）急性发作期以标实表现为主,并以血瘀为突出;缓解期以本虚为主,主要有心脾、肾气血阴阳之亏虚,其中又以心气虚最为常见。

第三节　胸痹的临床表现

本病多发于40岁以上的中老年人,年轻人相对少见,但是如果出现典型胸痹症状,且有烟酒嗜好,生活不规律,工作压力大等情况者,也要及时行相关检查,以免误诊、误治。

本病之疼痛以胸骨后或心前区发作性闷痛为主,亦可表现为灼痛、绞痛、刺痛或隐痛、含糊不清的不适感等,持续时间多为数秒钟至15分钟内。若疼痛剧烈,持续时间长达30分钟以上,伴有面色苍白,汗出,肢冷,甚至旦发夕死,为真心痛的证候特征。

本病舌象表现有舌淡红、淡胖、暗红,或舌有瘀点、瘀斑,舌下瘀筋,苔薄白或白腻、白滑、苔剥等;其脉象可呈现沉紧、沉细迟、细弦、弦涩、细缓、结、代、促、滑等。

第四节　胸痹的诊断与鉴别诊断

一、诊断

(一)中医诊断

(1)以心前区疼痛、憋闷、短气为主症。表现为左侧胸部或剑突下突发憋闷而痛,疼痛性质为绞痛、刺痛、胀痛、灼痛或隐痛;疼痛可放射到左肩背、左臂内侧、颈部、咽喉、胃脘等部位,甚至可沿手少阴、手厥阴经循行部位,窜至中指或小指,并兼心悸。

(2)突然发病,时作时止,反复发作;持续时间短暂,疼痛一般持续数 10 秒至 10 余分钟,一般不超过 30 分钟,经休息或服药后可迅速缓解。多伴有心悸、怔忡、短气乏力,呼吸不畅,甚则喘促、面色苍白、自汗等。临床以气虚、阳虚、阴虚、血瘀、痰浊、气滞的病机为多,可见相应的舌象、脉象。

(3)中年以上人群多见,常因劳累过度、七情过激、气候变化、多饮暴食等因素而诱发。部分无明显诱因或安静时发病。

(4)心电图应列为必备的常规检查,必要时可做动态心电图、运动平板试验和心脏彩超测定心功能。休息时心电图明显心肌缺血(R 波占优势的导联上有缺血型 ST 段下降超过 0.05 毫伏或正常,不出现 T 波倒置的导联上倒置超过 2 毫米),心电图运动平板试验阳性,有助于诊断。

(5)若疼痛剧烈,持续时间长达 30 分钟以上,胸痛不能缓解,舌下含服硝酸甘油片后难以缓解,可见汗出肢冷,面色苍白,唇甲青紫,手足青冷至肘膝关节处,甚至旦发夕死,夕发旦死,相当于急性心肌梗死,常合并心律失常、心功能不全及休克,多为真心痛表现,应结合心电图动态观察及白细胞计数、血沉、超敏 C 反应蛋白、血清心肌酶谱等检查,以进一步明确诊断。

(二)西医诊断

根据典型的发作特点和体征,含用硝酸甘油后缓解,结合年龄和存在冠心病易患因素,除其他原因所致的心绞痛外,一般即可建立诊断。

发作时心电图检查可见以 R 波为主的导联中,ST 段压低,T 波平坦或倒置(变异型心绞痛者则有关导联 ST 段抬高),发作过后数分钟内逐渐恢复。心电图无改变的患者可考虑做负荷试验。

发作不典型者,诊断要依靠观察硝酸甘油的疗效和发作时心电图的改变;如仍不能确诊,可多次复查心电图、心电图负荷试验,或 24 小时动态心电图连续监测,如心电图出现阳性变化或负荷试验诱致心绞痛发作时亦可确诊。诊断有困难者,可做放射性核素检查。考虑施行外科手术治疗者,则必须行选择性冠状动脉造影。冠状动脉内超声检查可显示管壁的病变,对诊断可能更有帮助。也可考虑冠状动脉血管镜检查。

在我国,患者心绞痛发作时的表现常不典型,因此在判断胸部不适感或疼痛是否为心绞痛时,需谨慎从事。近年国外学者也强调心绞痛一词不完全代表痛,患者对心肌缺血、缺氧的感觉可能是痛以外的另一些感觉,因而可能否认感觉疼痛。下列几方面有助于临床上判别心绞痛。

1.性质

心绞痛应是压榨紧缩、压迫窒息、沉重闷胀性疼痛,而非刀割样尖锐痛或抓痛、短促的针刺样或触电样或昼夜不停的胸闷感觉。其实也并非"绞痛"。在少数患者可为烧灼感、紧张感或呼吸短促伴有咽喉或气管上方压榨感。疼痛或不适感开始时较轻,逐渐增剧,然后逐渐消失,很少被体位改变或深呼吸影响。

2.部位

疼痛或不适感常位于胸骨或其邻近,也可发生在上腹至咽部之间的任何水平处,但极少在咽部以上。有时可位于左肩或左臂,偶尔也可伴于右臂、下颌、下颈椎、上胸椎、左肩胛骨间或肩胛骨上区,然而位于左腋下或左胸下者很少。对于疼痛或不适感分布的范围,患者常需用整个手掌或拳头来指示,仅用一手指的指端来指示者极少。

3.时限

大多持续 1～15 分钟,多数 3～5 分钟,偶有达 30 分钟的(中间综合征除外),疼痛持续仅数秒钟或不适感(多为闷感)持续整天或数天者均不似心绞痛。

4.诱发因素

大多以体力劳累为主要诱发因素,其次为情绪激动。登楼、平地快步走、饱餐后步行、逆风行走,甚至用力大便或将臂举过头部的轻微动作,暴露于寒冷环境、进冷饮、身体其他部位的疼痛,以及恐怖、紧张、发怒、烦恼等情绪变化,都可诱发。晨间痛阈低,轻微劳力如刷牙、剃须、步行即可引起发作;上午及下午痛阈提高,则较重的劳力亦可不诱发。在体力活动后而不是在体力活动的当时发生的不适感,不似心绞痛。体力活动再加情绪变化,则更易诱发。自发性心绞痛可在无任何明显诱因下发生。

二、鉴别诊断

(一)中医鉴别诊断

本病应与悬饮、胃脘痛、真心痛等进行鉴别。

1.悬饮

悬饮的胸痛与胸痹相似,但胸痹为当胸闷痛,并可引及左侧肩背或左臂内侧,常于劳累、饱餐、受寒、情绪激动后突然发作,历时短暂,休息或用药后得以缓解;而悬饮胸胁胀痛,持续不解,且多伴有咳喘、转侧、呼吸时疼痛加重,肋间饱满,并有咳嗽、咳痰等肺系证候。

2.胃脘痛

胸痹之不典型者,其疼痛可在胃脘部,而易与胃脘痛混淆,但胃脘痛多因长期饮食失节,饥饱劳倦,情志郁结,或外感寒邪,或素体阳虚,脾胃虚寒所致。但其疼痛的发生,多在食后或饥饿之时,部位主要在胃脘部,多由胃脘或闷或胀,或呕吐,或不食,或便难,或泻痢,或嗳气、呃逆、泛吐酸水或清涎等脾胃症候,与胃经本病掺杂而见。而胸痹少有此类症状,多兼见胸闷、气短、心悸等症。

3.真心痛

真心痛乃胸痹的进一步发展,症见心痛剧烈,甚则持续不解,伴有汗出、肢冷、面白、唇紫、手足青至节、脉微细或结代等危重症候。

4.胸痛

凡岐骨之上的疼痛称为胸痛,可由心肺两脏的病变所引起胸痛之因于肺者,其疼痛特点多呈持续不缓解,常与咳嗽或呼吸有关,疼痛在呼吸、运动、转侧时加剧,常合并发热、咳嗽、喘息、喉鸣等呼吸系统症状,胸部X线检查可助鉴别。胸痹的范围较局限,且气短、心悸多与心痛同时出现,心痛缓解,气短、心悸等亦随之而减。

5.胁痛

疼痛部位以右胁部为主,胁缘下有压痛点,且少有引及后背者,其疼痛特点是或刺痛不已,或胀痛不休,或隐痛悠悠,鲜有短暂即逝者,其疼痛诱因常由情绪激动,而缘于劳累者多属气血亏损,病久体弱者。常兼见胁满不舒,善太息,善噫气,纳呆,腹胀,或口干、咽干、目赤、厌油、黄疸、发热等肝胆经症状及肝气郁结乘脾之症状。胃肠、胆囊造影、胃镜、肝功能检查、淀粉酶检查有助于区分。上述症状是胸痹少见的伴随症状。

6.结胸

《伤寒论·辨太阳病脉证并治》载:"病有结胸,有脏结,其状如何? 答曰:按之痛,寸脉浮,关脉沉,名曰结胸也"。指邪气结于胸中,胸胁部有触痛,颈项强直,大便秘结,或从心下到少腹硬满而痛。发病原因多由太阳病攻下太早,以致表邪内陷,与胸中原有水饮互结而成。胸胁有触痛者,称为"水结胸",心下到少腹硬痛拒按,便秘,午后微热者,称为"实热结胸"。结胸虽有痛,但其特点是触痛,或疼痛拒按,与心痛不同,且其伴随症亦与胸痹有异。

7.胸痞

《杂病源流犀烛·胸膈脊背乳病源流》载:"至如胸痞与结胸有别……大约胸满不痛者为痞"。指胸中满闷而不痛。多由湿浊上壅,痰凝气滞,胸阳不展所致。胸痹亦有胸闷,但因胸痞无痛,故易于鉴别。

(二)西医鉴别诊断

冠心病心绞痛要与以下疾病相鉴别。

1.心脏神经官能症

本病患者常诉胸痛,但为短暂(几秒钟)的刺痛或较持久(几小时)的隐痛,患者常喜欢不时地深吸一大口气或作叹息性呼吸。胸痛部位多在左胸乳房下心尖部附近,或经常变动。症状多在疲劳之后出现,而不在疲劳的当时,做轻度活动反觉舒适,有时可耐受较重的体力活动而不发生胸痛或胸闷。含服硝酸甘油无效或在10多分钟后才"见效",常伴有心悸、疲乏等症状。

2.急性心肌梗死

本病疼痛部位与心绞痛相仿,但性质更剧烈,持续时间可达数小时,常伴有休克、心律失常及心力衰竭,并有发热,含用硝酸甘油多不能使之缓解。心电图示梗死部位的导联ST段抬高,并有异常Q波。实验室检查示白细胞计数及血清学检查示肌酸磷酸激酶、门冬氨酸氨基转移酶、乳酸脱氢酶、肌红蛋白、肌凝蛋白轻链等增高,红细胞沉降率增快。

3.X综合征(syndrome X)

本病为小冠状动脉舒缩功能障碍所致,以反复发作劳累性心绞痛为主要表现,疼痛亦可在休息时发生。发作时或负荷后心电图可示心肌缺血,核素心肌灌注可示缺损,超声心动图可示节段性室壁运动异常。但本病多见于女性,冠心病的易患因素不明显,疼痛症状不甚典型,冠状动脉造影阴性,左心室无肥厚表现,麦角新碱试验阴性,治疗反应不稳定而预后良好,则与冠心病心绞痛不同。

4.肋间神经痛

本病疼痛常累及1~2个肋间,但并不一定局限在前胸,为刺痛或灼痛,多为持续性而非发作性,咳嗽、用力呼吸和身体转动可使疼痛加剧,沿神经行径处有压痛,手臂上举活动时局部有牵拉疼痛,故与心绞痛不同。

5.其他疾病引起的心绞痛

包括严重的主动脉瓣狭窄或关闭不全、风湿热或其他原因引起的冠状动脉炎,梅毒性主动脉炎引起冠状动脉口狭窄或闭塞、肥厚型心肌病、先天性冠状动脉畸形等均引起心绞痛,要根据其他临床表现来进行鉴别。

此外,不典型的心绞痛还需与食管病变、膈疝、溃疡病、肠道疾病、颈椎病等所引起的胸、腹疼痛相鉴别。

胸痛伴随下列症状,有提示鉴别诊断的意义:伴咳嗽,常见于气管、支气管胸膜疾病;伴吞咽困难,常见于食管疾病;伴咯血,常见于肺结核、肺梗死、原发性肺癌;伴呼吸困难,常见于大叶性肺炎、自发性气胸、渗出性胸膜炎、过度换气综合征等;伴高血压、颈动脉斑块者,常见于心绞痛、心肌梗死。

第五节　中医辨证论治胸痹

胸痹一证多突然发生,忽作忽止,迁延反复。日久之后,正气益虚,加之失治或治疗不当,或不善调摄,每致病情加重,甚至受某种因素刺激而猝然发生真心痛,严重者可危及生命。治疗应根据患者的不同临床表现,把握病情,分别进行处理,以求病情缓解,杜绝其发展。

一、辨证要点

(一)辨疼痛部位

(1)局限于胸膺部位,多为气滞或血瘀。

(2)放射至肩背、咽喉、脘腹、甚至臂部、手指者,为痹阻较著。

(3)胸痛彻背、背痛彻心者,多为寒凝心脉或阳气暴脱。

(二)辨疼痛性质

胸痹有闷痛、灼痛、刺痛、绞痛之别。辨别疼痛性质是辨胸痹的寒热虚实、在气在血的主要参考依据,临证时再结合其他症状、脉象而做出准确判断。

1.按照胸痹患者疼痛性质分类

(1)闷痛:是临床上最常见的一种心痛。闷重而痛轻,痛无定处,兼见胸胁胀满,善太息,憋气,苔薄白,脉弦者属气滞者多。若兼见多唾痰涎,遇天阴加重,苔腻,脉弦滑或弦数者,属痰浊为患。若心胸隐痛而闷,因劳累而发,伴心慌、气短、乏力,舌淡胖嫩,边有齿痕,脉沉细或结代者,多属心气不足之症。

(2)灼痛:总由火热所致。若兼烦躁,气粗,舌红,苔黄,脉数有力者,为热邪犯心所致。若胸闷而灼痛阵发,痰稠,苔黄腻,脉弦数,为痰火所致。灼痛兼见心悸,眩晕,五心烦热,口干,盗汗,舌红少津。脉细数者,属心阴不足,心火内炽,阴虚内热之证。

(3)刺痛:《素问·脉要精微论篇》载:"夫脉者,血之府也,……涩则心痛"。由血脉瘀涩所致的心痛,多为刺痛,固定不移,或伴舌色紫暗、瘀斑。但是,由于引起血瘀心脉的原因很多,胸痹的性质也常有不同,故血瘀之胸痹又不限于刺痛。

(4)绞痛:疼痛如绞,遇寒则发,得冷则剧,伴有畏寒肢冷,为寒凝心脉所致;若兼有阳虚见症,则为心肾阳虚,乃阴寒内盛,乘于阳位。若兼见四肢厥冷,脉细欲绝,冷汗如油,则为阳虚暴脱危重之象;但是剧烈绞痛,除了寒凝心脉多见外,也可因劳累过度、七情喜怒、饮食饮酒等因素而诱发,不可皆以为寒邪或虚寒所引起。

2.按照胸痹疼痛属性分类

(1)属寒者:疼痛如绞,遇寒则发,或得冷加剧。

(2)属热者:胸闷、灼痛,得热痛甚。

(3)属虚者:痛势较缓,其痛绵绵或隐隐作痛,喜揉喜按。

(4)属实者:痛势较剧,其痛如刺、如绞。

(5)属气滞者:闷重而痛轻,兼见胸胁胀满,善太息。

(6)属血瘀者:痛如针刺,痛有定处,夜间多发,舌质紫暗,或有瘀斑、瘀筋,脉涩或结代。

(7)属痰浊者:胸部憋闷疼痛,遇天阴加重,多唾痰涎。

(三)辨疼痛轻重顺逆

一般情况下,胸痹病情轻重大致可以根据以下几点判断。

1.心痛发作次数

一般疼痛发作次数与病情轻重程度呈正比,即偶发者轻,频发者重。但亦有发作次数不多而病情较重的情况,必须结合临床表现具体分析判断。

2.每次心痛发作的持续时间

疼痛持续时间短暂,瞬间即逝者多轻,持续不止者多重,若持续数小时甚至数日不休者常为重病或危候。

3.心痛发作部位固定与否

疼痛部位固定,病情较深、较重;部位不固定者,病情较浅、较轻。

4.心痛证候的虚实

证候属实者较轻,证候虚象明显者较重。

5.病程长短

一般来说,初发者病情较轻,病程迁延日久者,病情较重。

总之,判断胸痹一证病情的轻重,应把胸痹的局部表现与全身状况结合起来进行综合分析,才能得出正确的结论。

(四)辨真心痛

如果胸痹患者疼痛遇劳发作,休息或服药后能缓解者为顺证,若服药后难以缓解者常为危候。心痛一旦发展成为"真心痛",属于重症,临床须辨其顺逆,以便及时掌握病情发展变化的趋势,采取有效的救治措施。临床上见到以下情况出现时,需警惕是真心痛。

(1)心胸疼痛持续不止,达数小时乃至数日。

(2)疼痛剧烈,可引及肩背、左臂、腮、咽喉、腹等处。

(3)可伴有气短、喘息,心悸慌乱,手足欠温或冷,自汗出,精神萎靡,或有恶心呕吐,烦躁,脉细或微细、沉细,或有结代。

(4)追溯病史,大多有胸痹反复发作的病史,同时常由过度疲劳、精神刺激、饱食、寒温不调,以及患其他疾病,如外感发热、失血、肝胆肠胃疾病等诱发因素。

辨真心痛的顺逆,关键在防厥、防脱,重点应注意以下几个方面。

1)无论阴虚或阳虚的真心痛都可有厥脱之变;但是阳虚者比阴虚者更容易发生厥脱变化。

2)神萎和烦躁是真心痛常见的精神表现。如果精神委顿逐渐有所发展,或烦躁不安渐见加重,应引起充分注意。如出现神志模糊或不清,则病已危重。

3)真心痛患者大多有气短,要注意观察其变化,若气短之症有逐渐加重趋势,应提高警惕。喘促之症已见,则病情为重。

4)动辄汗出或自汗也是真心痛的常见症。如果汗出增多,须防止其发生厥脱之变。

5)剧烈的疼痛可以致厥,于真心痛患者尤其如此。所以,若兼心胸疼痛较剧烈而持续不缓解者,应谨防其变。

6)手足温度有逐渐下降趋势者,应充分重视,若四肢逆冷过肘而青紫者,表明病已危重。

7)舌苔变化可帮助我们分析正邪两方面的发展情况。不少真心痛患者在发生厥脱之前,先有舌质越变越胖,舌苔越来越腻或越滑等变化,也有的变得越来越光红而干,对于这些舌苔变化,都应仔细观察。相反,这些舌象逐渐好转,则往往提示病情在向好的方面发展。

8)在真心痛中,下列脉象变化应引起高度重视:脉象变大或越来越细,越来越无力,或越变越速,或越变越迟,或脉象由匀变不匀,由没有结代脉变为有结代脉等,都表示正气越来越弱,心气越来越不足。

以上这几方面,如果医师观察细致,则能及时掌握病情发展的顺逆趋势,也有助于及时发现厥脱的征象,以便及时用药,这对防止厥脱都是有益的。

二、治疗原则

一般来说,胸痹总属本虚标实之证,辨证首先当掌握虚实,分清标本,标实应区别气滞、阴寒、痰浊、血瘀的不同;本虚又应区别阴阳气血亏虚的不同。

针对本病本虚标实,虚实夹杂,发作期以标实为主,缓解期以本虚为主的病机特点,其治疗应补其不足,泻其有余。应先治其标,后顾其本;先从祛邪入手,然后再予扶正;必要时可根据虚实标本的主次,兼顾同治。

(一)本虚宜补

权衡心之气血阴阳之不足,有无兼见肝、脾、肾脏之亏虚,调阴阳补气血,调整脏腑之偏衰,扶正固本常用温阳补气、益气养阴、滋阴益肾之法。尤应重视补心气、温心阳。

(二)标实当泻

针对气滞、血瘀、寒凝、痰浊而理气、活血、温通、化痰,祛邪治标常以疏肝理气、活血化瘀、辛温通阳、泄浊豁痰为主,尤重活血通络,理气化痰。

(三)重视活血通络

由于补虚与祛邪的目的都在于使心脉气血流通,通则不痛,故活血通络法在不同的证型中可视病情随证配合。

(四)补泻程度要适宜

由于本病多为虚实夹杂,故要做到补虚勿忘邪实,祛实勿忘本虚,权衡标本虚实之多少,确定补泻法度之适宜。

(五)治疗时要谨防逆证

治疗必要时中西医结合综合治疗:在胸痹的治疗中,尤其在真心痛的治疗时,在发病的前三四天内,警惕并预防脱证的发生,对减少病死率,提高治愈率更为重要。必须辨清证候之顺逆,一旦发现脱证之先兆,如疼痛剧烈,持续不解,四肢厥冷,自汗淋漓,神萎或烦躁,气短喘促,脉或迟、或结、或代、或脉微欲绝等,必须尽早使用益气固脱之品,并中西医结合救治。

三、分证论治

(一)寒凝心脉证

1.症状

胸痛彻背,感寒痛甚,疼痛性质为绞痛,天气寒冷或迎寒风则心痛易作或加剧,形寒,甚则手足不温,胸闷气短,心悸,重则喘息,不能平卧,面色苍白,四肢厥冷。

2.舌脉

舌苔白,脉沉细或脉紧。

3.证候分析

诸阳受气于胸中而转行于背,寒邪内侵致使阳气不运,气机阻痹,故见胸痛彻背,感寒则痛甚。胸阳不振,气机受阻,故见胸闷气短,心悸,甚则喘息不能平卧。阳气不足,故面色苍白,四肢厥冷。舌苔白,脉沉细,均为阴寒凝滞,阳气不运之候。

本证的辨证关键在于心痛较剧,遇寒易作,苔白,脉紧。

4.治则

祛寒活血,宣痹通阳。

5.方药

当归四逆汤加减。药用:桂枝 10g,细辛 3g,当归 15g,白芍 15g,通草 10g,大枣 10g,甘草 10g。

6.方义分析

本方以桂枝、细辛温散寒邪,通阳止痛;当归、白芍养血活血,白芍与甘草相配,能缓急止痛;通草入经通脉;大枣健脾和营,全方共奏祛寒活血,通阳止痛之功效。

7.加减

若痰湿内盛,胸痛伴有咳唾痰涎,可加生姜、茯苓、杏仁等以行气化痰。若症见心痛彻背,背痛彻心,痛剧而无休止,身寒肢冷,喘息不得卧,脉象沉紧,此为阴寒极盛,胸痹之重证,宜用乌头赤石脂丸和苏合香丸以芳香、温通而止疼痛。方中蜀椒、干姜温中散寒,附子、乌头以治心痛厥逆,赤石脂在此用以养心气,与苏合香丸同用以开胸止痛。临床附子与乌头同用者较少,故可去乌头加肉桂其效更佳。现在常用的冠心苏合丸即从苏合香丸化裁而来。若外寒不甚者,可用括蒌薤白白酒汤加枳实、桂枝、附子、丹参、檀香治疗。药用:瓜蒌 15g,枳实 10g,桂枝 10g,炮附子 6g,薤白 10g,檀香(后下)6g,丹参 15g。方中桂枝、附子、薤白辛温通阳、开痹散寒;瓜蒌、枳实化痰散结,泄满降逆;檀香理气温中;丹参活血通络。

由于寒邪容易侵袭阳虚之人,耗伤阳气,而阳虚之人又易感受外寒,产生阴寒之邪,故寒凝心脉时临床常伴阳虚之象,宜配合温补阳气之剂,以取温阳散寒之功,不可一味辛散寒邪,以免耗伤阳气之虞。

(二)气滞心胸证

1.症状

心胸满闷不适,隐痛阵发,痛无定处,时欲太息,遇情志不遂时容易诱发或加重,或兼有脘腹胀闷,得嗳气或矢气则舒。

2.舌脉

苔薄或薄腻,脉细弦。

3.证候分析

情志抑郁,气滞上焦,胸阳失展,血脉不和,故胸闷隐痛,善太息;气走无着,故痛无定处;肝气郁结,木失条达,每易横逆犯及中焦,故有时可兼有脾胃气滞之症。本证以胸闷隐痛,痛无定所,脉弦为临床辨证要点。正如清代沈金鳌《杂病源流犀烛·心病源流》云:“心病之不同如此,总之七情之由作心痛”。

4.治则

疏调气机,和血舒脉。

5.方药

柴胡疏肝散。药用:柴胡 10g,芍药 15g,枳壳 15g,香附 10g,川芎 10g,陈皮 6g,甘草 10g。

6.方义分析

本方由四逆散(枳实改枳壳)加香附、川芎、陈皮组成。四逆散能疏肝理气,其中柴胡与枳壳相配可升降气机,白芍与甘草同用可缓急舒脉止痛,加香附、陈皮以增强理气解郁之功,香附又为气中血药,川芎为血中气药,故可活血且能调畅气机。全方共奏疏调气机,和血舒脉之功效。

7.加减

若兼有脘胀、嗳气、纳少等脾虚气滞的表现,可用逍遥散疏肝行气,理脾和血;若气郁日久化热,心烦易怒,口干,便秘,舌红苔黄,脉数者,用丹栀逍遥散疏肝清热;如胸闷心痛明显,为气滞血瘀之象,可合用失笑散,以增强活血行瘀、散结止痛之效。

气滞心胸之胸痹,可根据病情需要,选用木香、沉香、降香、檀香、延胡索、厚朴、枳实等芳香理气及破气之品,但不宜久用,以免耗散正气。如气滞兼见阴虚者,可选用佛手、香橼等理气而不伤阴之品。

(三)心血瘀阻证

1.症状

胸部刺痛,固定不移。入夜更甚,时或心悸不宁。

2.舌脉

舌质紫暗,脉象沉涩。

3.证候分析

气郁日久,瘀血内停,络脉不通,故见胸部刺痛。血脉凝滞,故痛处固定不移。血属阴,夜亦属阴,故入夜痛甚。瘀血阻塞,心失所养,故心悸不宁。舌质紫暗,脉象沉涩,均为瘀血内停之候。

4.治则

活血化瘀,通络止痛。

5.方药

以血府逐瘀汤加减。药用:桃仁 10g,红花 10g,生地黄 10g,赤芍 15g,当归 15g,川芎 10g,柴胡 10g,枳实 10g,桔梗 10g,牛膝 15g,甘草 10g。

6.方义分析

本方由桃红四物汤合四逆散加牛膝、桔梗而成。方中当归、赤芍、川芎、桃仁、红花、牛膝等均为活血祛瘀之品,以通血脉;柴胡疏肝,枳壳理气;一升一降,调整气机。取气为血帅,气行则血行之意;生地黄一味,《神农本草经》谓其能"逐血痹",《本草求真》认为有"凉血消瘀"之功效,且又能养阴而润血燥。诸药共成祛瘀通脉、行气止痛之剂。

7.加减

若胸痛甚者,可酌加降香、郁金、延胡索以活血理气止痛。若血瘀轻者,则可改用丹参饮为治,药用:丹参 15g,砂仁(后下)10g,檀香(后下)10g。方中丹参活血化瘀,能治血瘀作痛;檀香温中理气,兼治心腹诸痛;砂仁温胃畅中,能疏散胸中郁闷。三药相伍配用,能活血化瘀,理气止痛。

由于瘀血病机变化,又可在其他有关证候中相兼而出现,故活血化瘀药的选择,应随临床症候表现的不同而有所区别,如寒凝或阳气亏虚兼血瘀,宜选温性活血之品;热结、阴虚火旺兼血瘀,宜选凉性活血药;气血不足而兼血瘀,宜选养血活血之品;痰瘀互结者,又需根据寒痰、痰热(火)风痰等不同而分别选用不同性味的活血药,凡此均应仔细斟酌。

此外,心痛与真心痛,标实而本虚,且胸痹一证常迁延难愈,故破血之品应慎用,以免多用、久用耗伤正气。瘀血较重须用破血药时,一待症情有所减轻,即应改用其他活血化瘀的药物。

(四)痰浊壅塞证

1.症状

胸闷如窒而痛,或痛引肩背,气短喘促,肢体沉重,形体肥胖,痰多。

2.舌脉

舌质红,苔浊腻,脉滑。

3.证候分析

痰浊盘踞,胸阳失展,故胸闷如窒而痛。阻滞脉络,故痛引肩背。气机痹阻不畅,故见气短喘促。脾主四肢,痰浊困脾,脾气不运,故肢体沉重。形体肥胖、痰多,苔浊腻,脉滑,均为痰浊壅阻之征。

4.治则

通阳泄浊,豁痰开结。

5.方药

栝蒌薤白半夏汤或枳实薤白桂枝汤,合苓甘五味姜辛汤去五味子。瓜蒌薤白半夏汤组成:瓜蒌(枯楼)15g,薤白 10g,半夏 10g;苓甘五味姜辛汤组成:茯苓 15g,五味子 10g,干姜 10g,细辛 3g,甘草 10g。

6.方义分析

方中瓜蒌开胸中痰结;半夏、厚朴、枳实辛温行气而破痰结;薤白辛温通阳、豁痰下气;桂枝温阳化气通脉;茯苓、甘草健脾利水化饮;干姜、细辛温阳化饮,散寒止痛。

7.加减

本方如再加入陈皮、白蔻仁等以通阳豁痰、温中理气,则效果更佳。痰浊者,用温胆汤,方以二陈汤的半夏、茯苓、橘红、甘草化痰理气;竹茹、枳实清泄痰热,可加入瓜蒌以助通阳宣痹之力。痰浊化热者,可用黄连温胆汤加郁金,清热而解痰瘀血滞;痰火为患,则加海浮石 30g,海蛤壳 30g,化痰火之胶结。

由于痰性黏腻,阻于心胸,易于窒阳气、滞血运,甚至痰瘀互结,故痰浊与血瘀往往同时并见。因此,通阳豁痰和活血化瘀法亦经常并用,但必须根据两者的偏盛而有所侧重。若痰闭心脉,猝然剧痛,因于痰浊者用苏合香丸;因于痰热、痰火、风痰者用行军散,以取即刻启闭、化浊、止痛之效。

(五)心肾阴虚证

1.症状

胸闷且痛,心悸盗汗,心烦不寐,腰酸膝软,耳鸣,头晕。

2.舌脉

舌红或有紫斑,脉细带数或见细涩。

3.证候分析

病延日久,长期气血运行失畅,瘀滞痹阻,故见胸闷且痛。不能充润、营养五脏,而致心肾阴虚。心阴虚,故见心悸盗汗,心烦不寐。肾阴亏虚,故见耳鸣,腰酸膝软。水不涵木,肝阳偏亢,故见头晕。舌红或有紫斑,脉细带数或细涩,均为阴血亏虚,心脉瘀阻之征。

4.治则

滋阴益肾,养心安神。

5.方药

左归饮加减。药用:熟地黄 20g,山茱萸 10g,枸杞子 10g,准山药 15g,茯苓 10g,甘草 10g,菟丝子 10g,牛膝 10g,当归 10g。

6.方义分析

方中熟地黄、山茱萸、枸杞子、菟丝子滋阴益肾;淮山药、茯苓、甘草健脾以助生化之源。当归养血活血,牛膝滋补肝肾。诸药合用,共奏滋阴益肾,养心安神之功。

7.加减

若心阴亏虚而见心悸、盗汗、心烦不寐者,可加麦冬、五味子、柏子仁、酸枣仁等以养心安神,麦冬可以重用。若胸闷且痛者,可加当归、丹参、川芎、郁金等以养血通络。若阴虚阳亢而见头晕目眩,舌麻肢麻,面部烘热者,可酌加制何首乌、女贞子、钩藤、生石决明、生牡蛎、鳖甲等以滋阴潜阳。如心肾真阴欲竭,急宜救阴,用大剂量西洋参、鲜生地黄、石斛、麦冬、山茱萸,参以生牡蛎、五味子、甘草酸甘化阴而敛真阴;在阴液有渐复之机,又应及时结合针对病因的治疗,如有火热实邪者,结合清热泻火凉血;有痰火、痰热者,结合清热化痰或泻火逐痰等;心阴不足者,若夹有气滞者,理气忌用温燥之品,但瓜蒌、郁金、枳实、绿萼梅、玫瑰花、合欢花、金铃子、延胡索等,可供选用。

(六)气阴两虚证

1.症状

胸闷隐痛,时作时止,心悸气短,倦怠懒言,面色少华,头晕目眩,遇劳则甚。

2.舌脉

舌偏红或有齿印,脉细弱无力,或结代。

3.证候分析

胸痹日久,气阴两虚,气虚则无以行血,阴虚则脉络不利,均可使血行不畅,气血瘀滞,故见胸闷隐痛,时作时止。心脉失养,故见心悸。气虚故见气短、倦怠懒言,面色少华。阴虚阳亢,故见头晕目眩。虚不耐劳,故遇劳则甚。舌嫩红或有齿印,脉细弱无力,或结代,均为气阴两虚之证。

4.治则

益气养阴,活血通络。

5.方药

生脉散合人参养营汤加减。药用:人参(另煎对入)10g,黄芪15g,白术10g,茯苓10g,甘草10g,麦冬10g,生地黄10g,当归15g,白芍10g,远志6g,五味子10g。

6.方义分析

方中人参、黄芪、白术、茯苓、甘草,健脾益气,以助生化气血之源;麦冬、生地黄、当归、白芍,滋养阴血;远志、五味子,养心安神。诸药合用,共奏益气养阴,活血通络之功。

7.加减

若胸闷胸痛者,可加丹参、参三七、益母草、郁金、五灵脂等以活血通络。若脉结代者,为气虚血少,血不养心所致,可合炙甘草汤以益气养血,滋阴复脉。炙甘草30g,党参10g,大枣10g,生姜10g,麦冬10g,桂枝6g,阿胶(烊化)10g,生地黄10g,火麻仁10g。

(七)心阳不振证

1.症状

胸闷气短,甚则胸痛彻背,心悸,汗出,畏寒,肢冷,腰酸,乏力,面色苍白,唇甲淡白或青紫。

2.舌脉

舌淡白或紫暗,脉沉细或沉微欲绝。

3.证候分析

阳气虚衰,胸阳不运,气机痹阻,血行瘀滞,故见胸闷气短,甚则胸痛彻背。心阳不振,故见心悸、汗出。肾阳虚衰,故见畏寒肢冷,腰酸,乏力。面色苍白,唇甲淡白或青紫,舌淡白或紫暗,脉沉细或沉微欲绝,均为阳气虚衰,瘀血内阻之征。

4.治则

益气温阳,活血通络。

5.方药

参附汤合右归饮加减。药用:人参(另煎,冲对)10g,炮附子6g,肉桂3g,熟地黄10g,山茱萸10g,枸杞子10g,杜仲10g。

6.方义分析

方中人参大补元气;附子、肉桂温壮真阳;熟地黄、山茱萸、枸杞子、杜仲以补益肾精。诸药合用,共奏益气温阳,活血通络之功。

7.加减

心痛较剧者,可酌加鹿角片、川椒、吴茱萸、荜茇、高良姜、细辛、川乌、赤石脂。若阳虚寒凝而兼气滞血瘀者,可选用薤白、沉香、降香、檀香、焦延胡索、乳香、没药等偏于温性的理气活血药物。若心肾阳虚者,可合肾气丸治疗,方以附子、桂枝(或肉桂)补水中之火,用六味地黄丸壮水之主,从阴引阳,合为温补心肾而消阴翳。心肾阳虚兼见水饮凌心射肺,而出现水肿、喘促、心悸者,用真武汤温阳化气行水,以附子补肾阳而祛寒邪,与芍药合用,能入阴破结,敛阴和阳,茯苓、白术健脾利水,生姜温散水气。若心肾阳虚,虚阳欲脱厥逆者,四逆加人参汤,温阳益气,回阳救逆。若见面色唇甲青紫、大汗淋漓、四肢厥冷,脉沉微欲绝等亡阳证,乃心阳欲脱之危候,应用参附龙牡汤,并加用大剂山茱萸,以温阳益气,回阳固脱。方中重用红参(或别直参)、附子,并加用龙骨、牡蛎,以回阳救逆固脱。若阳损及阴,阴阳两虚者,可再加麦冬、五味子,以温阳滋阴并用。若肾阳虚衰,不能制水,水气凌心,症见心悸、喘促,不能平卧,小便短少,肢体水肿者,可用真武汤加汉防己、猪苓、车前子,以温阳利水。真武汤组成:炮附子(先煎)10g,茯苓10g,白芍15g,白术10g,生姜10g。此外,对心阳不足兼脾肾阳虚者,可用人参汤和左归饮治疗,兼补心、脾、肾之阳气。

四、临床体会

(一)胸痹治疗应以通为补,通补结合

胸痹患者临床以胸闷、心痛、气短为其特征,兼有心悸、眩晕、肢麻、疲乏等症。其病机为本虚标实。临床治疗应以通为补,其"通"法包括芳香温通法,如苏合香丸、冠心苏合丸、速效救心丸、心痛丸、宽胸丸、麝香保心丸等;宣痹通阳法,如栝楼薤白半夏汤、枳实薤白桂枝汤、瓜蒌片等;活血化瘀法,如血府逐瘀汤、失笑散、三七粉、复方丹参滴丸、心可舒、地奥心血康及川芎嗪、香丹、葛根素、脉络宁、冠心Ⅱ号等注射液。临证可加用养血活血药,如鸡血藤、益母草、当归等,活血而不伤正。"补"法包括补气血,选用八珍汤、当归补血汤等;温肾阳选加淫羊藿、仙茅、补骨脂;补肾阴,选加首乌延寿丹、左归丸等。临床证明,通法与补法是治疗胸痹的不可分割的

两大原则,应通补结合,或交替应用为妥。

(二)活血化瘀法的应用

活血化瘀法治疗胸痹不失为一个重要途径,但切不可不辨证施治,一味地活血化瘀。若将胸痹的治疗思路仅仅局限于活血化瘀治法,势必影响疗效的提高和巩固。胸痹的基本病机是本虚标实,其瘀血的形成,多由正气亏损,气虚阳虚或气阴两虚而致,亦可因寒凝、痰浊、气滞发展而来,加之本病具有反复发作,病程日久的特点,属单纯血瘀实证者较少,多表现为气虚血瘀或痰瘀交阻、气滞血瘀等夹杂证候,故临床治疗应注意在活血化瘀中伍以益气、养阴、化痰、理气之品,辨证用药,加强祛瘀疗效。活血化瘀药物临床上主要选用养血活血之品,如丹参、鸡血藤、当归、赤芍、郁金、川芎、泽兰、牛膝、三七、益母草等。破血攻伐之品,虽有止痛作用,但易伤及正气,应慎用。若必用,切不可久用、多用,痛止后须扶正养营,方可巩固疗效。同时,必须注意有无出血倾向,一旦发现,立即停用,并予相应处理。

(三)芳香温通药的应用

寒邪内闭是导致胸痹发作的重要病机之一,临床以芳香走窜、温通行气类中药治疗胸痹源远流长,如桂心、干姜、吴茱萸、麝香、细辛、蜀椒、丁香、木香、安息香、苏合香油等芳香温通之品。近几年来,在此基础上各地研制的心痛舒喷雾剂、苏合香丸、麝香保心丸、麝香苏合丸、速效救心丸等速效、高效、无毒、无不良反应的芳香温通制剂,较好地满足了临床需要,显示出良好的效果。实验研究证实,芳香温通类药大多含挥发油,具有解除冠脉痉挛,增加冠脉流量,减少心肌耗氧量,改善心肌供血,同时对血液流变性、心肌收缩力均有良好的影响。

然而,寒邪容易侵袭阳虚之人,同时耗伤阳气,而阳虚又易感受外寒,产生阴寒之邪,导致阴寒凝滞心脉而发胸痹。临床胸痹常伴有阳虚之象,故芳香温通药物宜配合温补阳气之剂,以取温阳散寒之功效。芳香温通药物具有辛散走窜之弊,应中病即止,以防耗伤阳气。

(四)注意益气化痰

痰浊不仅与胸痹的发病直接有关,而与其若干易患因素(如肥胖、高脂血症)相关。痰阻心胸证多见于肥胖患者,每因过食肥甘,贪杯好饮,伤及脾胃,健运失司,湿郁痰滞,留踞心胸。痰性黏腻,易窒阳气,阻滞血运,造成气虚湿浊痰阻为患。治疗应着重健运脾胃,在祛痰的同时,适时应用健脾益气法,以消生痰之源,痰化气行,则血亦行。临床选温胆汤为基本方,痰浊阻滞明显者,可酌加全瓜蒌、胆南星、石菖蒲、郁金等;气虚明显者,可酌加党参、黄芪、黄精,或西洋参另蒸对服。注意补气之品用量不宜太大,多用反而补滞,不利于豁痰通脉。

(五)治本以补肾为主

胸痹属本虚标实之病证,本虚指心、肺、肝、脾、肾等脏腑气血阴阳亏虚。然脏腑亏虚,其本在肾。肾为先天之本,水火之宅,内藏真阴,"五脏之阴,非此不能滋",心血依赖肾精而化生。肾又内寄元阳,为一身阳气之源,"五脏之阳,非此不能发"。肾阳旺盛,则心阳振奋,鼓动有力,血行畅通。临床胸痹好发于中老年人,此时人之肾气逐渐衰退,可见该病的发生与肾虚有着必然的内在关系。年老肾亏,肾阳不能蒸腾,可致心阳虚衰,行血无力,久而气滞血瘀,亦可致脾土失温,气血化源不足,营亏血少,脉道不充,血行不畅,发为胸痹。因此在临证治疗中,应重视补肾固本,尤其在胸痹缓解期的治疗中尤为重要。常以何首乌、枸杞子、女贞子、墨旱莲、生地黄、当归、白芍等滋肾阴;用黄精、菟丝子、山茱萸、杜仲、桑寄生等补肾气;桂枝、淫羊藿、仙茅、补骨脂等温肾阳。

第六节　胸痹的其他治法

一、单方验方

(一)三七琥珀散

三七粉 3g,琥珀 3g。共研细末,和匀,每次 1.5g,每日 3 次,口服。

(二)参七散

大三七、高丽参各等份。共研细末,和匀,每次 1g,每日 3 次,口服。

(三)冠心Ⅱ号方(北京西苑医院验方)

红花、赤芍、丹参、川芎各 15g,降香 12g。水煎服。适用于胸痹心痛证属心血瘀阻者。

(四)活血养心汤(李振琼等《奇效验秘方》)

丹参 30g,川芎 10g,红花 15g,党参 30g,郁金 15g,木香 10g,香附 15g,赤芍 15g,麦冬 20g,五味子 6g,茯苓 10g。每日 1 剂,水煎 2 次,每日 2 次,口服。适用于胸痹心痛证属气虚血瘀者。

(五)益气活血汤(赵冠英验方)

党参(人参)15g,麦冬 12g,五味子 8g,瓜蒌皮 15g,赤芍 15g,红花 10g,莪术 15g,川芎 15g,桂枝 10g。水煎服。适用于胸痹心痛证属气虚血瘀者。

(六)健脾益气汤(漆浩《良方大全》)

太子参 30g,丹参 30g,白术 15g,茯苓 15g,陈皮 10g,赤芍 10g,麦冬 12g,制半夏 9g,五味子 9g,炙甘草 6g。每日 1 剂,水煎 2 次,每日 2 次,口服。适用于胸痹心痛证属心脾两虚者。

二、中成药

近年来,治疗胸痹的各种单方、成药种类较多,均有一定疗效。有些方药经剂型改良,制成注射剂、喷雾剂或膏药,既便于临床应用,又利于提高疗效。兹择其常用者介绍如下,可参考选用。

(1)冠心苏合丸(苏合香、檀香、朱砂、冰片、青木香、乳香),每服 1 丸(3g),痛时服用,或每日 2~3 次。功效芳香止痛。适用于胸痹心痛证属气滞寒凝者,亦可用于真心痛或胸痹心痛证属气滞血瘀者。

(2)苏合香丸(《太平惠民和剂局方》),每服 1~4 丸,疼痛时用。功效芳香温通,理气止痛。适用于胸痹心痛,寒凝气滞证。

(3)复方丹参注射液(每毫升含生药丹参、降香各 2g),肌内注射,每次 2 毫升,每日 1~2 次。亦可做静脉注射,用 2 毫升加入 50%葡萄糖液 20 毫升内,静脉推注,或用 4~8 毫升加入 5%葡萄糖液 250 毫升中,静脉滴注。适用于心血瘀阻证者。

(4)苏冰滴丸(苏合香、冰片),含服,每次 2~4 粒,每日 3 次。功效芳香开窍,理气止痛。

适用于胸痹心痛,真心痛证属寒凝气滞证。

(5)瓜蒌片,每次 4 片,每日 3 次,口服。功效化痰泄浊,开胸止痛。适用于胸痹心痛证属痰浊壅塞者。

(6)复方丹参滴丸,每次 5～10 粒,每日 3 次。功效活血化瘀,理气止痛。适用于心绞痛发作证属气滞血瘀者。

(7)速效救心丸(川芎、冰片等),每次 4～6 粒含服,每日 3 次,急性发作时每次 10～15 粒。功效活血理气,增加冠脉流量,缓解心绞痛。适用于冠心病胸闷憋气,心前区疼痛证属气滞血瘀者。

(8)毛冬青注射液(每支含生药 8g),每次 1 支,每日 1～2 次肌内注射。功效清热解毒,活血通络,消炎止痛。适用于胸痹心痛属热者。

(9)五灵止痛胶囊(五灵脂、蒲黄、冰片等),每次 1～2 粒,痛时服。功效行气止痛,通经活络,祛瘀散结,开窍辟秽。适用于因气滞血瘀所致的胸痹心痛。

胸痹心痛属内科急症,其发病急,变化快,易恶化为真心痛,在急性发作期,应以消除疼痛为首要任务,可选用或合用以下措施:①寒证心痛气雾剂(肉桂、香附等)。温经散寒,理气止痛,用于心痛苔白者,每次舌下喷雾 1～2 次。②热证心痛气雾剂(牡丹皮、川芎等)。凉血清热,活血止痛,用于心痛苔黄者,每次舌下喷雾 1～2 次。③麝香保心丸(麝香、蟾酥、人参等)。芳香温通,益气强心,每次含服或吞服 1～2 粒。④活心丸(人参、灵芝、麝香、熊胆等)。养心活血,每次含服或吞服 1～2 丸。⑤心绞痛宁膏(丹参、红花等)。活血化瘀,芳香开窍。敷贴心前区。⑥其他药物。配合选用川芎嗪注射液、生脉注射液、丹红注射液、红花注射液等静脉滴注。

三、针刺

(1)针刺膻中、内关穴,每日 1 次。留针 20～30 分钟,捻转 3～5 分钟。

(2)主穴,心包经及心经两经脸穴(厥阴俞透心俞)及募穴(膻中透巨阙);配穴,心包经的经穴内关。

(3)主穴,华佗夹脊、第四第五胸椎、内关;配穴,膻中、三阴交。

(4)主穴,膻中透鸠尾、内关、足三里;配穴,通里、神门、曲池、间使、乳根、命门。

(5)主穴,心俞、厥阴俞;配穴,内关、足三里、间使。

(6)针刺内关、膻中,或内关、间使穴。

(7)主穴,心俞、厥阴俞;配穴,神门、后溪、大陵。

(8)主穴,心俞、厥阴俞、大椎、膻中、内关。痰阻心脉者,加丰隆、肺俞、间使穴。气滞心胸者,加中脘、足三里、太冲穴。心血瘀阻者,加膈俞、血海、三阴交穴。寒凝心脉者,加足三里、关元、太溪穴。心气亏虚者,加气海、足三里穴。心阴不足者,加三阴交、少府、太溪穴。心肾阳虚者,加关元、大椎、气海穴。以上穴位,实证针刺用泻法,虚证针刺用补法,可以同时加用灸法。

四、耳针

(1)主穴,心、神门、皮质下;配穴,交感、内分泌、肾、胃。

(2)主穴,心、神门、皮质下、肾;配穴,肾上腺。

五、推拿

据报道,按摩腹部上脘、中脘、下脘、神阙、关元、心俞、厥阴俞穴或华佗夹脊压痛点等治疗胸痹心痛有效。

六、穴位贴敷

(一)心绞痛宁膏

活血化瘀,芳香开窍。敷贴心前区。具有活血化瘀,芳香开窍的功效。

(二)通心膏

贴敷心俞、厥阴俞或膻中穴。

七、水浴疗法

根据患者的中医证型,将中药放入沸水中,待水温下降至 40℃ 左右,患者进行沐浴,每次 5～10 分钟,以无不适为佳,出浴休息 10 分钟,再疗 5～10 分钟。以 20～25 天为 1 个疗程,休息 5～7 天再进行另 1 个疗程。对治疗胸痹心痛有较好效果。

八、食疗

下列药粥具有宽胸、理气、止痛、化痰等功效。治疗胸痹心痛效果较好。

(一)薤白陈皮粥

薤白 15 个,陈皮 10g,粳米 100g,共煮粥,食盐调味服食。适用于痰浊壅塞者。

(二)桂心粥

桂心 1～2g,茯苓 10g,粳米 50～100g。用粳米煮粥,桂心、茯苓加水煎汁,取汁入粥中同煮,沸后即可服食。

(三)芥菜粥

芥菜头 4 个,粳米 50～100g。洗净芥菜头,切成片,与粳米加水煮成稀粥,熟后食用。

(四)山楂荷叶粥

山楂 15g,荷叶 12g,糯米 100g。糯米加水煮粥,同时放入切碎的山楂、荷叶,以文火煮烂后,温服食。

(五)加味桃仁粥

桃仁 20g,生地黄 30g,桂心 3～5g,生姜 1 块,粳米 100g,白酒适量。桃仁去皮尖,桂心研成末,粳米研细待用。用白酒将生地黄、生姜和桃仁绞取汁液。粳米加水煮粥,煮沸后放入桃仁、生地黄、生姜汁,粥熟调入桂心末,搅匀,空腹食用。

(六)人参三七炖鸡

人参 10g,三七 5g,鸡肉 100g。共放炖盅内隔水炖 1 小时服食。阳气虚衰者可常服;气阴两虚者,人参可改用西洋参。

(七)丹参三七炖瘦肉

丹参 20g,三七 5g,猪瘦肉 100g。共放炖盅内隔水炖熟,饮汤食肉。适用于心血瘀阻者。

第七节　胸痹的康复与预防

一、康复

胸痹心痛虽属内科急症、重症,但只要及时诊断,辨证论治正确,患者又能很好配合,一般都能控制或缓解病情。

若临床失治、误治,或患者不遵医嘱,失于调摄,则病情进一步发展,瘀血闭塞心脉,心胸卒然大痛,持续不解,伴有气短喘促,四肢不温或逆冷青紫等真心痛表现,预后不佳,但若能及时、正确抢救,也可转危为安。

若心阳阻遏,心气不足,鼓动无力,可见心动悸、脉结代,尤其是真心痛伴脉结代,如不及时发现,正确处理,甚至可致昏厥或猝死,必须高度警惕。

若心肾阳衰,饮邪内停,水饮凌心射肺,可见水肿、尿少、心悸、喘促等症,为胸痹心痛的重症并发症,应充分发挥中医药治疗本病的优势,并配合西医抢救手段积极救治,警惕发生猝死。

注意调摄精神,避免情绪波动:中医历来讲究摄生养神,《素问·上古天真论》载:"恬淡虚无,真气从之,精神内守,病安从来?"情志异常可导致脏腑失调,气血紊乱,尤其与心病关系较为密切。《灵枢·口问》云:"心者,五脏六腑之主也……故悲哀愁忧则心动"。说明精神情绪变化可直接影响于心,导致心脏受损,故防治本病必须高度重视精神调摄,避免过于激动或喜怒忧思无度,保持心情平静愉快,这对预防胸痹心痛的发生、发展是很重要的。

注意生活起居,寒温适宜:气候的寒暑晴雨变化对本病的发生、发展亦有明显影响,如《诸病源候论·心病诸候》记载:"心痛者,风冷邪气乘于心也"。因此胸痹心痛患者平时要慎起居,适寒温,居处必须保持安静、通风。

注意饮食调节,避免膏粱厚味,并注意纠正偏食:中医学认为:"过食肥甘"、"膏粱厚味"易于产生痰浊,阻塞经络,同时进食肥甘,亦可生湿,致使湿浊困脾,影响脾的运化功能,致令食物中厚浊部分壅遏脉中,"脉道不通,气不往来",影响气的正常运行,而发生胸痹心痛。饮食有所偏嗜,尤其是咸食,亦可导致胸痹心痛的发生,《素问·五脏生成篇》指出"多食咸,则脉凝泣而变色"。脉涩则气血不通,胸痹心痛可以发生。另外,烟酒等刺激之品对于脏腑功能亦有影响,应予禁烟节酒。

注意劳逸结合,坚持适当的体育锻炼:在中医养生理论中,不仅主张"饮食有节"、"起居有常",而且还主张"不妄作劳"。所谓"不妄作劳"表达了"要劳",但不要"过劳"的劳逸结合的思想。《素问·宣明五气篇》所说的"久视伤血,久卧伤气,久坐伤肉,久立伤骨,久行伤筋",就是说明劳逸失宜会给人体带来损害。过劳易耗伤心及其他脏腑的气血阴阳;好逸则易致气血停滞,对于胸痹心痛都是不利的。因此,必须强调在患者体力许可范围内的适当活动锻炼。

二、预防

加强预防,对于胸痹心痛患者的治疗、恢复都是非常重要的,对其预防及恢复要注意以下几点。

(1)使患者保持情志舒畅,建立战胜疾病的信心,减轻思想负担,舒缓工作生活压力,不致过于紧张,以利于气血畅达,脏腑功能协调。

（2）急性发作期患者应立即卧床休息,缓解期要注意适当休息,坚持力所能及的活动,做到动中有静,要改变急性期以静息为主的生活方式,逐步引导患者循序渐进的做适当活动,根据不同的病情采取打太极拳、散步、快走等方式,并持之以恒,逐渐锻炼身体的适应能力,以达到"气血流通",利于康复。

（3）建立良好的生活习惯,戒烟,饮食宜清淡,宜低盐饮食,避免过食肥甘厚腻,少食多餐,禁酒远酒,食勿过饱,避免脾胃大伤、湿浊内阻,以配合药物治疗。多吃水果及富含纤维食物,保持大便通畅。保证充足的睡眠。

（4）系统诊治,规律复诊,积极配合治疗以控制血压、血脂、血糖;胸痹心痛发作时要保持心情平静,及时休息,立即给予速效止痛药物,避免加剧病情,防止发生意外。病情缓解后要坚持药物治疗,以减少发作,提高患者生活质量。

（5）疼痛缓解后亦不能过饱过劳,陈世铎《辨证录》中所主张的"但痛止后,必须忍饥一日"（指饮食减量）是有一定道理的。

第三章　心痛

第一节　心痛的历史沿革

一、心痛病名的由来

"心痛"病名的出现早于"胸痹",最早见于马王堆汉墓出土的《足臂十一脉灸经》:"足少阴温(脉)……其病:病足热……肝痛,心痛,烦心"。在《难经》等书中也载有"心痛"一名,但首次较详细论述该病证则在《黄帝内经》,《内经》中的"心痛"既是症状,又是病名。《素问·五常政大论》:"风行于地……心痛,胃脘痛,隔不通"。《素问·标本病传论》有"心病先心痛"之说。《灵枢·厥病篇》将心痛严重,病情凶险者称为"真心痛",曰"真心痛,手足青至节,心痛甚,旦发夕死,夕发旦死"。至隋代,巢元方《诸病源候论》对心痛的认识有了进一步发展,巢氏认为心痛是"心病"的证候,心痛分为虚实两类。宋元时期,各医家开始对心痛的内涵进行探讨。宋代窦材《扁鹊心书》认为心痛"乃心之包络痛与脾痛、胃痛、膈痛耳",脾痛、胃痛、膈痛也属心痛。宋代陈无择《三因极一病证方论·九痛叙论》中认为"心痛……以其痛在中脘,故总而言之曰心痛,其实非心痛也。……方中所载者,乃心主包络经也"。认为心痛,痛在中脘,而病位在心包络经。宋代王璆《是斋百一选方》卷八将心疾、脾疾于同篇介绍,含混不清。

总之,此段时期心痛的内涵多为广义的心痛,包括心包络痛和脾痛、胃痛等。多数医家认为心痛除真心痛外,均是胃脘痛。

《丹溪心法·心脾痛》至明清,心痛和胃脘痛的开始有了区分。《古今医统大全》云:"大抵人病胸膈心腹疼痛,……脾受之而作心痛,此脾痛也,非心也"。明代张景岳《景岳全书》云:"凡病心腹痛者,有上中下三焦之别。上焦者痛在膈上,此即胃脘痛也,《内经》所讲胃脘当心而痛者即此。时人以此为心痛,不知心不可痛也,若病真心痛者,必手足冷至节,爪甲青,旦发夕死,夕发旦死,不可治也"。明代虞抟称九种心痛皆在胃脘,而实不在于心也。但是不少医家认为心痛、胃痛应有明确区分,王肯堂明确提出心痛与胃脘痛有别,纠正了"心痛即胃脘痛"的错误,《证治准绳》云:"或问丹溪,言心痛即胃脘痛,然乎?曰:心与胃各一脏,其病位不同,因胃脘痛处在心下,故有当心而痛之名,岂胃脘痛即心痛者哉。历代方论将二者混同叙于一门,误自此始"。戴元礼、李用粹、何梦瑶等分别在《秘传证治要诀及类方》《证治汇补》《医编》等著作中将心痛、胃痛加以区分。直至清代,医家的看法才基本统一,即心痛与胃脘痛当区分开来,"心痛"可分为"真心痛""厥心痛""卒心痛"与"久心痛"。

(一)真心痛

真心痛之名,首见于《灵枢·厥病》"真心痛,手足青至节,旦发夕死,夕发旦死"。《难经·第六十难》云:"其五脏气相干"。《金匮要略·五脏风寒积聚病脉证治》云:"心中寒者,其人苦病心如啖蒜状,剧者心痛彻背,背痛彻心,譬如蛊注"。可见寒凝血瘀为真心痛发作病因。古代一直认为"真心痛"不可救治,直至明代,方隅在《医林绳墨》中通过临床观察认识到"真心痛,手脚青不至节,或冷未至厥,此病未深,犹有可救"。《奇效良方》为治疗"真心痛"立"术附汤"等治法,并建议用大辛大温之剂以温通经脉,回阳救逆,为后世治疗真心痛确立了治则。从论述可见,真心痛与现代医学的急性心肌梗塞并发心源性休克非常相似。

(二)厥心痛

最早出自《灵枢·厥病》,对于厥心痛的主要有四种说法,亦为厥心病的四种发病原因。

1.五脏有病的观点

认为五脏有病之后,病气逆于心而致心痛。《难经·六十难》:"其五脏相干,名厥心痛"。杨玄操注:"诸经络皆属于心,若一经有病,其脉逆行,逆则乘心,乘心则心痛,故曰厥心痛"。

2.阳虚致病的观点

阳虚而心经气逆所致心痛。《圣济总录》卷五十五:"少阴,心主经也。心为阳中之阳,诸阳之所会合。若诸阳气虚,少阴之经气逆,则阳虚而阴厥,致令心痛,是为厥心痛。症见心腹连季胁胀满疼痛,冷气上攻,面色青黑;甚则呕逆、目直视、气闷绝……治宜高良姜散、吴茱萸丸、当归散等方"。

3.因寒、因热所致心痛的观点

《医门法律》卷二:"厥心痛,乃中寒发厥而心痛。症见手足厥冷而周身出冷汗,便溺清利而不渴,属寒逆心包,须与真心痛相鉴别,治宜温阳救逆。方用术附汤、真武汤。另有因胃有蕴热,复受寒郁而致之心痛,症见身热足冷、额汗出、脉多洪大"。吴坤安主张灸太溪、昆仑,内服金铃子散等方。

4.指内外邪犯心包或他脏之邪犯心之支脉所致之心痛的观点

《医学入门》卷五:"厥心痛,因内外邪犯心包络,或他脏邪犯心之支脉。谓之心厥。诸痛皆少阴、厥阴气逆上冲,又痛极则发厥也。新者身既受寒,后又伤冷,郁遏元阳,宜草豆蔻丸、鸡舌香散温散之,或神保丸温利之"。

(三)"卒心痛"

最早见于《黄帝内经》。该书中"卒心痛"仅出现两次,"心热病者……热争则卒心痛"(《素问·刺热》)和"邪客于足少阴之络,令人卒心痛"(《素问·缪刺论》),书中只有"卒心痛"而无"久心痛"与之相对,"卒"是修饰"心痛"的副词,强调发病快,突然作痛。

(四)"久心痛"一名

首见于晋代葛洪《肘后备急方》,另外该书中列专篇记载治疗卒心痛的方药。隋代巢元方认为"久心痛"是指真心痛以外的胸痹心痛,其心痛"乍间乍甚,发作有时,经久不瘥",不像真心痛会很快导致死亡。本病病在"包络",病机为"心有支别之络脉为风邪冷热所乘",但书中未见有"卒心痛"的记载。至宋代《圣济总录》中始将卒心痛、久心痛加以区别:认为卒心痛"本于脏腑虚弱,寒气客然使之",其用药皆散寒行气之品。久心痛"由风冷邪气,乘于心之支别络,停滞不去,发作有时,故经久不瘥也"。

总之,历代文献对本病命名多以简明的解剖知识、疼痛程度和疼痛性质冠以不同的名称,对其病变所属的脏腑及概念范围亦认识不一。因此,沿用"胸痹心痛"的病名来命名心系本身的急痛病变,并将胸痹心痛的内涵定在冠心病心绞痛的范围内,此一观点目前已经获得了业界的广泛认可。病名的统一,为中医研究胸痹心痛确立了目标,才能使其便于深化而更富有中医特色,这是胸痹心痛病证研究的一大进步。

二、《金匮》胸痹心痛的概念

胸痹,胸痹以病位、病机命名,胸为病位,痹言病机。

《灵枢·本脏篇》云:"肺大则多饮,善病胸痹,喉痹,逆气"。说明胸痹与肺脏形态增大和饮邪停聚有关。《金匮》第九篇曰"阳微阴弦,即胸痹而痛",说明胸痹的病机是阳虚阴盛、胸阳痹阻,本文还指出胸痹主症为"喘息咳唾,胸背痛,短气",并可见"不得卧、心痛彻背、心中痞、胸满、胁下逆抢心、胸中气塞"等症。中医认为,心肺居膈上胸中,肺主气司呼吸,肺气壅滞、宣降失常可见胸满或胸背痛、喘息咳唾、短气,甚者不得卧;心主血脉,心血瘀阻可见胸闷、胸背痛、口唇发绀、心悸等。脾胃、肝胆居于膈下,与心胸相邻,脾胃气滞可见胃脘痞塞等,肝胆病变可见胁下气逆等。根据《金匮》所论胸痹的病机及临床表现,结合中医对脏腑经络生理病理的认识,《金匮》所论胸痹指胸阳痹阻之病证,涉及肺、心、脾胃等脏病变。对于心血瘀阻所致胸满、心悸等,《金匮》另有第十六篇瘀血胸满论述。

现代医学认为,胸背痛伴喘息咳唾、短气等症,多为呼吸系统疾病,呼吸困难严重者可见端坐呼吸、不能平卧;食管、胃病也可出现胸背痛,伴见食入疼痛、胃脘痞塞或疼痛等,食管裂孔疝所致胸背痛多在平卧时发作,饱餐后平卧犹易发生;心病引起的胸痛也可见喘息、短气等,但较少见咳唾。根据《金匮》所论胸痹的临床表现,与西医诊断的呼吸系统疾病关系密切,也可见于心、胃等脏病变。

三、心痛

心痛以病位、主症命名,心言病位,痛为主症。心之所指,古今不尽相同。古代所言之心包括现在所说之心、胃,如《素问·至真要大论》曰:"寒厥入胃,则内生心痛","热客于胃,烦心心痛,目赤欲呕,呕酸善饥","心痛支满,两胁里急,饮食不下,膈咽不通,食呕吐,腹胀善噫,得后与气,则快然如衰"。《金匮》第十一篇曰"心中风者……心中饥,食欲呕吐",等等,上述文中之"心"有些实应为胃或心胃同病。胃脘何以混称为心,主要是因其所处部位。东汉许慎《说文解字》曰心"在身之中",认为心在身体的中心。由于身体躯干的中心实为胃脘部位,即俗称心窝、心口,故古代心胃混称的情况比较普遍,如宋代陈无择在《三因极一病证方论》中指出古代所论心痛以其痛在中脘故曰心痛,其实非心痛也,《丹溪心法》直呼心痛即胃脘痛。直到清代,吴谦《杂病心法要诀》中仍称歧骨陷处痛为心痛。《金匮》第九篇指出心痛可见心中痞、诸逆心悬痛、心痛彻背、背痛彻心等症;第十一篇曰"心中寒者,其人苦病心如啖蒜状,剧者心痛彻背,背痛彻心,譬如蛊注。其脉浮者,自吐乃愈";第十九篇指出"蛔虫之为病,令人吐涎,心痛发作有时",所述心痛症状既包括心绞痛,也包括胃、胆等病导致的胃脘、腹部疼痛等。

现代医学认为中上腹部的疼痛除常见于胃痛外,还见于急性心肌梗死、心包炎、胆囊病变等。临床上《金匮》所出治疗心痛的方药可用于治疗心、胃、胆病之痛,其所论心痛实包括心、胃及胆病之痛等。古人虽心胃混称,但早已发现同为"心痛",病情、预后不同,故又有真心痛、厥心痛、九种心痛等多种有关心痛的病名。由于心胃混称不利于临床诊治,后世中医逐渐将真正的心痛与胃脘痛等区分开来。

第二节　心痛的病因病机

一、中医认识

其病因病机和"胸痹心痛"一样,与年老体衰、阳气不足、七情内伤、气滞血瘀、过食肥甘或劳倦伤脾、痰浊化生、寒邪侵袭、血脉凝滞等因素有关。其发病基础是本虚,标实是发病条件。主要以心气虚、心血虚、心阴虚、心阳虚为本,寒邪、气滞、瘀血,痰浊为标。

心主血脉,血液在血管中川流不息,须赖心气之推动。人到中年以后,阴精阳气俱已亏虚,或因饮食劳倦,或因情志失调,使心气愈加不足,或进一步引起心阳虚衰,阳气无力推动血液,血行缓滞,则留而为瘀;津血同源,血滞则津液亦滞,或饮食多进肥甘厚味,损伤脾胃,脾失健运,津液聚而为痰,痰瘀互结,阻于心脉,不通则痛。如果寒凝气滞,血瘀痰浊,闭阻心脉,心脉不通,出现心胸疼痛(胸痹),严重者部分心脉突然闭塞,气血运行中断,可见心胸猝然大痛,而发为真心痛(心肌梗死)。若心气不足,运血无力,心脉瘀阻,心血亏虚,气血运行不利,可见心动悸,脉结代(心律失常);若心肾阳虚,水邪泛滥,水饮凌心射肺,可出现心悸、水肿、喘促(心力衰竭),或亡阳厥脱,亡阴厥脱(心源性休克),或阴阳俱脱,最后导致阴阳离决。总之,本病其位在心,其本在肾,总的病机为本虚标实,而在急性期则以标实为主。

二、现代医学认识

(一)冠状动脉管腔内血栓形成

1.心肌梗死前无心绞痛病史者

冠状动脉粥样硬化使管腔狭窄一般都在 70% 以下,原管腔较为通畅,该动脉供血的区域无有效的侧支循环,血栓使管腔突然完全堵塞,受此血管供血的心肌急性坏死。该类患者发病急骤,症状严重,心肌坏死常自心内膜下至心外膜下贯通心室壁全层。其梗死部位室壁常变薄向外扩张,在发病 1 周内易并发心脏破裂,血栓堵塞在冠状动脉大分支近端,贯通性梗死累及范围较广,常发生急性左心衰竭、心源性休克及室壁瘤形成。

2.原有心绞痛史或陈旧性心肌梗死史者

急性血栓堵塞另一支冠状动脉,不仅使其供血部位发生急性心肌坏死,也阻断了提供原缺血和陈旧心肌梗死部位的侧支循环,使病情较前更为严重。

3.多支冠状动脉粥样硬化

在某支冠脉斑块已使管腔极为狭窄处发生急性血栓堵塞者,一般既往多有心绞痛史,可因存在一定数量的侧支循环对心外膜下心肌起了保护作用,急性堵塞所致的心肌坏死可能仅限于心内膜下心肌,呈多发灶性坏死,梗死范围较小,故不易发生心脏破裂及室壁瘤形成。

4.在冠脉斑块处血栓形成不完全堵塞

患者常出现不稳定型心绞痛,也可导致心内膜下急性心肌梗死,心电图无异常 Q 波,此时应进行血清心肌酶学检查,以助诊断。

(二)冠状动脉痉挛

在一组急性心肌梗死患者发病后 12 小时内做的冠脉造影中显示,有冠脉痉挛者占 40%,

向闭塞冠脉注入硝酸甘油能使闭塞的管腔开放或部分开放,说明该组急性心肌梗死是由冠脉痉挛造成。

(三)粥样硬化斑块内或斑块下出血

富含脂质的软斑块表面的纤维覆盖帽较薄,加上斑块的外形,其中脂肪灶处于偏心位置,受血流冲击易于破裂。除这些易损斑块的结构以外,由冠状动脉腔内压力急性改变、冠状动脉张力改变、随着每次心搏冠状动脉弯曲及扭转等外界因素,都可使易损的斑块破裂或内膜下出血,诱发血小板聚集血栓形成,使冠状动脉阻塞,导致心肌梗死。

(四)心排出量骤降

休克、脱水、出血、外科手术或严重心律失常,致心排出量骤降,冠状动脉灌流量锐减。

(五)心肌需氧量猛增

重体力活动、血压升高或情绪激动,致左心室负荷明显增加,儿茶酚胺分泌增多,心肌需氧量猛增,冠状动脉供血明显不足,导致心肌细胞缺血、坏死。

第三节　心痛的临床表现

一、先兆症候

约 2/3 急性心肌梗死患者发病前数天有先兆症状,最常见为心绞痛,其次是上腹疼痛、胸闷憋气、上肢麻木、头晕、心慌、气急、烦躁等。其中心绞痛一半为初发型心绞痛,另一半原有心绞痛,突然发作频繁或疼痛程度加重、持续时间延长,诱因不明显,硝酸甘油疗效差,心绞痛发作时伴有恶心、呕吐、大汗、心动过速、急性心功能不全、严重心律失常或血压有较大波动,同时心电图示 ST 段一时性明显抬高或压低,T 波倒置或增高,应警惕近期内发生心肌梗死的可能。发现先兆应及时积极治疗,有可能使部分患者避免发生心肌梗死。

二、临床症状

(一)疼痛

是急性心肌梗死中最先出现和最突出的症状。

1.疼痛部位

典型的部位为胸骨后直到咽部或在心前区,向左肩、左臂放射。疼痛有时在上腹部或剑突处,同时胸骨下段后部常憋闷不适,或伴有恶心、呕吐,常见于下壁心肌梗死。不典型部位有右胸、下颌、颈部、牙齿,罕见头部、大腿甚至脚趾疼痛。

2.疼痛性质

疼痛常为绞榨样或压迫性疼痛,或为紧缩感、烧灼样疼痛,常伴有烦躁不安、出汗、恐惧或有濒死感。

3.疼痛持续时间

疼痛持续时间常大于 30 分钟,甚至长达 10 余小时,休息和含服硝酸甘油一般不能缓解。

少数急性心肌梗死患者无疼痛,而是以心功能不全、休克、猝死及心律失常等为首发症状。

无疼痛症状也可见于以下情况:伴有糖尿病的患者,老年人,手术麻醉恢复后发作急性心肌梗死者,伴有脑血管病的患者,脱水、酸中毒的患者。

(二)全身症状

主要是发热,伴有心动过速、白细胞计数升高和红细胞沉降率增快等,是由于坏死物质吸收所引起。一般在疼痛发生后 24～48 小时出现,程度与梗死范围常呈正相关,体温一般在 38℃上下,很少超过 39℃,持续 1 周左右。

(三)胃肠道症状

疼痛剧烈时常伴有频繁的恶心、呕吐和上腹胀痛,与迷走神经受坏死心肌刺激和心排出量降低,组织灌注不足等有关。肠胀气亦不少见。重症者可发生呃逆。

(四)心律失常

见于 75%～95% 的患者,多发生在起病 1～2 周内,而以 24 小时内最多见,可伴乏力、头晕、昏厥等症状。室性心律失常最为多见,尤其是室性期前收缩,若室性期前收缩频发(5次/分钟以上),成对出现或呈短阵室性心动过速,多源性或落在前一心搏的易损期(Ron T)时,常预示即将发生室性心动过速或心室颤动。一些患者发病即为心室颤动,可引起心源性猝死。加速性室性自主心律也时有发生。各种程度的房室传导阻滞和束支传导阻滞也较多见,严重者可为完全性房室传导阻滞。室上性心律失常则较少见,多发生在心力衰竭者中。前壁心肌梗死易发生室性心律失常;下壁心肌梗死易发生房室传导阻滞;前壁心肌梗死若发生房室传导阻滞时,说明梗死范围广泛,且常伴有休克,或心力衰竭,故情况严重,预后较差。

(五)低血压和休克

疼痛期常见血压下降,若无微循环衰竭的表现仅能称之为低血压状态。如疼痛缓解而收缩压仍低于 80 毫米汞柱,患者烦躁不安、面色苍白、皮肤湿冷、脉细而快、大汗淋漓、尿量减少(之 20 毫升/小时)神志迟钝、甚至昏厥者则为休克的表现。休克多在起病后数小时至 1 周内发生,见于 20% 的患者,主要是心源性,为心肌广泛(40%以上)坏死,心排出量急剧下降所致,神经反射引起的周重的休克可在数小时内死亡,一般持续数小时至数天,可反复出现。

(六)心力衰竭

发生率 30%～40%,此时一般左心室梗死范围已＞20%,为梗死后心肌收缩力明显减弱,心室顺应性降低和心肌收缩不协调所致。主要是急性左心衰竭,可在发病最初数天内发生或在疼痛、休克,好转阶段出现,也可突然发生肺水肿为最初表现。患者出现胸部压闷,窒息性呼吸困难,端坐呼吸、咳嗽、咳白色或粉红色泡沫痰、出汗、发绀、烦躁等,严重者可引起颈静脉怒张、肝大、水肿等右心衰竭的表现。右心室心肌梗死者可一开始即出现右心衰竭表现,伴血压下降。

第四节　心痛的辅助检查

一、白细胞计数

发病 24～48 小时后白细胞可增至 $(10～20)×10^9$/升,中性粒细胞多在 $75\%～90\%$,嗜酸粒细胞减少或消失。红细胞沉降率(ESR)、C 反应蛋白(CRP)增高均可维持 1～3 周。

二、血心肌坏死标志物增高

(一)肌红蛋白起病后 2 小时内升高

12 小时内达高峰;24～48 小时内恢复正常。

(二)肌钙蛋白 I(cTnI)或 T(cTnT)起病 3～4 小时后升高

cTnI 于 11～24 小时达高峰,7～10 天降至正常,cTnT 于 24～48 小时达高峰,10～14 天降至正常。这些心肌结构蛋白含量的增高是诊断心肌梗死的敏感指标。

(三)肌酸激酶同工酶(CK-MB)升高

在起病后 4 小时内增高,16～24 小时达高峰,3～4 天恢复正常,其增高的程度能较准确地反映心肌梗死的范围,其高峰出现时间是否提前有助于判断溶栓治疗是否成功。

对心肌坏死标志物的测定应进行综合评价,如肌红蛋白在急性心肌梗死(AMI)后出现最早,也十分敏感,但特异性不很强;TnT 和 TnI 出现稍延迟,但特异性很高,在症状出现后 6 小时内测定为阴性则 6 小时后应再复查,其缺点是持续时间可长达 10～14 天,对在此期间出现胸痛,判断是否有新的梗死不利。CK-MB 虽不如 TnT、TnI 敏感,但对早期(<4 小时)AMI 的诊断有较重要价值。

以往沿用多年的 AMI 心肌酶测定,包括肌酸磷酸激酶(CK)、天门冬氨酸氨基转移酶(AST),以及乳酸脱氢酶(LDH),特异性及敏感性均远不如上述心肌坏死标志物,但仍有一定的参考价值。其中乳酸脱氢酶有 5 种同工酶,其中乳酸脱氢酸(LDH 战)求源于心肌,在急性心肌梗死后数小时总乳酸脱氢酶尚未出现前就已出现,可持续 10 天,其阳性率超过 95%。

三、其他检查

血清肌凝蛋白轻链或重链、血清游离脂肪酸,在急性心肌梗死后数小时至 2 日内均增高。血清游离脂肪酸显著增高者易发生严重室性心律失常。此外,急性心肌梗死时,由于应激反应,血糖可升高,糖耐量可暂降低,2～3 周后恢复正常。

四、心电图

(一)特征性改变

1.ST 段抬高性心肌梗死者心电图表现特点

(1)ST 段抬高呈弓背向上型,在面向坏死区周围心肌损伤区的导联上出现。

(2)宽而深的 Q 波(病理性 Q 波),在面向透壁心肌坏死区的导联上出现;可呈 QS 波、QR 波或 Qr 波,坏死型 Q 波的特点是 Q 波时间≥0.04 秒,Q 波深度大于同导联 R 波的 1/4。

(3)T 波倒置,在面向损伤区周围心肌缺血区的导联上出现。在背向心肌梗死区的导联则出现相反的改变,即 R 波增高、ST 段压低和 T 波直立并增高。

2.非 ST 段抬高心肌梗死者心电图有 2 种类型

(1)无病理 Q 波,有普遍 ST 段压低≥0.1 毫伏,但 aVR 导联(有时还有 V,导联)ST 段抬高,或有对称性 T 波倒置为心内膜下心肌梗死所致。

(2)无病理性 Q 波,也无 ST 段变化,仅有 T 波倒置改变。

(二)动态性改变

1.ST 段抬高性心肌梗死

(1)起病数小时内,可尚无异常或出现异常高大两支不对称的 T 波。

(2)数小时后,ST 段明显抬高,弓背向上,与直立的 T 波连接,形成单相曲线。数小时～2 日内出现病理性 Q 波,同时 R 波减低,是为急性期改变。Q 波在 3～4 天内稳定不变,70%～80%永久存在。

(3)在早期如不进行治疗干预,ST 段抬高持续数日至 2 周左右,逐渐回到基线水平,T 波则变为平坦或倒置,是为亚急性期改变。

(4)数周至数月后,T 波呈 V 形倒置,两支对称,波谷尖锐,是为慢性期改变。T 波倒置可永久存在,也可在数月至数年内逐渐恢复。

2.非 ST 段抬高心肌梗死

(1)先是 ST 段普遍压低(除 aVR,有时 V 导联外),继而 T 波倒置加深呈对称型,但始终不出现 Q 波。ST 段和 T 波的改变持续数日或数周后恢复。

(2)T 波改变在 1～6 个月内恢复。

(三)定位和定范围

ST 段抬高性心肌梗死的定位和定范围可根据出现特征性改变的导联数来判断。

第五节 心痛的诊断与鉴别诊断

一、诊断

(一)诊断要点

1.典型症状

要注意与急性肺动脉栓塞、急性主动脉夹层、急性心包炎及急性胸膜炎等引起的胸痛相鉴别。

2.体格检查

心脏浊音界可正常或轻度至中度增大,心率多增快,也有少数减慢,可有各种心律失常。心尖区第一心音减弱,可出现第四心音奔马律,少数有第三心音奔马律。二尖瓣乳头肌功能失调或断裂的患者可出现心尖部粗糙的收缩期杂音或伴收缩中晚期喀喇音。早期血压可增高,多数患者血压降低,甚至休克。

3.超声心动图

可在缺血损伤数分钟内发现节段性室壁运动障碍,有助于心肌梗死的早期诊断,对疑诊动脉夹层、心包炎和肺动脉栓塞的鉴别诊断具有特殊价值。

二、鉴别诊断

(一)急性心包炎

尤其是急性非特异性心包炎可有较剧烈而持久的心前区疼痛。但心包炎的疼痛与发热同时出现,呼吸和咳嗽时加重,早期即有心包摩擦音,后者和疼痛在心包腔出现渗液时均消失;全身症状一般不如心肌梗死严重;心电图除 aVR 外,其余导联均有 ST 段弓背向下的抬高,T 波倒置,无异常 Q 波出现。

(二)急性肺动脉栓塞

急性肺动脉栓塞可发生胸痛、咯血、呼吸困难和休克。但有右心负荷急剧增加的表现,如发绀、肺动脉瓣区第二心音亢进、颈静脉充盈、肝大、下肢水肿等。心电图示 I 导联 S 波加深,III 导联 Q 波显著,T 波倒置,即 SIQIIITIII 改变。胸导联过渡区左移,右胸导联 T 波倒置等改变,可资鉴别。

(三)主动脉夹层

主动脉夹层发作时胸痛一开始即达高峰,常放射到背、肋、腰、腹和下肢,两上肢的血压和脉搏可有明显差别。可有下肢暂时性瘫痪、偏瘫和主动脉瓣关闭不全的表现,但无血清心肌坏死升高等可资鉴别。二维超声心动图检查,X 线或磁共振体层显像有助于诊断。

(四)急腹症

急性胰腺炎、消化性溃疡穿孔、急性胆囊炎、胆结石等,均有上腹部疼痛,可伴休克。仔细询问病史,做体格检查、心电图检查、血清心肌酶和肌钙蛋白测定可协助鉴别。

第六节　心痛的并发症

1.心律失常

既是急性心肌梗死的主要表现之一,也是最重要的并发症之一。各种心律失常中以室性心律失常最多,尤其是室性期前收缩,如室性期前收缩频发(每分钟 5 次以上),成对出现或连续出现 2 个以上,多源性早搏形态不一样或常在前一早搏的易损期(R 在 T 波上),常为心室颤动的先兆,应当高度重视。

2.泵衰竭

急性心肌梗死引起的心脏泵血功能减退称为泵衰竭,临床表现为左心衰竭和心源性休克,发生率分别为 32%～48% 和 15%～20%,严重者两种情况可同时出现。泵衰竭患者急性心肌梗死面积常超过左心室总面积的 40%,多发生于广泛前壁梗死。

3.心脏破裂

是急性心肌梗死的致命性并发症。发生率为 4%～23%,多在梗死后 1 周内出现,老年人和有高血压的人发生机会较多。心脏破裂多为游离壁破裂造成心包积血引起急性心脏压塞而猝死。偶为心室间隔破裂造成穿孔,引起心力衰竭和休克,而在数日内死亡。心脏破裂也可为亚急性,患者能存活数月。

4.栓塞

其发生率为 1%～6%,见于起病后 1～2 周。常见的血栓有两处:一是发生在左心室心肌坏死处,叫做附壁血栓。这种血栓脱落后进入血液循环可引起脑、脾、肾或四肢等动脉栓塞。另一个易形成血栓的部位为下肢静脉,与绝对卧床,心功能减退有关。一旦脱落随静脉血流到肺,可引起肺栓塞,严重时可致猝死。

5.心室膨胀瘤

又称"室壁瘤",这里的"瘤"字不是说长了一个瘤子,而是向外鼓出一块来,主要见于左心室,发生率为 5%～20%。其形成是由于心肌坏死以后形成瘢痕,瘢痕组织薄弱,在心内压力作用下容易鼓出来,形成室壁瘤。瘤内容易形成血栓,脱落后造成器官栓塞。室壁瘤可行手术切除。

6.心肌梗死后综合征

发生率约 10%,在心肌梗死后数周至数月内出现。可反复发生,表现为心包炎、肺炎或胸膜炎,有发热、胸痛等症状,可能为机体对坏死物质的变态反应所致。

7.肩手综合征

主要表现为左侧肩臂强直,活动受限并疼痛,可能是心肌梗死后肩、臂不活动所致,发生于起病后数周,可持续数日至数周,此症并不多见。

第七节　中医辨证论治心痛

真心痛由于发病急骤,来势凶险,因此在发作期必须选用有速效止痛作用之药物,以迅速缓解心痛症状。疼痛缓解后予以辨证施治,常以补气活血、温阳通脉为法,可与"胸痹心痛"辨证互参。

一、心痛发作期

(1)心痛发作时,应让患者绝对卧床休息。就地抢救,松解领口,室内保持安静和空气流通,不可搀扶患者走动或乱加搬动以免加重病情。如有条件可立即低流量吸氧。

(2)立即舌下含服硝酸甘油片 0.3～0.6 毫克,或含服异山梨酯 5 毫克,或服用冠心苏合丸 1 粒、速效救心丸 10 粒、复方丹参滴丸 10 粒,或麝香保心丸 5 粒等,或应用宽胸气雾剂口腔喷雾给药;有条件可肌内注射哌替啶 50～100 毫克,以缓解疼痛,同时立即呼叫急救中心。

(3)如患者发生休克,应把患者头放低,足稍抬高,以增加头部血流。烦躁不安时可服用地西泮等镇静止痛药,使患者保持情绪稳定。暂不给吃食物,少饮水,要保暖。

(4)如患者突然意识丧失、脉搏消失,应立即进行人工呼吸和胸外按压,等病情好转稳定后,再安全转送到医院救治。

二、心痛缓解期

心痛缓解后,再进行辨证论治,一般分为以下几种证型。

（一）气虚血瘀证

1.症状

心胸刺痛，胸部闷窒，动则加重，伴短气乏力，汗出心悸。

2.舌脉

舌质黯淡或有瘀点瘀斑，舌苔薄白，脉弦细无力。

3.证候分析

心气亏虚，气不运血，导致瘀血内停，瘀阻心脉，不通则痛，故见心胸刺痛，胸部闷窒；劳则气耗，更加剧心气亏虚，故动则心痛加重；瘀阻心脉，不能养心，故见心悸；气虚，卫表不固，故见汗出，乏力。舌质黯淡或有瘀点、瘀斑，舌苔薄白，脉弦细无力，均为气虚血瘀之征。

4.治则

益气活血，通脉止痛。

5.方药

保元汤合血府逐瘀汤加减。药用：人参（另煎，冲对）10g，黄芪15g，桃仁10g，红花10g，川芎15g，赤芍15g，生蒲黄（包煎）10g，五灵脂10g，当归15g，丹参10g，柴胡10g，枳壳15g，桔梗10g，甘草10g。

枳壳、桔梗行气豁痰宽胸；甘草调和诸药。诸药合用，共奏益气活血，通脉止痛之功。

6.加减

瘀重刺痛明显者，加莪术10g，延胡索10g，另吞三七粉1.5g；口干、舌红者，加麦冬10g，生地黄15g，以养阴；舌淡肢冷者，加肉桂3g，淫羊藿10g，以温阳；痰热内蕴者，加黄连6g，瓜蒌15g，法半夏10g。

（二）**寒凝心脉证**

1.症状

胸痛彻背，感寒痛甚，胸闷气短，心悸不宁，神疲乏力，面色苍白，形寒肢冷。

2.舌脉

舌质淡黯，舌苔白腻，脉沉无力，迟缓或结代。

3.证候分析

诸阳受气于胸中而转行于背，寒邪内侵致使阳气不运，气机阻痹，故见胸痛彻背，感寒则痛甚。胸阳不振，气机受阻，故见胸闷气短，心悸不宁。阳气不足，故面色苍白，四肢厥冷。舌苔白，脉沉细，均为阴寒凝滞，阳气不运之候。

4.治则

温补心阳，散寒通脉。

5.方药

当归四逆汤加味。药用：桂枝10g，细辛3g，当归15g，白芍15g，通草10g，大枣10g，甘草10g，党参15g，丹参10g，三七粉（冲服）3g。

6.方义分析

方中当归补血活血；白芍养血和营；桂枝温经散寒；细辛散寒，除痹止痛；党参、甘草益气健脾；通草、三七、丹参通行血脉。诸药合用，共奏温补心阳，散寒通脉之功。

7.加减

寒象明显者,加干姜10g,蜀椒10g,荜茇19g,高良姜10g;气滞者,加白檀香(后下)6g;痛剧者,急予苏合香丸之类。

(三)正虚阳脱证

1.症状

心胸绞痛,胸中憋闷或有窒息感,喘促不宁,心慌,面色苍白,大汗淋漓,烦躁不安或表情淡漠,重则神志昏迷,四肢厥冷,口开目合,手撒尿遗。

2.舌脉

脉疾数无力或脉微欲绝。

3.证候分析

阳气虚甚,导致阳脱,阴寒盛于内,故见四肢厥冷。阴寒内盛,寒凝心脉,不通则痛,故见心胸绞痛。阳气虚脱,心阳不振,故见胸中憋闷或有窒息感,心慌;阳气托于外,阴寒盛于内,神明被蒙,故见喘促不宁,大汗淋漓,烦躁不安或表情淡漠,重则神志昏迷,口开目合,手撒尿遗。脉疾数无力或脉微欲绝为正虚阳脱之征。

4.治则

回阳救逆,益气固脱。

5.方药

四逆加人参汤加减。阴竭阳亡,合生脉散。药用:红参(另煎)15g,炮附子(先煎)10g,肉桂3g,山茱萸10g,龙骨(先煎)30g,牡蛎(先煎)30g,玉竹10g,炙甘草10g。

6.方义分析

方中红参大补元气;附子、肉桂温阳;山茱萸、龙骨、牡蛎固脱;玉竹、炙甘草养阴益气。诸药合用,共奏回阳救逆,益气固脱之功。

7.加减

阴竭者,加五味子10g,并可急用独参汤20g,浓煎200毫升,灌胃或鼻饲,或参附注射液50毫升,不加稀释直接推注,每15分钟1次,直至阳气回复,四肢转暖,待病情稳定后,改用参附注射液100毫升加入5%或10%的葡萄糖注射液250毫升中,静脉滴注,直至病情缓解。

三、临床体会

真心痛系由于心脉阻塞心脏相应部位所致,由于阻塞部位和程度的不同,表现不同的临床症状。在治疗上除上述辨证施治外,尚可行辨病治疗,可选用蝮蛇抗栓酶、蚓激酶、丹参注射液、血栓通(三七制剂)、毛冬青甲素、川芎嗪等活血中药,具有一定程度的抗凝和溶栓作用,并可扩张冠状动脉。同时注意伴随症状的治疗,对真心痛的恢复也起着重要作用。

第八节　心痛的其他治法

一、针灸治疗

真心痛可选用极泉穴为主穴,在急性发作时或发作前使用效果最好。可以用针刺,也可以用手指弹拨极泉穴处的神经或血管,尤其是远离医生的时候,患者可以用这种方法自救或解除症状。

二、加减

瘀血阻滞者,可加青灵、通里穴;气虚者,加膻中、鸠尾穴;湿热者,加至阳、心俞穴;寒象偏重者,加命门、气海穴;痰阻者,加支沟、间使穴。

第九节　心痛的康复与预防

一、康复

(一)心理治疗

平时患者精神上要保持舒畅愉快,应消除紧张恐惧心情,注意控制自己的情绪,不要激动。并避免过度劳累及受凉感冒等。因这些因素都可诱发心绞痛和心肌梗死。

(二)饮食宜清淡

要吃易消化、产气少,含适量维生素的食物,如青菜、水果和豆制品等,每天保持必需的热能和营养,少食多餐,避免因过饱而加重心脏负担,有吸烟、饮酒嗜好者,应彻底戒除之。少吃含胆固醇高的食物,如动物内脏、肥肉和巧克力等。有心功能不全和高血压者,应限制钠盐的摄入。同时正确记录出入水量。

(三)保持大便通畅

老年人胃肠蠕动功能差,便秘者多见,除了平时注意多吃水果、粗纤维植物以外,可以常服蜂蜜水、麻仁丸、大黄苏打片、酚酞片或乳果糖口服液,必要时肛门挤入开塞露,务必要保持大便通畅,以免大便干结,用力解大便时,加重心脏负担,导致真心痛发作。

(四)卧床休息

真心痛发作后,要注意休息一般卧床 3 周以上,不可过早下地活动,以免加重心脏负担,导致变证发生。

(五)急救恢复

急性发作处理心绞痛和心肌梗死一旦发生,首先应让患者安静平卧或坐着休息,不要再走动,更不要慌忙搬动患者。如给舌下含硝酸甘油片不见效而痛未减轻时,应观察患者脉搏是否规律,若有出冷汗、面色苍白和烦躁不安加重的情况,应安慰患者使之镇静,去枕平卧。立即叫急救中心,边处理边转送至医院治疗。如患者发生心脏突然停跳,可立即进行心肺复苏术,进行抢救。

二、预防

(一)一级预防措施

1.健康教育

对整个人群进行健康知识教育,提高公民的自我保健意识,避免或改变不良习惯,如戒烟、注意合理饮食、适当运动、保持心理平衡等,从而减少疾病的发生。

2.控制高危因素

针对该病的高危人群,如高血压病、糖尿病、高脂血症、肥胖、吸烟,以及有家族史等情况,给予积极处理。处理方法包括选用适当药物持续控制血压、纠正血脂代谢异常、戒烟限酒、适当体力活动、控制体重、控制糖尿病等。

(二)二级预防措施

该病患者的二级预防内容也包括两个方面,第一方面包含了一级预防的内容,即控制好各种冠心病的危险因素;第二方面是采用已经验证有效的药物,预防该病的复发和病情加重。

1.抗血小板药

已有多项临床试验结果证实了阿司匹林可减少心肌梗死的发生和再梗死率,急性心肌梗死后应用阿司匹林可使再梗死率下降大约25%;如有阿司匹林不能耐受或过敏者,可选用硫酸氢氯吡格雷。

2.β受体阻滞药

只要无禁忌证(如重度心力衰竭、严重心动过缓或呼吸系统疾病等),该病患者均应使用β受体阻滞药,尤其在发生过急性冠状动脉事件后。有资料显示,急性心肌梗死后患者应用β受体阻滞药,可使病死率和再梗死率降低20%~25%。可采用的药物有美托洛尔、普萘洛尔、噻吗洛尔等。

3.血管紧张素转化酶抑制药(ACEI)

多应用于伴有左心室功能严重受损或心力衰竭者。已有许多临床试验(如SAVE、AIRE、SMILE及TRACE等)结果证实了ACEI降低急性心肌梗死后的病死率;因此急性心肌梗死后,射血分数≤40%或室壁运动指数≤1.2,且无禁忌证的患者,均应使用ACEI。常用的有卡托普利、依那普利、贝那普利和福辛普利等。

4.他汀类降脂药

从4S、CARE及新近的HPS等研究的结果显示出冠心病患者的长期调脂治疗,不但使总病死率降低,生存率提高,而且需要行冠脉介入治疗或CABG的患者数量减少。这得益于他汀类药物降脂作用以外的改善内皮功能、抗感染作用、影响平滑肌细胞增生及干扰血小板聚集、凝血、纤溶过程等功能。辛伐他汀、普伐他汀、氟伐他汀及阿托伐他汀等均有此作用。

第四章　眩晕

第一节　眩晕的历史沿革

一、汉唐时期

先祖对眩晕的观察和记载可追溯到人类文明之初,殷墟出土的甲骨文中就有"疾亡旋""旋有疾王"记录。眩,旋转运动,"疾旋"即中医之眩晕。眩晕,也称"眩瞀",《国语·吴语》云:"有眩瞀之疾者,以告"。眩瞀,眼睛昏花,视物不明。先秦有"瞀病"之称谓,《庄子·徐无鬼》云:"予少而自游于六合之内,予适有瞀病"。瞀病,即头目眩晕的病症,故眩瞀至汉代张仲景《伤寒论》又称"眩冒"。历代文献中有关该病证的相关病名记述很多,有"风眩""眩运""痰运""虚眩""风晕"等许多不同的称谓,即便同一医家在同一文章中对眩晕范畴的描述都会出现多种,后世医家多以眩晕命名,一直沿用至今。《黄帝内经》中就有许多不同的称谓,"春脉太过,为病在外,善怒,忽忽眩冒而癫疾"。《灵枢·营卫生会》谓:"上虚则眩"。《灵枢·海论》说:"髓海不足,则脑转耳鸣,胫酸眩冒,目无所见,懈怠安卧"。《神农本草经》称此病为"眩运""眩动运",如在论述中药山茱萸的功效时言:"治肝虚眩运,乃肝脏之要药",论羌活功效时言:"治贼风头痛眩动运"。汉代张仲景对眩晕虽未有专论,但在《伤寒杂病论》多处以"眩、目眩、头眩、冒、冒眩、振振欲擗地"等对眩晕进行了描述,具体条文如"心下有支饮,其人苦冒眩,泽泻汤主之","心下有痰饮,胸胁支满,目眩,苓桂术甘汤主之"。"伤寒,若吐、若下后,心下逆满,气上冲胸,起则头眩,脉沉紧,发汗则动经,身为振振摇者,茯苓桂枝白术甘草汤主之"。晋至隋唐时期多沿用《伤寒论》"头眩"之病名,晋朝王叔和之《脉经》称之为"头目眩",如其曰:"病先发于肝者,头目眩,胁痛支满"。隋代巢元方之《诸病源候论》列"风头眩候"专论此病,名之为"风头眩"。唐代王焘在《外台秘要》记录了菌酒,"治大风头眩重,目瞀无所见,或仆地气绝半日乃苏,口噤不开,半身偏死……甚者狂走,有此诸药皆主之方"。提出"风眩",如其言:"痰热相感而动风,风心相乱则瞀,故谓之风眩"。对本病病名有异的当推金代成无己的《伤寒明理论》,他在该书中载有本病为"眩运",并指出了"眩运"与"眩冒"的区别:"伤寒头眩……有谓之眩运者,有谓之眩冒者。运为运转之运,世谓之头旋者是矣;冒为蒙冒之冒,世谓之昏迷者是矣"。

《内经》认为此病多因虚而致,原因多为肝肾虚损、上气不足、肝阳化风、外邪入侵等,已认识到脑转目眩为此病的主要症状。在脏腑归属上,主要责之于肾肝脾三脏,如《素问·五脏生成》曰:"头痛癫疾,下虚上实,过在足少阴是也"。《素问·至真要大论》云:"诸风掉眩,皆属于肝"。《素问·气交变大论》言:"岁木太过,风气流行,脾土受邪,民病飧泄食减,甚则忽忽善怒,眩冒巅疾"。在病性归属方面,认为气虚清阳不展可致眩晕发生,如《灵枢·卫气》"上虚则眩";《灵枢·口问》说:"上气不足,脑为之不满,耳为之苦鸣,头为之苦倾,目为之眩"。《内经》认为外邪入侵亦可导致眩晕发生,如《灵枢·大惑论》云:"邪中于项,因逢其身之虚,其入深,则随眼系以入于脑,入于脑则脑转,脑转则引目系,目系急则目眩以转矣"。张仲景《伤寒杂病论》针对眩晕病因病机,在《内经》基础上进行了发挥,认为痰饮是眩晕发病的基本原因之一,首开因痰致眩理论及其治疗的先河。但仲景对眩晕成因的认识并不仅限于痰饮致眩之说,对于其他原因致眩的认识也很深刻,认为眩晕病因病机亦可为邪袭太阳,阳气郁而不得伸展;或邪郁少阳,上干空窍;或燥屎浊气攻冲于上;或胃阳虚清阳不升;或阴液枯竭,阳亡于上等。王叔和《脉经》云:"病先发于肝者,头目眩,胁痛支满"。认为眩晕所病脏腑应首责于肝。隋唐时代医家对眩晕的认识,基本上继承了《内经》的观点。巢元方《诸病源候论》提出了风头眩者,由血气虚,风邪入脑的病源学说,从风邪立论的角度探讨了眩晕的发病机制,此论虽仍未脱离《内经》之基本观点,但对本病病因病机的认识却更加明确。孙思邈在沿用巢元方之论的同时,结合《内经》及《伤寒杂病论》的论述,将阴虚风动及痰饮致眩与巢元方血气亏虚、风邪入脑之说相结合,在《千金方》中首次提出风热痰二因致眩的观点,如其言:"痰热相感而动风,风心相乱则瞀,故谓之风眩"。

二、两宋时期

此期医家十分重视外因致眩研究,是我国临床医学发展的重要时期,眩晕在此期名称进一步规范,概念进一步明确。首先应用"眩晕"一名者,当推宋代医家陈言,他在《三因极一病证方论》一书中第一次以"眩晕"之名论述了本病的证治要点,载有"夫寒者……多使挛急疼痛,昏不知人,挟风则眩晕"。宋代医家杨士流在《仁斋直指方》中首次给眩晕下了较为确切的定义,其言:"眩言其黑,运言其转,冒言其昏,眩运之与眩冒,其义一也,其状目闭眼暗,身转耳聋,如立舟浆之上,起则欲倒"。此后,眩晕一名开始散见于各种医学著作当中。陈言《三因极一病证方论》将眩晕病因分为内因、外因和不内外因三种,外因系由素本体虚,外邪伤及二阳经;内因为七情内伤,致脏气不和,蒙生痰邪;外因为饮食所伤、房劳过度、吐邂便利等,伤及气血,精血不足,上不荣脑。严用和认为眩晕发病只以内外二因区分即可,外感六淫邪气或七情太过不及,伤及肝脏,肝风上扰,是眩晕发病的基本病机。陈言和严用和在充分重视外因致眩研究的同时,提出的七情内伤致眩说,既补充了前人之未备,又符合临床实际。王贬《全生指迷方》认为气血不足,肝失所养,肝风内动,上扰清窍,是眩晕发病的基本病机,单从内因论治本病。同时,两宋医家对因虚致眩理论的重视程度也较汉唐时期大为提高,如《圣济总录》从风、虚、痰论治眩晕,认为由于素本体虚而风邪入中,干忤经络,使五脏六腑精气不能上养诸窍,致眩晕发生。同时,认为气虚不充、痰涎结聚也是眩晕发病的主要原因之一,如许叔微《普济本事方》亦从虚、痰两方面论治本病。

三、金元时期

此期的各家医书中既有沿用以前之名者,也有运用眩晕一名者,可谓两相兼杂,但总体上逐渐向眩晕一名统一。刘完素《素问玄机原病式》认为本病发生系由内生风火所致,主张应从风火立论,为临床诊治此病提供了一定的理论依据,进一步丰富和发展了眩晕病因病机理论。张子和认为本病系由痰实而致,故而运用吐法治疗眩晕。成无己着重讨论了伤寒头眩的病因病机,认为伤寒头眩之人,皆因汗吐下太过,伤及阳气,阳虚不能上承于脑,故而眩晕形成。李东垣虽亦从虚痰论治本病,但其特色在于均从中土脾胃入手,认为脾胃气虚,运化失司,使痰饮形成,浊痰上犯清阳之位,即见眩晕发生。朱丹溪首倡痰火致眩之说,主张无痰不作眩及治痰为先,其论治本病的总体思路是主于补虚,治痰降火。孙允、贤宗、陈无择、严用和之观点,认为体虚,尤其肝肾虚损,加之内、外、不内外三因伤及,是眩晕发病的基本病因。

四、明清时期

朱棣等之《普济方》仍宗巢元方、孙思邈之论,认为血气亏虚,风邪乘机上犯,伤脑而成眩晕。李时珍《本草纲目》则从虚风、痰热两方面论治眩晕,其言眩晕者皆是气血虚弱,夹痰、夹火、夹风,或兼外感四气所致。虞抟《医学正传》提出血瘀致眩之说,认为多种因素致血瘀不行,瘀血停聚胸中,迷闭心窍,火郁成邪,发为眩晕,此说既首创了瘀血致眩之说,又开了从心论治眩晕之先河。刘宗厚《玉机微义》、李梴《医学入门》对《内经》头痛巅疾,下虚上实,在足少阴之论做了进一步的阐述,认为下虚乃气血也,上盛乃痰涎风火也,气血亏虚为本,痰涎风火为标,故论治眩晕之总则应为急则治其标,缓则治其本。方贤、薛己、皇甫中、张三锡、李中梓等皆从肾虚论治本病,认为肾精不足、气血亏虚是眩晕发病的根本原因。周之干着重从五脏虚弱角度探讨了眩晕病因病机。张景岳在《内经》上虚则眩的理论基础上,着重对下虚致眩做了论述。同时,张景岳还着重强调了无虚不作眩的观点,故在治疗上认为应以治其虚为主。秦景明《症因脉治》认为阳虚不仅是伤寒眩晕的发病病因,也是其他眩晕发病的主要病理环节,全面提出阳虚致眩说。徐春甫对本病的诊治强调三审,以虚实分论,提出虚有气虚、血虚、阳虚之分,实有风、寒、暑、湿之别,并着重指出四气乘虚、七情郁而生痰动火、淫欲过度、吐血或崩漏致诸血失道等,是眩晕发病的常见原因。周杓元《温证指归》从温病学角度认为此病总因肾气虚弱,一遇大热,耗损真阴,使阴不摄纳而阳无所依,上蒙清窍而发为眩晕,也可由热邪郁伏中焦,久而不祛,扰动上焦清阳之位而发。江笔花认为此病系由肝肾阴虚,水不涵木,血虚风动而致。王绍隆《医灯续焰》认为气虚是眩晕发病的根本病因。陈修园则在风、痰、虚之外,再加上火,将眩晕病因病机概括为风、火、痰、虚四个字,可谓言简意赅,尤其是对风的论述,在刘完素等人论风的基础上,全面形成了"无风不作眩"的观点。

至明末清初时期,本病称谓开始基本上统一于眩晕,由此可见,眩晕之病名,在中医古籍文献中较易辨识,古今并无太大差别。

第二节　眩晕的病因病机

早在《黄帝内经》中对眩晕的病因病机就有丰富的记载,汉代张仲景在《伤寒论》和《金匮要略》中提出了具体的证治方药,后世医家不断有所补充与发挥,逐渐形成了因风、因火、因痰、因虚、因瘀等不同流派。

历来医家们认为眩晕的病因病机为本虚标实,以虚为主,主要夹风、火、痰、瘀等。结合古今医家对眩晕的论述和研究,导致眩晕的病因,概括起来主要有以下几个方面。

一、因痰致眩

因痰致眩说始于张仲景。仲景对眩晕一证未有专论,但多处对眩晕证治进行了阐述,他在《内经》基础上进行发挥,认为痰饮是眩晕的原因之一。如《金匮要略》云"胁下有支饮,其人苦冒眩,泽泻汤主之","卒呕吐,心下痞,隔间有水,眩悸者,小半夏加茯苓汤主之","心下有痰饮,胸胁支满,目眩"。《金匮要略》中治疗眩晕的方剂有 10 首,其中治疗痰饮的方剂占了 4 首(苓桂术甘汤、泽泻汤、小半夏加茯苓汤、五苓散),可见张仲景非常重视痰饮在眩晕中的病理作用。《丹溪心法》云:"百病多有兼痰者。头眩,痰挟气虚并火,治痰为主,挟补气药及降火药。无痰则不作眩,痰因火动"。朱丹溪认为痰是引起眩晕的最主要的因素,痰可以兼杂气虚同时存在,痰郁化火,所以治疗上,应当以化痰为主,兼以补气、降火。《医学从众录》认为风者非外来之风,指厥阴风木而言,与少阳火同居,风生必挟木势而克土,土病则聚液而成痰,故丹溪以痰火立论也。患者素体肥胖多为痰湿体质,或饮食不节,嗜食甘肥厚味,酗酒,或者饥饱失常,或者劳倦过度皆能损伤脾胃,而脾主运化,脾胃健运失司,不能化生精微,聚湿生痰,痰湿中阻,清阳不升,浊阴不降,蒙蔽清窍,清窍失养,发为眩晕。上述关于痰饮致眩的理论和治疗方法,足补《内经》之未备,直到现在,仍有效地指导着临床,也为后世"无痰不作眩"的论述提供了理论依据,开"因痰致眩"之先河,痰饮上犯清窍致眩理论也颇受后世医家重视。

1.朱丹溪在《丹溪心法·头眩》提出"无痰则不作眩,痰因火动,又有湿痰,有火痰者"。强调无痰则不作眩,"头眩,痰挟气虚并火。治痰为主,挟补气药及降火药。无痰不作眩,痰因火动。又有湿痰者,有火痰者。湿痰者,多宜二陈汤。火者,加酒芩。挟气虚者相火也,治痰为先,挟气药降火,如东垣半夏白术天麻汤之类。眩晕不可当者,以大黄酒炒为末,茶汤调下,火动其痰,用二陈加黄芩、苍术、羌活,散风行湿。左手脉数热多,脉涩有死血;右手脉实有痰积,脉大是久病。久病之人,气血俱虚而脉大,痰浊不降也"。

2.明代张三锡在《证之准绳六要·头眩》也提出"眩运悉属痰火,但分虚实多少而治"。痰饮是脏腑病理变化的产物,又是致病因素。

3.徐春甫《古今医统》说"头目眩运,眼前黑暗,如坐舟车,欲吐者,痰也";《杂病源流犀烛·眩晕》谓:"眩晕者,痰因火动也。盖无痰不能作眩,虽因风者,亦必有痰"。

4.秦景明《症因脉治·内伤眩晕》谓:"早起眩运,须臾自定,乃胃中老痰使然"。《寿世保元·丙集三卷·痰饮》也谓:"痰饮走于肝,则眩晕不仁,胁肺胀满"。因此痰饮与眩晕发病有密切关系。痰之形成与情志失调、饮食失宜等有关,如《证治汇补》卷所言:"七情所感,脏气不平,郁而生涎,结而为饮,随气上逆,令人眩晕,必寸口脉沉,眉棱骨痛为异若火动其痰,必兼眩晕嘈杂,欲作吐状"。情志不舒,肝郁气滞,一则气滞津凝可成痰,肝郁化火可生风,痰与热合则成痰热上扰证,肝风挟痰上犯则成风痰上扰证,痰热或风痰蒙蔽清阳,则发为眩晕;二则肝郁气滞,克伐脾土,脾失运化,湿聚为痰,可成痰湿中阻证,痰湿中阻,清阳不升,浊阴不降,则引起眩晕。《症因脉治》云:"饮食不节,水谷过多,胃强能纳,脾弱不能运化,停留中脘,有火者则锻炼成痰,无火者凝结为饮。中州积聚,清明之气,窒塞不伸,而为恶心眩晕之症矣"。可见过食肥甘,饮食伤脾,脾失健运,聚为痰饮,致清阳不能上达清窍,亦导致眩晕。

5.徐景藩认为眩晕病不离乎肝,目为肝窍,而应风木,故肝阳化风,肝阳上扰或肝阴不足,均可出现眩晕。肝阳之上扰,每兼痰浊为患,痰浊在中焦,肝之风阳激动,遂致痰随阳升,上犯清窍,胃气上逆,呕吐痰涎。

6.欧阳琦认为痰浊上逆证是因痰湿阻于胸中所致,以头晕目眩、食少呕恶、咳喘多稠痰、苔滑为主要表现。本证临床上要注意与肝风上扰证鉴别,后者亦见头目晕眩,但苔不滑腻,常伴震颤抽搐等症。本证虽以头部症状突出,而病实发于中焦,常见于眩晕、痰眩、失眠、偏头痛等。痰浊上逆证的主要症状为头晕目眩,胸闷,咳喘多稠痰,呕恶食少,苔滑,脉滑,治宜涤痰降浊,以加味温胆汤加减治之。

7.刘渡舟认为痰饮眩晕是眩晕的一大类型,临床上所见到的病证又可以分为水饮眩晕和痰证眩晕二类:若水蓄下焦,气化不行,水气上冲头目而见眩晕者,其特征有小便不利,小腹满,口渴喜饮者,治之用五苓散化气行水;若脾虚不运,化生痰饮,阻碍头目,致令清阳不升而作眩晕者,则用东垣半夏白术天麻汤。

8.陈景河认为祛痰宜与化瘀合用,血活则湿浊易化。痰湿性眩晕,由体内运化机能乏力,致湿浊留滞,遇气逆郁热则化为痰涎,阻碍清阳不升,浊阴下降,痰湿蒙闭清窍而致眩晕。陈氏指出:"老年眩晕由痰湿所致者,治在调理运化之能,随证治之,均可佐以活血化瘀之药,因痰湿之邪易黏滞血分,痰瘀紧密相联,故活血湿浊易化,瘀除无留滞之邪,方使经络通畅,升降功能易于恢复"。

9.李鸣皋认为眩晕系痰浊中阻者,临床多见平素忧思,劳倦,饮食不节,损伤脾胃,运化失职,水津不得通调输布,湿聚痰生。李氏指出:"痰浊中阻,风火乘机而起,上蒙清窍,眩晕骤作。历代医家多以燥湿祛痰、健脾和胃视为正治,临床循规,收效甚微。细思之,此类患者均见肥胖之躯,痰浊中阻乃属脾失健运之因,致清阳不升,浊阴不降的阴阳升降失调之果。气者阳也,血者阴也。血为气之舟,血活则气充,气充则脾旺,脾旺则湿化,湿化则痰无由以生,眩晕则无由以作矣"。故对痰浊中阻之眩晕的辨治,应以活血兼以利水为首选法则。

10.丁光迪认为眩晕病有饮逆遏抑清阳为患的,亦有风痰潜逆上犯为患的,虽然均涉及痰饮,但两者病情迥异,不能误会:"前者病本在饮,病位在胃,而且多为阴寒之变;后者病本在内风与痰火,病位在肝脾或肝胃,而且多为气火有余。两者阴阳相异,寒火各别,应该辨别。不过,病情属饮,邪实病痛,吐下是个妙法,预后好,危害性小,这又是一个特点"。元代朱丹溪倡导"无痰不作眩"之论,认为嗜食肥甘厚味太过,损伤脾胃,或劳倦伤脾,致脾阳不振,健运失司,水湿内停,积聚成痰;或忧思郁怒太过,肝气郁结,气郁湿阻而生痰;或肾虚不能化气行水,水泛为痰,阻滞气机,上蒙清窍,使清阳不升,浊阴不降,发为眩晕。

11.王成太等认为本病多由痰浊内蕴、瘀血阻络所致,因痰湿壅滞难去,阻碍气机,影响血液运行,血流缓慢瘀滞,痰瘀互结,阻于脑窍,脑府失养,清阳不升,浊阴不降而发为眩晕。

二、因虚致眩

《内经》首开因虚致眩的先河,如《灵枢·海论》曰"髓海不足,则脑转耳鸣,胫酸眩冒,目无所见,懈怠安卧",《灵枢·口问》载"上气不足,脑为之不满,耳为之苦鸣,头为之苦倾,目为之眩",提示了上气不足、脑髓不充可使清阳不展,脑失所养,眩晕发作。五脏的精气上注于目,若五脏精气竭绝,则目内连于脑的脉络失养,使眼目晕眩。仲景治疗眩晕,内容丰富,在《伤寒杂病论》中共有31处条文论及眩晕,如《伤寒论》93条:"太阳病,先下而不愈,因复发汗,以此表里俱虚,其人因致冒"。160条:"伤寒吐下后,发汗……八九日心下痞硬,胁下痛,气上冲咽喉,眩冒"等。周慎斋在《滇斋遗书·头晕》中,对因虚致眩论述颇为详尽:"头晕,有肾虚而阳无所附者,有血虚火升者,有脾虚生痰者,有寒凉伤其中气,不能升发,故上焦元气虚而晕者,有肺虚肝木无制晕者"。他主张脾虚者用四君子汤加半夏、天麻,肾虚者用六味汤加减,血虚火升而晕者用当归芍药汤,肝木旺而晕则黄芪建中汤以助气血生化之源。

1.张景岳力倡"无虚不作眩",在《景岳全书·眩运》指出"眩运一证,虚者居其八九,而兼火兼痰者,不过十中一二耳",其虚或因"上气不足",或因"髓海不足"。缘其所由,盖因肾藏精生髓,若禀赋薄弱,或年老肾亏、房劳太过,精血耗损,脑髓渐空,上下俱虚,致生眩晕,此即"髓海不足"之谓;若久病不愈,耗伤气血,或失血之后,中虚而不复,或脾胃虚弱,运化失常,生化乏源,以致气血两虚,气虚清阳不升,血虚脑失所养,而成眩晕,此即"上气不足"之谓。

2.程杏轩《医述·杂证汇参·眩晕》主张虚眩当补勿疑:"大抵虚晕者十之六七,兼痰火者十之二三。且今人气禀薄弱,酒色不谨,肝肾亏而内伤剧,以致眩晕大作。望其容则精神昏倦也,闻其声则语言低微也,察其证则自汗喘促也,切其脉则悬悬如丝也。当此之时,须执定见,毋惑多歧,参、芪、归、术,重剂多进,庶可转危为安。倘病家畏补而生疑,医家见补而妄驳,旁人因补而物议,以虚证为实火,以参、芪为砒毒,卒中之变至,危脱之象见,虽有智者,无如何矣"。

3.杨甲三对虚证提出鉴别之法:"阳虚者,早起眩晕,肢冷面白。精亏者,日晡面红,眩晕耳鸣。血虚者,日晡眩晕,少卧略安。湿痰者,眩晕欲吐,头重胸痞。痰火者,头晕胀痛,心烦口苦"。刘祖贻阐明眩晕而健忘腰酸者,为肾精虚象:"眩晕而动则加剧、神疲舌淡者,为脾气虚象,头昏而有箍紧感、失眠心悸者,为心神虚象。若眩晕而恶心苔腻,眩晕而烦怒舌红,眩晕而面紫舌暗者,皆非虚象"。

4.梁剑波认为眩晕一证,临床多见,病因复杂,往往错综交织,辗转难疗。患者常见头晕眼花,精神萎靡,耳鸣健忘,腰膝酸软,少寐尿频,此与精髓不足,心肾不交有关;眩晕如坐舟车,动则加剧,劳累即发,旋转不定,足如踏絮,此又与气血亏虚、清阳不升有关;若眩晕目胀,面色潮红,急躁易怒,烦恼更甚,为肝阳上亢,肝风上冒所致,眩晕主要与肝肾虚有关。至若痰浊中阻,湿遏清阳等因素导致的眩晕,亦只是脾虚、肾虚因素下的虚中挟实证候,故眩晕临床上不外虚中虚、虚中实,而实中实者甚为少见。

5.陈景河认为虚性眩晕在老年人中较为多见,因机体老化,脏腑功能衰减,肝肾亏损,气血虚衰,以致髓海不充,元神不足,发为眩晕,也可因阳气精华衰落,运血乏力,气血流通不畅,脑失所养而发。单纯补法于理不悖,但其效每每不彰。因虚而致停瘀,须在补虚法中伍以活血化瘀之品,以宣畅经络,助补药恢复脏腑之功能,促进停瘀化解。

6.钟一棠认为眩晕因虚而致,临床屡见,但辨证用药须辨虚之性:其虚约有三端:一曰肾精亏虚,盖肾主藏精生髓,肾精亏虚则髓海空而脑转耳鸣。二曰上气不足,多为劳倦太过,中气不足,清阳之气不能上荣于脑使然。正如《灵枢》所言:"上气不足,脑为之不满,耳为之苦鸣,头为之苦倾,目为之眩"。三曰血虚。李东垣云:"思虑劳倦则伤脾,脾为气血生化之地,今血虚不能上荣于脑,则眩晕作矣"。当然三者之间亦每互相影响,盖气为血帅,血为气母,精能生血,血能荣精。脾虚化源不足,气血俱虚;房劳思虑太过,精血共伐,故治疗时必须明辨三者之轻重而后施治,方能中的。总之,肾精不足,脑髓失充,脑窍失养;或高年肾虚,精血亏虚,髓海不足,上下俱虚;或素体虚弱,或久病伤肾,或劳倦过度,或纵欲不节,均可致肾精虚衰不足,不能生髓充脑,髓海不足,失去濡养而发为眩晕。另外,肾精不足,水不涵木,可致肝阳上亢,化为内风,上扰清窍,亦可发为眩晕。

7.张波等认为肾阴和肾阳是人体全身阴阳之根本,其中肾阳即真阳,又称元阳,亦即命门之火。若阳虚火衰，无以温煦脾阳，则脾肾阳虚，脾失健运，气血化生无源。脾虚运血无权，血行不畅而致血瘀，阻于脉中发为眩晕。

三、因风致眩

风自外受，也可内生。因风致眩理论源于《内经》，后世医家不断完善这一理论，外风多由风邪太过所致。

1.《素问·气交变大论》中有"岁木太过，风气流行……甚则忽忽善怒，眩冒巅疾"的记载，指出外界风气太过，土气不能行其政令，木气独胜，肝失疏泄，气机逆乱，上扰清阳可致眩晕，从五运六气的过与不及提示了外风致眩的发病原因，为临床诊治提供了理论依据，内风来源于机体本身的病理变化。

2.《素问·六元正纪大论》曰："木郁之发……甚则耳鸣眩转，目不识人，善暴僵仆"。认为肝木郁滞日久，化火伤阴，致风阳升动，上扰清空而发眩晕。

3.《素问·五常政大论》中记述了木运太过，肝风内动，"其动掉眩巅疾"的病机。

4.《素问·至真要大论》云："诸风掉眩，皆属于肝"。掉，摇也；眩，晕也。肝主风，风性动摇，中医"无风不作眩"的经典名言即源于此。

5.《内经》曰：风为百病之长，眩运发病，风居其首，故曰"无风不作眩"，主要指外风，也指内风。

6.《灵枢·大惑论》云："故邪中于项，因逢其身之虚，其入深，则随眼系以入于脑，入手腘则脑，转则脑转，脑转则引目系急，目系急则目眩以转矣"。肝位于东方得风气之先，其虚实皆能致之动摇，因此内风与肝脏关系密切，多由于肝木生风而起。

7.巢元方《诸病源候论·风头眩候》阐明体虚受风之风眩候，认为血气虚，则风邪易入脑而成眩："风眩，是体虚受风，风入于脑也。诸腑脏之精，皆上注于目；其血气与脉，并上属于脑。循脉引于目系，目系急，故令眩也。其眩不止，风邪甚者，变癫倒为癫疾"。

8.叶天士以"阳化内风"立论，由肝胆之风阳上冒所致，并反复指出慎防瘛痰痉厥、跌仆风痹之类。叶氏认为：内风乃身中阳气之动变，非发散可解，非沉寒可清，与六气火风迥异，用辛甘化风方法，乃是补肝用意。肝为刚脏，非柔润则不能调和。其本质由于精液有亏，肝阴不足，血燥生热，热则风阳上升，窍络阻塞，故头目不清、眩晕跌仆。

9.眩晕是肝风病，沈金鳌《杂病源流犀烛·眩晕》称："头痛颠疾，下虚上实，过在足少阴巨阳，甚则入肾"。又曰："徇蒙招尤，目眩耳聋，下实上虚，过在足少阳厥阴，甚则入肝。经言下虚，肾虚也，肾虚者头痛。经言上虚，肝虚也，肝虚者头晕。夫肾厥则巅疾，肝厥则目眩，此其所以异也"。故《内经》又曰："诸风掉眩，皆属于肝。夫肝为风，风，阳邪也，主动，凡人金衰不能制木，则风因木旺而扇动，且木又生火，火亦属阳而主动，风火相搏，风为火逼则风烈，火为风扇则火逸，头目因为旋转而眩晕，此则眩晕之本也"。

10.外风、内风皆能扇火，何梦瑶指出："经以掉眩属风木，风即火气之飘忽者。风从火生，火借风扇，观焰得风而旋转可见矣。外风内风，热风冷风，皆能扇火。《经》言五脏六腑之精气，皆上注于目，然则目之能视者，乃脏腑之精气灵明为之也。此上注之精气，必安静不摇，而后烛物有定。若为风火所扇而旋转。则所见之物亦旋转矣。此乃目之精气为病，非目睛之转动也。然经谓目系属于脑，出项中，邪指风邪言。中项入深，随目系入脑则脑转，脑转则引目系急，目系急则目转眩"。

11.刘渡舟认为少阳胆与厥阴肝互为表里,应东方风木,风木之气善动,动则为眩为晕。故肝胆病有产生眩晕的倾向,这种眩晕可以称之为风证眩晕;少阳证眩晕的临床表现特征一般符合《伤寒论》所总结的"柴胡八症",即口苦、咽干、目眩、往来寒热、胸胁苦满、默默不欲饮食、心烦喜呕、脉弦。对此类型病证特征的认识,还要遵循《伤寒论》第101条所言"伤寒、中风,有柴胡症,但见一症便是,不必悉具"的原则,不要拘泥于八症必备。

12.叶熙春治疗眩晕注重肝脾肾三脏,风火痰三邪,认为"眩为肝风",肝风与眩晕本属同类,而叶老在习惯上对病缓者称为眩晕,病急者名之为肝风。叶老治此证,注重肝脾肾三脏,风火痰三邪,亦兼及于胆,良以肝胆脏腑相合,故常以肝风胆火相扇合而论之。

13.周信有对实风与虚风详加鉴别:实风之证,总的来说,是肝阳偏亢,肝气疏泄太过,以致阴不制阳,风阳扰动,阳动风生。在临床上,实风一般又可分为两种证型:一为外感热炽,热盛动风,风动兼化,而致拘挛抽搐、神志昏聩;一为肝失条达,风阳扰动,气血上壅,瘀阻清窍,或气升痰壅、蒙蔽清窍,而致昏仆无识。虚风之证,总的来说,多为肾阴亏损,肝血不足,阴不涵阳,血不荣筋,阴虚阳亢,阳动风生。

14.张绚邦根据叶天士"内风乃身中阳气之动变"理论,结合自己临床经验,认为阳化内风的主要病机是:①肝肾阴亏,精血不足;②温热伤阴,火生风动;③脾胃中虚,土衰木横,气伤风动;④情志内伤,五志之火化风而动;⑤气血不足,阴阳俱亏,虚阳潜逆,内风浮动。以上种种均可出现眩晕、头痛、耳鸣、心悸不寐、肢体麻木,甚则偏瘫、痿痹、抽搐、口眼斜等症。张氏认为叶天士"阳化内风"之说,并不单纯是指中风而言。眩晕一证,临床多见,病因复杂,往往错综交织,辗转难疗。

15.陈枢燮认为论治眩晕,主张首别内外病因。外感眩晕乃六淫侵袭,干犯头窍,致使头脑失其清灵之用所致,其病较速,其势较急,多兼怕风、恶寒、流涕等表证;内伤眩晕,或因湿化痰浊,肝郁火盛而激动肝风;或因阴虚阳亢,水不涵木,阳虚气弱,水饮内聚而虚风内起,皆上扰清空,头窍失宁而发病。陈老指出,无论外感内伤之眩晕,轻者头昏眼花,重则天旋地转,如坐舟车,均显露风起动摇之状,其病位在头窍,主宰于风之机理。

16.李鸣皋认为阴虚阳亢导致的眩晕,多由平素情志不遂,肝气郁结,郁久化火伤阴,或肾液亏损,或病后阴津未复,导致肝肾阴亏于下,风木之阳上亢,累扰头目,眩晕旋生。肝胆乃风木之脏,相火内寄,其性主动主升;或由身心过动,或由情志郁结,或由地气上腾,或由冬藏不密,或由高年肾液已衰,水不涵木,或由病后精神未复,阴不及阳,以致目昏耳鸣,震眩不定,故此类患者临床常以眩晕、耳鸣、头胀痛、失眠多梦、腰膝酸软、目赤口苦、舌红苔黄、脉细数为特征。治以平肝潜阳,众医皆知,然而"治风先治血,血行风自灭"也早为古训。所以每见此证,即以活血熄风为主,兼以平肝潜阳,则收立竿见影之效。《内经》的"诸风掉眩,皆属于肝"之论,认为肝为风木之脏,体阴而用阳,其性刚劲,主升主动,若阴阳失其常度,阴亏于下,阳亢于上,则脑髓失养而发为眩晕;或忧思郁怒太过,肝失条达,气郁化火伤阴,风阳鼓动,上扰清宫,亦可发为眩晕;或肾阴亏虚,不能滋养肝木,肝风内动,挟痰并火,上犯清窍,更易使眩晕时作。

四、因火致眩

1.刘完素在《素问玄机原病式·五运主病》中强调《内经》"诸风掉眩,皆属于肝"的病机论述中所提到的"掉"是动摇的意思,"眩"是指昏乱眩运,这种症状产生的原因是由于"风主动"。他还对为何会出现风气甚,头目眩运做了解释,将本病的发生归之于风火,为后世诸家重视"痰火"病因开创了先导。他用五运六气学说阐发病因病机,而又侧重于火热病机:"如春分至小满,为二之气。乃君火之位;自大寒至春分为初之气,乃风木之位,故春分之后,风火相搏,则多起飘风,俗谓之旋风是也,四时多有之"。五运六气千变万化,冲荡击搏,推之无穷,只是有微甚的差别。因火性本主乎动,焰得风则自然旋转,以此可推晓人体风火致眩的病机。

2.杨乘六在《医宗己任编》文中开头即肯定地说:"眩晕之病,悉属肝胆两经风火"。其后首先对为何眩晕病性属风火进行了简单阐述,因"风火属阳,阳主动,故目眩转而头晕也。譬如火焰得风,则旋转不已"。究其缘由,均归于肝胆两经邪气相传。"肝主筋,肝有风火,则筋病,而上注者,壅而不行,所谓目系者,因风火而燥,燥则收引而急,急则目眩"。胆经与足厥阴肝经相连,且互为表里,故胆经风火,亦致眩晕。

3.林佩琴在《类证治裁》指出:"头为诸阳之会,烦劳伤阳,阳升风动,上扰巅顶。耳目乃清空之窍,风阳旋沸,斯眩晕作焉"。因肝胆乃风木之脏,相火内寄,其性主动主升,情志郁勃,或地气上腾,或冬藏不密,或年老肾衰竭,水不涵木,或者病后精神未复,阴虚阳浮,都可使"目昏耳鸣,震眩不定",即《内经》所言"诸风掉眩,皆属于肝"。肝风肆虐,虚阳上升,此为内生病理的"风火"与外感六淫之"风火"有很大的差异,因此在治疗上也大相径庭,"非发散可解,非沉寒可清"。

五、因瘀致眩

瘀血的形成,可因气滞、气虚、血寒、血热以及外伤等使血行不畅而瘀滞。虞抟提出"血瘀致眩",他在《医学正传·眩运》说:"外有因坠损而眩运者,胸中有死血迷闭心窍而然,是宜行血清经,以散其瘀结"。对跌仆外伤致眩晕已有所认识,可谓是因瘀致眩说之肇端。《景岳全书·妇人规》论述产后血晕,提出"血晕之证本由气虚,所以一时昏晕,然而痰壅盛者,亦或有之。如果形气、脉气俱有余,胸腹胀痛上冲,此血逆证也;宜失笑散",足见在眩晕的发病中,瘀血也是一个不可忽视的因素。

1.王清任《医林改错》提出用通窍活血汤治疗昏晕,其论治疾病重视气血,指出若元气既虚,血气不畅也会发生"瞀闷"。唐容川《血证论·瘀血》有"瘀血攻心,心痛,头晕,神气昏迷,不省人事"等记述,都在不同程度上反映了这种病理变化。

2.李寿山认为平素心气不足者,血运迟滞,易成气虚血滞阻络,不能上荣于脑,或因头部外伤,络伤血溢停瘀,或由失血后,血不归经,血瘀阻络,以致气血运行不畅,脑失所养而眩晕,此为虚中夹实证,临床症见眩晕时作,或伴头痛如刺、胸闷短气、心悸、失眠、健忘、面唇色黯,舌有紫色瘀点,舌下络脉淡紫怒张,脉沉或涩或见结代"。

3.颜德馨认为头为诸阳之会,若因清窍空虚,外邪得以入踞脑户,阳气被遏,气血运行受阻,瘀血交滞不解,或因外伤跌仆,瘀血停留,阻滞经脉,清窍失养,亦致眩晕。症见眩晕持续不已,并有头痛,巩膜瘀丝缕缕,脉细涩,舌紫或见瘀斑等症。外有因坠损而眩晕者,是宜行血清经,以散其瘀结。常用通窍活血汤或桃红四物汤加减治疗。

4.林如高认为眩晕乃目视昏花、头沉晕转之征候,是伤后常见的病症,尤其是头部内伤后常见的后遗症。林氏认为其病因病机为:①脑髓受损。脑为髓之海,髓海有余,则轻劲多力,自过其度;髓海不足,则脑转耳鸣,胫酸眩冒,目无所见,懈怠安卧。颅脑损伤后,脑髓受损,髓海不足,故发眩晕。②气逆血晕。若跌打时晕倒在地,此气逆血晕也。仆打损伤时,一时气逆,血行受阻,故头晕目眩而倒地。③克伐太过。《医宗金鉴·正骨心法要旨》曰:"伤损之症,头目眩晕,有因服克伐之剂太过,中气受伤,以致眩晕者。故伤损之症应慎服克伐之剂。④气血亏虚。血为气配,气之所凑,以血为荣,凡吐衄崩漏产生亡阴,肝家不能收摄荣气,使诸血失道妄行,此眩晕生于血虚也,故伤后失血过多,气血亏损,可发生为眩晕。

5. 李鸣皋认为外伤所导致的眩晕,系外伤后,经多方救治,伤情渐愈,但头晕之症长期难平,"此乃瘀血内阻,脉络闭塞,气血运行阻滞不通所致",与《医学正传》"外有因坠损而眩晕者,胸中有死血迷闭心窍而然"的论述颇为一致。临床表现特点多见眩晕伴头痛,失眠心悸,舌面多有瘀点,脉多细涩。治应以活血通络为主,使瘀血祛除,新血得生,脑有所养,眩晕自愈。从瘀论治眩晕,今人在此方面则多有发挥。

6. 陈丽君认为中老年因气血亏损,阴阳失调,更易导致气血不畅,瘀阻脉络,从而导致眩晕。总之,本病之病因多端,终以内虚为其发病基础,其病机多虚实夹杂、错综复杂。

第三节 眩晕的分类特点

眩晕是一种主观的感觉异常。可分为两类:一为旋转性眩晕,多由前庭神经系统及小脑的功能障碍所致,以倾倒的感觉为主,感到自身晃动或景物旋转。二为一般性眩晕,多由某些全身性疾病引起,以头昏的感觉为主,感到头重脚轻。眩晕是一种常见症状,而不是一个独立的疾病。具体分述如下。

一、旋转性眩晕
按其病因可分为周围性眩晕和中枢性眩晕两类。

(二)周围性眩晕
周围性眩晕是指内耳迷路或前庭神经的病变导致的眩晕症。常见于梅尼埃病(曾译为"美尼尔病")、迷路炎、药物性眩晕(应用耳毒性药物引起的)及前庭神经炎等。

(三)中枢性眩晕
中枢性眩晕是指脑干、小脑、大脑及脊髓病变引起的眩晕。常见于椎－基底动脉供血不足、颅内肿瘤、颅内感染、多发性硬化、眩晕性癫痫及外伤性眩晕等。

二、一般性眩晕
(一)心源性眩晕
常见于心律失常、心脏功能不全等。

(二)肺源性眩晕
可见于各种原因引起的肺功能不全。

(三)眼源性眩晕
常见于屈光不正、眼底动脉硬化、出血及眼肌麻痹等。

(四)血压性眩晕

高血压或低血压均可引起眩晕。

(五)其他

贫血、颈椎病、急性发热、胃肠炎、内分泌紊乱及神经官能症等,均可引起头晕。

第四节　眩晕的诊断与鉴别诊断

一、中医诊断

(一)发病特点

眩晕可见于任何年龄,但多见于 40 岁以上的中老年人。起病较急,常反复发作,或渐进加重。可以是某些病症的主要临床表现或起始症状。

(二)临床表现

本证以目眩、头晕为主要临床表现,患者眼花或眼前发黑,视外界景物旋转动摇不定,或自觉头身动摇,如坐舟车,同时或兼见恶心、呕吐、汗出、耳鸣、耳聋、怠懈、肢体震颤等症状。

二、西医诊断

根据病史分析及检查结果的定位诊断。

(一)前庭末梢性眩晕—感受信息障碍

1.症状

发作性运动错觉性眩晕,头部活动时加剧,通常在 48 小时后逐渐减轻,其后主要为平衡障碍,有耳蜗症状,恶心,呕吐,焦虑。

2.体征

眼震,共济失调,偏点试验阳性,偏倒。

3.听力学

一侧听力损失。

4.眼震电图

半规管功能减退,固视抑制。

(二)脑干、小脑病变性眩晕

可有椎-基底动脉短暂缺血性眩晕,多发性硬化、肿瘤、基底动脉型偏头痛等疾患。

1.症状

强烈的急性运动错觉性眩晕,恶心,呕吐,严重共济失调,复视,面部无力,麻木,感觉异常,蹒跚,偏倒,咽下困难,意识丧失。

2.体征

核内眼肌麻痹,共济失调征,听力损失,吞咽障碍及构语障碍,感觉缺失,肢体无力或麻痹。

3.听力学

蜗后性听力损失失征象。

4.眼震电图

水平或垂直性眼震,固视诱发眼震,扫视障碍,平滑跟踪障碍,优势偏侧,麻痹,强烈位置性眼震。

(三)丘脑、皮质功能障碍性眩晕—知觉障碍

如脑震荡后遗症,药物的作用,焦虑,心理障碍,过度换气综合征,前庭性癫痫等。

1.症状

头晕,头昏,昏厥,耳鸣,记忆力减退,平衡失调,疲劳,焦虑,情绪不稳定,抑郁,认知障碍等。

2.体征

检查常无异常发现,症状多于体征,轻度不稳,未能避免倾倒,立行不能,不伴有恶心、呕吐。

3.听力学

正常。

4.眼震电图

正常。

5.临床诊断注意要点

首先应明确眩晕的性质。

(1)周围性眩晕,眼球震颤多有固定方向;阵发的、偶发的或严重的眩晕发作,间歇期无异常者提示周围性病因,也是周围性病因;单侧耳聋伴耳鸣是周围神经病变的可靠标志。中枢性眩晕,眼球震颤方向不固定;持续的眩晕或失平衡状态,伴有眼球震颤与步态障碍者,提示中枢神经系统疾病;复视、构音不清、共济失调、单侧轻瘫等也提示中枢性病变。

(2)前庭功能测验、电测听较有价值,头颅 CT、头颅 MRI、脑电图、脑脊液检查、肾功能、血红蛋白、红细胞计数、测血压、心电图、眼震电图、颈椎 X 线摄片、经颅多普勒、脑血管造影等检查可进一步明确病因。

(3)再结合上述疾病的临床特征,最终明确诊断。

(4)临床上要注意排除颅内肿瘤、血液病等。

三、鉴别诊断

(一)厥证

厥证以突然昏倒,不省人事,或伴有四肢逆冷,一般常在短时间内苏醒,醒后无偏瘫、失语、口舌歪斜等后遗症为特点。

眩晕发作严重者,有欲仆或眩晕仆倒的现象与厥证相似,但神志清醒。

(二)中风

中风以猝然昏仆,不省人事,伴有口舌歪斜,半身不遂,言语蹇涩为主症,或不经昏仆而仅以喎僻不遂为特征。眩晕仅以头晕、目眩为主要症状,不伴有神昏和半身不遂等症。但有部分中风患者以眩晕为起始症状或主要症状,需密切观察病情变化,结合病史及其他症状与单纯的眩晕进行鉴别。

(三)痫病

痫病以突然仆倒,昏不知人,口吐涎沫,两目上视,四肢抽搐,或口中如做猪羊叫声,移时苏醒,醒后一如常人为特点。而眩晕无昏不知人,四肢抽搐等症状。痫病昏仆与眩晕之甚者似,且其发作前常有眩晕、乏力、胸闷等先兆,疾病发作日久之人,常有神疲乏力,眩晕时作等症状出现,故亦应与眩晕进行鉴别。其鉴别要点是痫病昏仆必有昏迷不省人事,且伴口吐涎沫,两目上视,抽搐、猪羊叫声等症状。

(四)头痛

眩晕和头痛可单独出现,亦可同时互见,二者对比,头痛病因有外感、内伤两个方面,眩晕则以内伤为主。在辨证方面,头痛偏于实证者为多,而眩晕则以虚证为主。如头晕伴有头痛,可参考头痛来辨证论治。

第五节　中医辨证论治眩晕

辨证论治是中医的精华所在,是中医对疾病个体化诊治的优势特色。关于眩晕的治疗,《内经》为眩晕的辨证治疗奠定了理论基础,后世医家不断有所补充与发挥。

一、各医家观点

1.仲景对痰饮眩晕颇为重视,并对痰饮致病提出了总的治疗法则,"病痰饮者,当以温药和之"。在此大法的指导下,仲景亦发挥了灵活多变的治疗思路,区分痰饮所在部位的不同,分别施以健脾温中或导水下行的药物,体现了"同病异治"的治疗思想。提出了治疗痰饮眩晕的系列方剂,如苓桂术甘汤、小半夏加茯苓汤、泽泻汤、真武汤、五苓散等,均是针对痰饮滞留而设,可见其辨证之细、用药之精。

2.孙思邈擅用补气养血祛风之剂,常用治疗眩晕的方剂有薯蓣汤、天雄散、人参汤,此外,尚有防风散、茯神汤等数首未命名的方剂,这些方剂虽然治疗病证的入手点不同,但归纳起来看,其中多用到人参、白术、当归、茯苓、桂心、黄芪等补益之品,且剂量均在一两以上,并常加入防风、独活等祛风药,可见,孙氏在眩晕的辨证上侧重于因虚致眩的病机,主要遵从《内经》及《诸病源候论》中眩晕"由血气虚,风邪入脑,而引目系"的从风从虚立论的观点。

3.南宋时期严用和认为"人之气道贵乎顺,顺则津液流通",在这种学术思想的指导下,治病重视理气调气。对于痰饮,主张"气为先,分导次之,气顺则津液流通,痰饮运下自小便中出"。如所用玉液汤于化痰药中,配合沉香理气之品。值得提出的是,严氏所用理气调气药,大多是芳香之品,如丁香、木香、沉香、檀香等。此类药物味辛性温,既能通达气机,又能醒胃悦脾,是其长处。朱丹溪提出因人施治,人之体质有肥、瘦、壮、弱之分,不同的体形体质在一定程度上反映了人体所应有的生理状态,以及易患的证候类型。肥白之人,多为形盛气虚,易聚湿生痰,痰壅气塞化火,易患中风暴厥之证;黑瘦之人多阴虚有火,其眩晕多为中气虚弱,脾失运化,痰液凝聚,所以治疗上根据不同体质状态,多加补气化痰或滋阴降火之品,因人而宜,方能取效。

4.清代张璐《张氏医通》善用鹿茸治疗眩晕,在张氏所载治疗眩晕的方剂中,对虚加味苓桂术甘汤治疗眩晕(颈椎病)的临床研究证明显的有多处选方运用了鹿茸,如"眩晕之甚,抬头则屋转,眼常黑花,观见常如有物飞动,或见物为两",在运用三五七散、秘旨正元散加鹿茸,兼进养正丹不效时,改用一味鹿茸酒煎,其理由是"鹿茸生于头,头晕而主以鹿茸,盖以类相从也"。

5.清代陈梦雷《图书集成医部全录·薛己医案·头眩》强调依证施治之内容:"头目眩晕,若右寸关脉浮而无力,脾肺气虚也,用补中益气汤。若左关脉数而无力,肝肾气虚也,用六味地黄丸。若右寸尺脉浮大或微细,阳气虚也,用八味地黄丸。血虚者,四物汤加参苓白术;气虚者,四君子汤加当归黄芪;肝经实热者,柴胡清肝散;肝经虚热者,六味地黄汤;脾气虚弱者,补中益气汤;脾虚有痰者,半夏白术天麻汤;外证贬血过多者,芎归汤;发热恶寒者,圣愈汤"。大凡发热则真气伤矣,不可用苦寒药,恐复伤脾胃也,怀远的《古今医彻·杂症·头眩》强调上病下取,则鲜有不安者:"然治火并治痰。而眩如故者何耶。良缘火之有余。本于水之不足。则壮水之主。钱氏六味丸加鹿茸是也。痰之所发。由于水之上泛。则益火之原"。仲景肾气丸补而逐之是也,使根本坚实,即枝叶扶苏,孰得而震撼之哉。其次则莫如培土。木克土,而实借土以自栽。有如思虑太过,则调以归脾。劳役不节,则益以补中,使心火宁而不盗母气,肺金旺而化源益滋。更入杜仲、枸杞、山茱萸之属,上病下取,则鲜有不安者也。盖眩为中之始基,中为眩之究竟。其所以致此者,未有不找。贼真阴而得,则又何容讳耶。体虚之人,外感六淫,内伤七情,皆能眩晕,当以脉证别之。气虚者,乃清气不能上升,或汗多亡阳而致,当升阳补气。血虚者,乃亡血过多,阳无所附而然,当益阴补血,此皆不足之症也。痰涎郁遏者,宜开痰导郁,重则吐下。风火所动者,宜清上降火,外感四气,散邪为主,此皆有余之症也,刘宗厚辨之颇详。要之素无病而忽眩者,当于有余中求之;素不足而眩者,当于先后天分之,不得以气血该也。

6.程国彭《医学心悟·眩晕》详述治眩晕之大法:"其中有肝火内动者,《经》云:诸风掉眩,皆属肝木,是也,逍遥散主之;有湿痰壅遏者,书云:头眩眼花,非天麻、半夏不除,是也,半夏白术天麻汤主之;有气虚挟痰者,书曰:清阳不升,浊阴不降,则上重下轻也,六君子汤主之;亦有肾水不足,虚火上炎者,六味汤;亦有命门火衰,真阳上泛者,八味汤;此治眩晕之大法也。予尝治大虚之人,眩晕自汗,气短脉微,其间有用参数斤而愈者,有用参十数斤而愈者,有用附子二三斤者,有用芪、术熬膏近半石者,其所用方总不离十全、八味、六君子等,惟时破格投剂,见者皆惊,坚守不移,闻者尽骇。及至事定功成,甫知非此不可,想因天时薄弱,人享渐虚,至于如此。摄生者,可不知所慎欤?"

7.叶天士认为"初为气结在经,久则血伤入络",概括了许多疾病的病理过程,是叶氏对祖国医学的一大贡献。叶氏的辨证思想和凉润通络的治疗方法同样体现了眩晕病证的治疗过程中。范文甫认为眩晕病证以虚为多,又多为虚实互间,其标症虽剧,但肝、脾,之虚、风、火、痰之实,皆不甚明显,并且是诸因相兼为病。

8.丁光迪认为:"头痛与眩晕,可以分别出现,亦可成为一个病,在临床上较多见,亦易确认。至其病情,风、火、痰、虚为患,最属常见,而风有风寒、风火之别,火有实火、虚火之异,痰有痰饮、风痰不同,虚有气虚、血虚分证,这些亦是人们所熟悉的。但至具体病例,尚较复杂,不仅发病的程度轻重大异,而患者的个体差异以及如何抓住重点,亦每每出入"。

9.李斯炽认为眩晕的治则为"补气不宜峻猛,育阴不宜寒柔,疏肝不宜克伐,除湿不宜损液"。

10.周筱斋认为治疗总以"补虚泻实、调整阴阳为要。中虚者,补益中焦气血;下虚者,必从肝治,补肾滋肝、育阴潜阳;痰多者,必理阳明,燥湿化痰;肝风肝火者,宜熄风、潜阳、清火;久病多瘀,酌加活血化瘀之品"。

11.叶熙春认为,临证中对于虚风、实风之异,夹火、夹痰之别,气虚、血虚之辨,实为辨证之要点。对于滋阴药物,应用中慎辨痰浊之轻重。叶氏认为治疗时应用益气、升清、滋阴、养血、清火、凉肝、化痰、熄风、镇潜诸法,随证参合以进,其间加减增损,活泼灵动,因证而异,虽有成方可据而又不为其所囿。

12.陈玉峰主张应审证求因,分清虚实,认为眩晕急性发作多偏于实,缓者多偏于虚,虽病不杂,每每治疗,效果不彰,其病因概括起来不外风、痰、火、虚,故在诊断治疗中首先审证求因,分清虚实,然后再确立治法,急性发作多偏于实,宜选用熄风、潜阳、清热、化痰等方法,以治标为主。缓者多偏于虚,宜选用补气养血、养肝益。肾、健脾等法,以治本为主。痰逆而晕,风生而眩,湿困多痰,临床多见。

第六节　眩晕的治疗

一、古方化裁

1.苓桂术甘汤出自《伤寒论》,为中焦阳气不足,脾失健运,湿聚为饮之证而设,是温化痰饮的主方。《伤寒论》曰:"伤寒,若吐、若下后,心下逆满,气上冲胸,起则头眩,脉沉紧,发汗则动经,身为振振摇者,茯苓桂枝白术甘草汤主之"。《金匮要略》曰:"心下有痰饮,胸胁支满,目眩者,苓桂术甘汤主之"。又曰:"夫短气有微饮,当从小便去之,苓桂术甘汤主之"。痰饮形成的主要原因是脾肾阳虚,脾失健运,水湿不行;肾阳虚衰,不能化气行水,水湿内停,可形成痰饮。且饮属阴邪,最易伤人阳气,故痰饮病总属阳虚阴盛。饮邪得温始开,得阳始运,而温药恰有振奋脾肾之阳气,开发腠理,通行水道之作用。

刘渡舟认为,苓桂术甘汤中茯苓可利水邪上泛,桂枝可制水气上逆,二药相伍温阳化气,利水消饮,白术携茯苓补脾以利水,甘草助桂枝扶心阳以消阴,诸药合用,温阳化气,健脾利水。并将仲景含茯苓等桂枝方剂称为苓桂剂群方,指出:"苓桂术甘汤为苓桂剂群方的代表,并治水气上冲"。

程门雪则对痰饮的形成机理、转归变化及苓桂术甘汤的加减应用都做了较详细的论述。

张永生对"病痰饮者,当以温药和之"做了详细的阐述,认为苓桂术甘汤利水而不伤阴,温而不燥,近乎平淡,扶阳而不耗气,实为痰饮病治本之方。苓桂术甘汤方中,茯苓甘、淡、平,归心、脾、肾经,功效利水消肿,渗湿,健脾,宁心。《神农本草经》云:"主胸胁逆气,忧恚惊恐,心下结痛,寒热,烦满,咳逆,口焦舌干,利小便。久服安魂、养神、不饥、延年"。以治痰饮之本,故为主药,《世补斋医书》曰"茯苓一味,为治痰主药,痰之本,水也,茯苓能够行水;痰之动,湿也,茯苓又可行湿",桂枝辛、甘、温,归心、肺、膀胱经,功效发汗解肌,温通经脉,助阳化气。《主治秘诀》云:"去伤风头痛,开腠理,解表,去皮风湿"。《本草经疏》云:"实表祛邪。主利肝肺气,头痛,风痹骨节举痛"。《本草备要》云:"温经通脉,发汗解肌"。善通三焦之阳气以温阳化气,伍茯苓以通阳利水,温化痰饮。白术甘、苦,温,归脾、胃经,功效健脾益气,燥湿利尿,止汗,安胎。《本草通玄》云:"补脾胃之药,更无出其右者。土旺则能健运,故不能食者,食停滞者,有痞积者,皆用之也。土旺则能胜湿,故患痰饮者,肿满者,湿痹者,皆赖之也。土旺则清气善升,而精微上奉,浊气善降,而糟粕下输,故吐泻者,不可阙也"。得桂枝则温运之力更宏,配茯苓等尤补已损之脾气。甘草甘、平,归心、肺、脾、胃经,功效补脾益气,祛痰止咳,缓急止痛,清热解毒,调和诸药。《名医别录》云:"温中下气,烦满短气,伤脏咳嗽"。《本草汇言》云:"和中益气,补虚解毒之药也"。《本草正》云:"味至甘,得中和之性,有调补之功,故毒药得之解其毒,刚药得之和其性……助参芪成气虚之功"。得桂枝有辛甘化阳之妙。诸药合用,温阳化气,健脾利水。

刘为熙等引用苓桂术甘汤加味(茯苓、桂枝、炙甘草、炒白术、姜半夏、陈皮、泽泻)治疗水饮内停所致弦晕86例,眩晕甚者加生龙骨、生牡砺,呕吐甚者加旋覆花、代赭石、枳壳,耳鸣耳聋者加石菖蒲,血压偏高者加怀牛膝,地龙,头痛者加川芎、白芷。服药6天后,总有效率为5%。

2.李捷用荆防败毒散为主治疗眩晕40例,经常感冒者加黄芪、丹参、当归,咽痛鼻干者加板蓝根、蝉蜕,痰多如泡沫者加紫苏子,白芥子,莱菔子,痰多稠者加贝母,胃脘不适者加香附、紫苏叶、陈皮,结果全部有效。

3.孙大兴用旋覆代赭汤加减治疗内耳眩晕58例,弦晕甚者加天麻、白蒺藜,呕吐剧者加吴茱萸、丁香,耳鸣者加石菖蒲、郁金,失眠者加炒酸枣仁、夜交藤,腹泻者加炒白术、生熟核桃仁,总有效率98.3%。

4.关俭用吴茱萸汤治疗虚寒型耳源性眩晕142例,痰湿盛者加橘红、茯苓、泽泻,气血不足加黄芪、制何首乌,中寒明显者加制附子,干姜,外感风寒加紫苏叶、藿香,耳鸣耳聋者加石菖蒲,结果全部有效。

5.王拥军等将53例患者用补阳还五汤加减治疗,连用20天,治疗后治愈者39例,显效8例,有效4例,无效2例,总有效率96.22%。

6.钟冬梅用加味黄芪桂枝汤治疗41例患者,总有效率92.68%。

7.蒋红玉等对63例予芪棱汤(黄芪、桑椹子、天花粉、三棱、水蛭等)治疗,总有效率95.24%,且能改善血流变指标。

8.孟小丽以通窍活血汤加味治疗颈性眩晕31例,总有效率97%,部分增加了椎—基底动脉血流量。

9.张常彩等观察导痰汤治疗椎—基底动脉供血不足的临床疗效,结果显示导痰汤明显改善椎—基底动脉供血不足患者的临床症状和TCD的流速异常及患者的痰热症状。

二、自拟方加减

1.张燕从脾论治,自拟消眩饮(茯苓、薏苡仁、车前子、白术、制半夏、泽泻、橘红、天麻)治疗眩晕52例,肝肾亏虚者加生地、枸杞,血脂高者加焦山楂,经治两个月,总有效率90.4%。

2.吕经纬从温补脾肾入手,自拟温补止晕汤(仙灵脾、山药、山茱萸、杜仲、黄芪、党参、白术、生地、巴戟天)治疗眩晕 30 例,高血压者加磁石或珍珠母、生石决明,血压偏低者加白芍、当归,脉压差小者加海藻、昆布,颈椎增生者加威灵仙、木瓜、白芍,结果治愈 7 例,好转 19 例,无效 4 例。

3.张晓婷运用养血清脑胶囊治疗本病,发现治疗后椎动脉血流速度恢复接近正常,血管阻力减少,认为其对防止动脉痉挛、改善血流状态有明显作用,用于治疗椎—基底动脉供血不足,疗效优于单用西比灵治疗。

三、推拿治疗

推拿手法对眩晕,尤其是颈性眩晕的治疗有很好的疗效,大致分为以下几类。

(一)局部调整椎体关节手法

1.旋转复位手法

旋转复位手法被广泛应用于各型颈椎病,临床上多以冯天有、杨克勤式手法为基础或加以改进,均为头颈部的旋转和扳动。韦贵康采用颈椎单人旋转复位法治疗上颈段病变、用角度复位法中颈段病变。戴春玲等采用推拿旋转复位手法为主配合牵引治疗 160 例,其中痊愈 124 例,3 次以内治愈者 88 例,4～6 次治愈 36 例,好转 30 例,无效 6 例。王永彪采用牵引旋转复位手法治疗颈椎动脉型颈椎患者 107 例,治愈 6 例,占 80.37%;好转 3 例,占 10.28%;无明显改变 2 例,占 1.87%,总有效率为 98.13%。

2.椎旁或局部软组织放松手法

李成林采用拿揉风池穴,按揉或拿捏,滚或按揉颈项部,压痛点施拨筋手法,后施脊柱短杠杆微调手法,按揉百会、风府、率谷等,治疗 30 例,治愈 15 例,显效 12 例。张胜以点按、揉拿、弹拨,拔伸、扳推等,取百会、太阳、印堂、风池、风府、曲池等,治愈 20 例,好转 12 例,未愈 2 例。张风华用手法复位加提拿按摩治疗 YBI 性眩晕 236 例,结果优 143 例,良 72 例,可 19 例,差 2 例,优良率为 91.1%,治疗时间最长 45 天,最短 1 天。

(二)整体调整脊柱手法

邓贵毅运用整脊手法治行颈性眩晕患者 39 例,痊愈 21 例,好转 16 例,无效 3 例,总有效率为 94.8%。梁新跃用正骨推拿疗法,头部手法并结合中药治疗,痊愈 20 例,显效 5 例,好转 4 例。

四、眩晕的针灸疗法

古代医家在眩晕的治疗方面备极详尽。辨证施治方面可遵循以下三点:治痰必先制风,治风需分内外,补虚当究其本。虞抟曰:"大抵人肥白作眩者,治宜清痰降火为先,而兼补气之药;人黑瘦而作眩者,治宜滋阴降火为要,而带抑肝之剂"。

(一)阿是取穴法

阿是穴是指选取疼痛所在部位为针刺点,这一取穴原则是根据俞穴普遍具有近治作用的特点,大凡其症状在体表部位反应明显和局限的病症均可按照近部取穴的原则选择阿是穴进行治疗。多取头部穴:因本症病位在头,按照局部取穴的原则,可取头部穴,窦汉卿云:"头晕目眩,要觅于风池"。杨继洲曰:"头痛眩晕百会好"。王国瑞谓:"偏正头疼及目眩,凶会神庭最亲切"。皇甫谧谓:"风眩善呕……上星主之"。王惟一记载:"曹操患头风,发即心闷乱,目眩,华佗针(脑空)而立愈"。

(二)循经取穴法

循经取穴是依据每个穴位都能治疗本经循行所及或本经循行所及远隔部位的病症因头部为手三阳经及足三阳经的交会之处,为诸阳之会,取穴常以阳经穴为主。陈会曰:"头风眩晕,合谷丰隆、解溪、风池,垂手着两腿,灸虎口内"。李梴曰:"头目昏眩者,补申脉、金门"。

(三)辨证取穴法

是指针对某些全身症状或疾病的病因病机而选取俞穴,这一取穴原则是根据中医理论和俞穴主治功能而提出的。因本病因风、因痰、因虚所致,取穴当以健脾化痰,平肝熄风为其治疗大法。

楼英取背部俞穴风门,配巨阙、丰隆等化痰要穴以治之。吴谦灸胃俞穴以治疗气血不足的"食毕头目即晕眩"。杨继洲取中脘、鸠尾等穴以疏其痰,治疗张少泉夫人的"眼目黑瞀"。

严振取胃经的化痰要穴丰隆来治眩:"丰隆——切风痰壅盛,头痛头眩"。

徐凤则取脾经络穴公孙,配膻中、中脘、丰隆,治疗"呕吐痰涎,眩晕不已"。

张从正曰:"诸风掉眩,皆属于肝。木主动。治法曰:达者,吐也。其高者,因而越之。可刺大敦,灸亦同"。可见古人也考虑从肝入手治疗本症。

王叔和中记载,对于肝病导致的眩晕,当根据四季之不同,分别选用肝经的五俞穴、肝的募穴及相关输穴来治疗。

由此可见,眩晕一症,其病因主要责之风、痰、虚等;古人治疗眩晕的针灸疗法,常选用局部取穴,配以远端辨证取穴,多选用太阴脾经及阳明胃经输穴以健脾化痰,益气养血;取厥阴肝经末穴以求平肝熄风,获得治疗本症良好效果。

五、药物治疗

(一)根据疾病的新久虚实、体质、病邪特点进行辨证治疗

由于眩晕证在病理表现为虚症与实证的相互转化,或表现为虚实夹杂,故一般急者多偏实,可选用熄风潜阳、清火化痰等法以治其目标为主;缓者多偏虚,当用补益气血、益肾、养肝、健脾等法以治其本为主。

1.肾阳不足

主症见眩晕而见精神萎靡,腰膝酸软,性欲减退,畏寒肢冷。次症见夜尿频多,下肢水肿,动则气促,发枯齿摇,舌质淡苔白,脉沉迟,尺无力。治以温阳益气、化痰利水,方以真武汤加减。

2.痰浊中阻

主症见眩晕而见头重如蒙,胸闷身困。次症见常伴食少多寐,舌质淡苔白腻,脉弦滑。治以燥湿祛痰、健脾和胃,代表方以半夏白术天麻汤加减。

3.气血不足

主症见眩晕动则加剧,劳累即发,颈项胀痛沉重,头痛。次症见耳鸣,心悸,气短,夜尿频,舌淡苔白,脉沉细弱。治以补养气血、健运脾胃,代表方以归脾汤、八珍汤、补中益气汤。

4.肝阳上亢

主症见眩晕耳鸣,每因烦躁恼怒而加重,头痛,目赤,舌淡苔白,急躁易怒。次症见面红,口

干,便秘,溲赤,舌红,苔黄,脉弦数。治以平肝潜阳、滋养肝肾,方以天麻钩藤饮加减。

5.瘀阻脑络

主症见眩晕。次症见或有头刺痛,舌质紫或有瘀斑,脉涩。治以活血化瘀、通窍活络,方以通窍活血汤加减。

6.肾阴不足

主症见眩晕而见精神萎靡,腰膝酸软,五心烦热。次症见常伴耳鸣,或耳聋,口燥咽干,潮热盗汗,或骨蒸发热,形体消瘦,失眠健忘,齿松发脱,遗精,早泄,经少,经闭,舌质红、少津,少苔或无苔,脉细数。治以滋养肝肾、养阴填精,方以左归丸加减。

(二)选择药物治疗的主要目的为消除症状,有使用专方专药治疗者

1.张汉新等运用自拟宁眩汤治疗颈性眩晕 97 例,结果治愈 56 例,好转 37 例,无效 4 例,总有效率 93.8%。

2.洪莺等自拟方黄芪桂枝天麻汤治疗颈性眩晕 68 例,对照组 52 例尼莫地平 30mg,结果治疗组治愈 38 例,显效 25 例,有效 4 例,无效 1 例。显效率 92.6%。对照组治愈 12 例,显效 17 例,有效 20 例,无效 3 例,显效率 55.8%。2 组显效率比较差异有统计学意义。

3.樊建平等运用自制舒颈定眩颗粒治疗颈性眩晕 154 例。舒颈定眩颗粒由当归、熟地黄、川芎、白芍药、陈皮、半夏、茯苓、炙甘草、枳实、天麻、竹茹、羌活等药物组成,每次 10mg,每日 3 次冲服,对照组 120 例口服西比灵囊,每日 10mg,晚饭后顿服。2 组均服药 3 周后停药,疗效显著。

第七节　眩晕的转归与预后

眩晕的转归,既包括病症虚实之间的变化,又涉及变证的出现。眩晕反复发作,日久不愈,常出现虚实转化。如气血亏虚者,日久可致气血津液运行不畅,痰瘀内生,而成虚实夹杂证;肝阳上亢者,木克脾土,脾失健运,痰湿内生,转化为痰浊中阻证。

眩晕的预后,一般来说,与病情轻重和病程长短有关。若病情较轻,治疗护理得当,则预后多属良好。反之,若病久不愈,发作频繁,发作时间长,症状重笃,则难以获得根治。尤其是肝阳上亢者,阳愈亢而阴愈亏,阴亏则更不能涵木潜阳,阳化风动,血随气逆,夹痰夹火,横窜经隧,蒙蔽清窍,即成中风危证,预后不良。如突发眩晕,伴有呕吐或视一为二、站立不稳者,当及时治疗,防止中风的发生。少数内伤眩晕患者,还可因肝血、肾精耗竭,耳目失其荣养,而发为耳聋或失明之病症。

第八节 眩晕的康复与预防

眩晕的发生,多与饮食不节、劳倦过度、情志失调等因素有关。因此,预防眩晕之发生,应注重增强人体正气,避免和消除能导致眩晕发病的各种内、外致病因素。

一、预防

(一)坚持适当的体育锻炼

其中太极拳、八段锦及其他医疗气功等对预防和治疗眩晕均有良好的作用;注意劳逸结合,避免体力和脑力的过度劳累。

(二)注重精神调养

忧郁恼怒等精神刺激可致肝阳上亢或肝风内动,而诱发眩晕。因此,眩晕患者应胸怀宽广,精神乐观,心情舒畅,情绪稳定,防止七情内伤。这对预防眩晕症发作和减轻发作次数十分重要。

(三)节制房事

切忌纵欲过度。

(四)注意饮食调养

眩晕症患者的饮食应以富有营养和新鲜清淡为原则。

1.要多食蛋类、瘦肉、青菜及水果

忌食肥甘辛辣之物,如肥肉、油炸物、酒类、辣椒等。营养丰厚的食物,可补充身体之虚,使气血旺盛,脑髓充实。对因贫血、白细胞减少症或慢性消耗性疾病所引起的眩晕症,尤应以营养调理为主。肥甘辛辣之品,能生痰助火,会使眩晕加重。因此,患高血压病的人应当慎用肥甘辛辣之物。

2.在眩晕症的急性发作期,应适当控制水和盐的摄入量

现代医学认为,这样可减轻内耳迷路和前庭神经核的水肿,从而使眩晕症状缓解或减轻发作。

3.饮食尽可能定时定量

忌暴饮暴食及过食,或过咸伤肾之品;尽可能戒除烟酒。

(五)注意休息起居

过度疲劳或睡眠不足为眩晕症的诱发因素之一。不论眩晕发作时或发作后都应注意休息。在眩晕症急性发作期应卧床休息。如椎一底动脉供血不足引起的眩晕,站立时症状会加重,卧床时症状可减轻。卧床休息还能防止因晕倒而造成的身体伤害。眩晕症患者保证充足的睡眠甚为重要,在充足睡眠后,其症状可减轻或消失。临床统计显示,失眠引起的眩晕患者比率约为 65%。

二、康复

根据不同的病因给予不同的康复护理。

(1)眩晕由颈椎病引起者,睡眠时要选用合适枕头,避免长期低头工作,要注意保暖。

（2）眩晕由高血压、动脉硬化引起者，要经常测量血压，保持血压稳定，控制饮食及血脂，饮食宜清淡，情绪要稳定。

（3）眩晕由贫血引起者，应适当增加营养，可应用食物疗法及辅助药物治疗。

（4）注意产后的护理与卫生，对防止产后血晕的发生有重要意义。

眩晕发病后要及时治疗，注意适当休息，保证充足的睡眠和休息，避免用脑过度，精神紧张等。症状严重者一定要卧床休息及有人陪伴或住院治疗，以免发生意外，并应特别注意生活及饮食上的调理。饮食要清淡，保持情绪稳定，避免突然体位改变和剧烈的头颈部运动，以防眩晕症状的加重，这些措施对患者早日康复是极为必要的。对曾经发生过昏仆，有眩晕病史的患者，平时应避免剧烈体力活动，避免高空作业。

第五章　不寐

第一节　不寐的历史沿革

不寐亦称"失眠"，是指经常不能获得正常睡眠为特征的一种病症。不寐的病情轻重不一，轻者有入寐困难，有寐而易醒，有醒后不能再寐，亦有时寐时醒等，严重者则整夜不能入寐。醒后常见神疲乏力，头晕，头痛，心悸，健忘，心神不宁，多梦等症。由于外感或内伤等病因，致使心、肝、胆、脾、胃、肾等脏腑功能失调，心神不安而成本病。不寐在《内经》中称为"不得眠""不得卧""目不瞑"。

1.《内经》记载失眠原因有三，如喘咳、呕吐、腹满等，使人不得安卧。为邪气客于脏腑，卫气不能入阴所致，如《灵枢·邪客》曰："夫邪气之客人也，或令人目不瞑，不卧出者……厥气客于五脏六腑，则卫气独卫其外，行于阳，不得入于阴……阴虚，故目不瞑"。《灵枢·大惑论》较为详细的论述了"目不瞑"的病机，认为"卫气不得入于阴，常留于阳。留于阳则阳气满，阳气满则阳盛，不得入于阴则阴气盛，故目不瞑矣"。

脏腑损伤，阴阳不和，则夜寐不安，如《素问·病能》曰1："人有卧而有所不安者，何也……脏有所伤及，精有所之寄，则安。故人不能悬其病也"。《灵枢·营卫生会》论述了老年人"不夜寐"的病因病机，认为"老者之气血衰，其肌肉枯，气道涩，五脏之气相搏，其营气衰少而卫气内伐，故昼不精，夜不寐"。《素问·逆调论篇》中就有"胃不和则卧不安"的记载。后世医家延伸为凡脾胃不和，痰湿，食滞内扰，以致寐寝不安者，均属于此。

2.《灵枢·邪客》对"目不瞑"提出了具体的治法和方药，"补其不足。泻其有余，调其虚实，以通其道而去其邪，饮以半夏汤一剂，阴阳已通，其卧立至"。其中治疗方法至今对于临床仍有一定的指导意义。

3.汉代张仲景对"不寐"的临床证候和治法有详细地论述如《伤寒论·辨少阴病脉证治》载："少阴病。得之二三日以上，心中烦，不得卧，黄连阿胶汤主之"。《金匮要略·血痹虚劳病》中亦有"虚劳虚烦不得眠"的论述。前者是少阴病热化伤阴后的阴虚火旺证，后者是虚劳病虚热烦躁的不寐证。二方至今仍在临床广泛应用。

4.《景岳全书·不寐》进一步对形成不寐的原因做了精辟的分析"不寐症虽病有不一，然惟知邪正二字则尽之矣。盖寐本乎阴，神其主也。神安则寐，神不安则不寐；其所以不安者，一由邪气之扰，一由营气之足耳。有邪者多实，无邪者皆虚"。

5.明代李中梓《医宗必读·不得卧》对不寐的病因和治法论述颇具体而实用他说："愚按《内经》及前哲诸论，详考之而知不寐之故，大约有五：一曰气虚，六君子汤加酸枣仁、黄芪；一曰阴虚，血少心烦，酸枣仁一两，生地黄五钱，米二合，煮粥食之；一曰痰滞，温胆汤加石菖蒲、远志、苍术，重者控涎丹；一曰胃不和，橘红、甘草、茯苓、石斛、半夏、山楂之类。大端有五，虚实寒热,互有不齐,神而明之存乎其人耳"。

6.清代冯兆张《冯氏锦囊妙录·杂证大小合参·方脉不寐合参》对青年人和老年人睡眠状态不同的认识,提出了"壮年肾阴强盛,则睡沉熟而长,老年阴气衰弱,则睡轻而短",说明不寐的病因又与肾阴的强弱有关。

不寐一症,既可单独出现,又可与头痛、眩晕、心悸、健忘等同时出现。

失眠是以不能获得正常睡眠,以睡眠时间、深度及消除疲劳作用不足为主的一种病证。由于其他疾病而影响睡眠者,不属本章讨论范围。西医学的神经官能症、高血压、脑动脉硬化、贫血、肝炎、更年期综合征,以及某些精神病中凡是有失眠表现者,均可参考本章的论述进行辨证论治。

第二节　不寐的病因病机

一、中医认识

形成不寐的原因很多。思虑劳倦,内伤心脾,阳不交阴,心肾不交,阴虚火旺,肝阳扰动,心胆气虚,以及胃中不和等因素,均可影响心神而导致不寐。

(一)情志所伤

情志活动以五脏的精气为物质基础。情志之伤,影响五脏,都能使人发生不寐,尤以过喜、过怒、过思和过悲更为常见。因为这些情志的活动往往耗损五脏的精气,使脏腑功能失调,其中与心肝、脾三脏关系最为密切。心藏神,劳心过度,易耗血伤阴,心火独炽,扰动神明;或喜笑无度,心神涣散,神魂不安,均易发生不寐。肝藏血,血舍魂。由于数谋而不决,或暴怒伤肝,或气郁化火,皆可使魂不能藏,从而发生不寐。脾藏意,主思,思虑过度则气结,气机不畅,必然影响脾的健运功能,以致气血化源不足,不能养心安神,以致不寐。

(二)饮食不节,胃气不和

饮食不节,宿食停滞,脾胃受损,酿生痰热,壅遏于中;或肠中有燥屎,影响胃气和降,胃气失和,阳气浮越于外,以致睡卧不安,而成不寐。这就是《素问·逆调论篇》说的"胃不和则卧不安"。《张氏医通·不得卧》又进一步阐明了胃不和则卧不安的原因:"脉数滑有力不眠者,中有宿食痰火,此为胃不和则卧不安也"。

(三)禀赋不足,心虚胆怯

先天体弱,禀赋不足,心胆素虚,善惊易恐,夜寐不宁,亦有因暴受惊骇,情绪紧张,终日惕惕,渐至心虚胆怯而不寐者。正如《类证治裁·不寐》所说:"惊恐伤神,心虚不安",不论因虚、因惊,二者又往往互为因果。

(四)病后或年迈,心脾两虚

久病血虚,产后出血,年迈血少,或虽然年轻,但思虑劳倦太过,伤及心脾。心伤则阴血暗耗,神不守舍;脾伤则食少纳呆,生化之源不足,营血亏虚,不能上奉于心,以抹"。"无邪而不寐者,必营气之不足也,营主血,血虚则无以养心,亏虚,血不养肝,影响其藏魂功效,或素有肝疾,肝不藏魂,魂不守舍,亦可致不寐。清代唐容川《血证论·卧寐》说:"肝病而不寐者,肝藏魂,人寤则魂游于目"。

(五)阳不交阴,心肾不交

素体虚弱,或久病之人,肾阴耗伤,不下交于肾,心肾失交,心火亢盛,热扰神明,神志不宁,因而不寐,正如《景岳全书·不寐》载:"真阴精血之不足,阴阳不交,而神有不安其室耳"。

(六)阴虚火旺,肝阳扰动

情志所伤,肝失条达,气郁不舒,郁而化火,火性上炎,或肝肾阴虚,肝阳上亢,扰动心神,神不安宁以致不寐。

(七)痰热内扰

《景岳全书·不寐》引徐东皋语:"痰火扰乱,心神不宁,思虑过伤,火炽痰郁而致不眠者多矣"。说明痰热内扰,也是引起不寐的一个病机。痰热内扰,扰乱心神,故致不寐。

综上所述,不寐的原因很多,但总是与心、脾、肝、肾及阴血不体柔和;统摄于脾,则生化不惜。调节有度,化而为精,内藏于肾,肾精上承于心,心气下交于肾,阴精受于内,卫阳护于外,阴协调,则神志安宁。若暴怒、思虑、忧郁、劳倦等伤及诸脏,精血内耗,心神失养,神不内守,阳不入阴,则每多形成顽固性不寐。不寐之证,虚者尤多。

二、现代医学认识

(一)病因

1.环境原因

常见的有睡眠环境的突然改变,如出差或搬入新家、新卧室等,更有卧室窗帘颜色改变,卧室内布置改变也会引起失眠。

2.个体因素

不良的生活习惯,如睡前饮茶、饮咖啡、吸烟等。

3.躯体原因

广义地说,任何躯体的不适均可导致失眠。

4.精神因素

包括因某个特别事件引起兴奋,忧虑所致的机会性失眠。

5.情绪因素

情绪失控可引起心境上的改变,它可以是由某些突发事件引起,如特别的喜事或特别的悲伤、生气等都可导致失眠。这种因突发事件引起的失眠只是一种现象,可能是偶然发生的、暂时的;而更严重的失眠则是长期存在睡不好的现象,他们的情绪持续性地处于低落状态。

6.其他原因

安眠药或嗜酒者的戒断反应。

(二)病理

失眠病位主要在心,并涉及肝、脾(胃)、肾三脏。机体诸脏腑功能的运行正常且协调,人体阴阳之气的运行也正常,则人的睡眠正常,反之就会出现睡眠障碍—失眠。引起失眠的身体疾病有心脏病、肾病、哮喘、溃疡病、关节炎、骨关节病、肠胃病、高血压、睡眠呼吸暂停综合征、甲状腺功能亢进、夜间肌阵挛综合征、脑血管疾病等。

1.心理、精神因素导致的失眠

心理因素如焦虑、烦躁不安或情绪低落、心情不愉快等,都是引起失眠的重要原因。生活的打击、工作与学习的压力、未遂的意愿及社会环境的变化等,会使人产生心理和生理反应,导致神经系统的功能异常,造成大脑的功能障碍,从而引起失眠。

2.服用药物和其他物质引起的失眠

服用中枢兴奋药物可导致失眠,如减肥药苯丙胺等。长期服用安眠药,一旦戒掉,也会出现戒断症状——睡眠浅,噩梦多。茶、咖啡、可乐类饮料等含有中枢神经兴奋剂——咖啡因,晚间饮用可引起失眠。酒精干扰人的睡眠结构,使睡眠变浅,一旦戒酒也会因戒断反应引起失眠。

3.对失眠的恐惧引起的失眠

有的人对睡眠的期望过高,认为睡得好,身体就百病不侵,睡得不好,身体易出各种毛病。这种对睡眠的过分迷信,增加了睡眠的压力,容易引起失眠。

人难免有睡不好的时候,但有的人对这种暂时性的睡不好及其对身体的影响过于扭心,一想到睡觉,就会条件反射地恐惧,老想着一定要睡好,反而使人更难入睡。这样就会形成"害怕失眠——致力于睡眠——失眠——更害怕失眠"的恶性循环。长此以往,很可能演变成慢性失眠。

4.其他因素

值得注意的是不合适的枕头也会造成失眠。据统计全世界 6 亿失眠者中有 1 亿 5 千万都是由于不舒适的枕头造成的。不舒适的枕头可以带来以下麻烦。

(1)落枕:过高的枕头会破坏颈椎的自然弯曲度,使颈后的肌群和韧带紧张、僵硬。容易落枕。

(2)打呼噜:枕头过低,会使下颌自然上抬,咽喉受到压迫,口腔里的小舌自然下垂,阻塞呼吸道。尤其是在吸气的时候,口腔后上方的那块软腭发生振动,随着空气的进入,发出"呼噜呼噜"的打鼾声。而且,打呼噜不仅仅会让自己睡眠质量下降,同时导致周围人夜不能寐,失眠。

(3)眼睛水肿:如果枕头太软,头部就会深陷其中,血流过于集中,血管壁压力增大,面部肌肉受力,致使早上起来眼睛肿肿的,还会感到轻微头痛。

(4)流口水:过硬的枕头会使颈动脉受压,血液循环不畅,继而引发大脑缺氧、局部微循环障碍。缺氧的直接反应就是唾液分泌增加,并长时间习惯性张嘴呼吸。

(三)分类

1.按严重程度分类

(1)轻度:偶发,对生活质量影响小。

(2)中度:每晚发生,中度影响生活质量,伴一定症状(易怒、焦虑、疲乏等)。

(3)重度:每晚发生,严重影响生活质量,临床症状表现突出。

2.按周期分类

(1)短暂性失眠(小于 1 周)。大部分的人在经历到压力、刺激、兴奋、焦虑,或生病时,或至高海拔的地方,或者睡眠规律改变(如时差,轮班的工作等)都会有短暂性失眠障碍。这类失眠一般会随着事件的消失或时间的拉长而改善,但是短暂性失眠如处理不当,部分人会导致慢性失眠。

(2)短期性失眠(1 周至 1 个月)。严重或持续性压力,如重大身体疾病或手术,亲朋好友的过世,严重的家庭、工作或人际关系问题等,可能会导致短期性失眠。这种失眠与压力有明显的相关性。

(3)长期失眠(大于1个月)。慢性失眠,亦可维持数年之久,有些人面对压力(甚至仅仅为正常压力)时,就会失眠,就像有的人容易得慢性胃炎或偏头痛一样,已经形成了一种对压力的习惯性模式。

3.慢性失眠分类

临床将慢性失眠分为原发性失眠和继发性失眠。

(1)原发性失眠:是一种无法解释的、长期或终生存在的频繁的睡眠中断、短睡,伴日间疲劳、紧张、压抑和困倦。除外其他内在原因和环境干扰的因素,部分患者可能有失眠的家族史。病因不详,但最多渐渐变为慢性精神心理失眠。

(2)继发性失眠:由疼痛、咳嗽、呼吸困难、夜尿多、心绞痛和其他的躯体疲劳和症状引起的失眠。许多新陈代谢疾病可以引起睡眠结构的改变,干扰正常的睡眠。

第三节　不寐的症候特征

不寐,以睡眠时间不足,睡眠深度不够及不能消除疲劳、恢复体力与精力为主要证候特征。睡眠时间不足者,表现为入睡困难,夜寐易醒,醒后难以再睡,严重者甚至彻夜不寐。睡眠深度不够者,表现为夜间时寐时醒,寐而不酣,或夜寐梦多。

由于睡眠时间及深度质量的不够,致使醒后不能消除疲劳,表现为头晕、头痛、神疲乏力、心悸、健忘,甚至心神不宁。由于个体差异,对睡眠时间和质量的要求亦不相同,故临床判断失眠不仅要根据睡眠的时间和质量,更重要的是以能否消除疲劳、恢复体力与精力为依据。

一、心火、肝火、痰热

心火、肝火、痰热等失眠实证及阴虚火旺失眠均表现为舌红,脉数,但各型证候特征不一,临床上要注意区分。

(一)心火炽盛者

兼见心烦,口干舌燥,舌尖红,苔薄黄,脉数有力。

(二)肝郁化火者

兼见急躁易怒,头晕头胀,舌红,苔薄黄,脉弦数。

(三)痰热内扰者

兼见胸闷,心烦,泛恶,嗳气,舌红,苔黄腻,脉滑数。

(四)阴虚火旺者

兼见心悸,心烦,腰酸耳鸣,舌红,少苔,脉细数。

二、心脾两虚及心虚胆怯

心脾两虚及心虚胆怯均表现为失眠,舌淡,脉细。

（一）心脾两虚者

兼见多梦易醒，心悸，神疲，食少，舌淡，苔薄，脉细无力。

（二）心虚胆怯者

兼见多梦易惊，胆怯，心悸，舌淡苔薄，脉细而弦。

第四节　不寐的诊断与鉴别诊断

一、诊断

（一）发病特点

本病多为慢性疾病，缠绵难愈。亦有因急性因素而起病者。

（二）临床表现

（1）轻者入寐困难或睡而易醒，醒后不寐连续3周以上，重者彻夜不寐。

（2）常伴有头痛头昏、心悸健忘、神疲乏力、心神不宁、多梦等症状及隔日精神萎靡。

（3）经各系统及实验室检查，未发现有妨碍睡眠的其他器质性病变。

二、鉴别诊断

（一）健忘

健忘指记忆力差，遇事易忘的一种病证，可伴有不寐，但以健忘为主症，不寐仅是因难以入眠而记忆力差。

（二）百合病

百合病临床也可表现为"欲卧不得卧"，但与不寐易区别，它以精神恍惚不定、口苦、尿黄。脉象微数为主要临床特征，多由热病之后，余热未尽所致。其与不寐的伴随症状也有差别。

第五节　中医辨证论治不寐

一、辨证要点

临床辨证，首先要明确本病主要特征为入寐艰难，或寐而不酣，或时寐时醒，或醒后不能再寐，或整夜不能入寐。其次要分清虚实。虚证多属阴血不足，责在心脾肝肾。实证多因肝郁化火，食滞痰浊，胃腑不和。临证时要注意以下几点。

（一）辨病机

（1）若患者虽能入睡，但夜间易醒，醒后不能再睡，心悸，神疲，食少，舌淡，苔薄，脉细无力者，多为心脾两虚。

（2）入睡后易于惊醒，平时善惊，易怒，常叹气，胆怯，心悸，舌淡苔薄，脉细而弦者，多为心胆气虚。

（3）若患者心悸，心烦，腰酸耳鸣，健忘，遗精，舌红，少苔，脉细数者，多为阴虚火旺。

（4）若患者心烦，口干舌燥，或口舌生疮，舌尖红，苔薄黄，脉数有力者，多为心火炽盛。

（5）若患者急躁易怒，头晕头胀，舌红，苔薄黄，脉弦数者，多为肝郁化火。

（6）若患者胸闷，心烦，泛恶，嗳气，舌红，苔黄腻，脉滑数者，多为痰热内扰。

（二）辨脏腑

由于所受脏腑不同，表现的兼证也有差异，必须重视，或嗳腐吞酸等一系列症状者，多属脾胃柄尖；头痛、健忘等症状者，则其病变在心；如急躁易怒而失眠，多为肝火内扰。

（三）辨虚实

1.不寐虚证

多属阴血不足，心失所养，责之心、肝、脾、肾。临床特点是体质虚弱，面色无华，神疲懒言，心悸健忘，多因脾失运化，肝失藏血，肾失藏精，导致阴血不足，心失所养。

2.不寐实证

为火盛扰心，临床特点是心烦、易怒，口苦、咽干，便秘、溲赤，多因肝郁化火、心火亢盛或痰热内扰所致。

（四）辨轻重

患者少寐或失眠，数日即安者属轻症；若彻夜不寐，数日不解，甚至终年不眠者则病情较重。

二、治疗原则

（一）注意调整脏腑气血阴阳

1.不寐主要是脏腑阴阳失调

气血脾，益气养血，滋阴降火，交通心肾，滋补肝肾。

2.实者宜泻其有余

消导和中，清火化痰，和胃化滞。

3.调其虚实

视其病机之所其有余，调其虚实，使气血调和，阴阳平衡，脏腑的功能得以恢复正常。

（二）强调在辨证治疗的基础上施以安神镇静

不寐的关键在于心神不安，故安神镇静为治疗不寐的基本法则。但必须在平衡脏腑阴阳气血，也就是辨证论治的基础上进行，离此原则，则影响疗效。安神的方法有养血安神，清心安神，育阴安神，益气安神，镇肝安神，以及安神定志等不同，可以随证选用。

（三）注意精神治疗的作用

消除患者顾虑及紧张情绪，保持精神舒畅，在治疗中有重要作用，特别是因情志不舒或紧张而造成的不寐，精神治疗更有特殊作用，应引起重视。

三、分证论治

（一）心火炽盛证

1.症状

心烦不寐，燥扰不宁，口干舌燥，小便短赤，口舌生疮。

2.舌脉

舌尖红,苔薄黄,脉数有力或细数。

3.证候分析

本证常因七情郁久化火,或六淫内郁化火所致。心火炽盛、内扰心神,轻者为心胸烦热,失眠;重者见狂躁、谵语。心火炽盛,灼伤津液,则见口渴、尿黄、便秘。心火上炎,故舌体糜烂疼痛,或见口舌生疮,舌尖红赤。心火炽盛,灼伤络脉,迫血妄行,故见苔黄,脉数有力等实热之象。

4.治则

清心泻火,安神宁心。

5.方药

朱砂安神丸(改为汤剂)加黄芩、栀子、连翘。药用:朱砂(冲服)0.01g,黄连10g,生地黄15g,当归15g,炙甘草10g,黄芩10g,栀子10g,连翘15g。

6.方义分析

朱砂安神丸方中重用朱砂重镇以安神,寒能胜热,以制浮游之火;黄连苦寒泻火,清热除烦;两药配伍,共具泻火清热除烦,重镇以安神志之功,故用为主药。当归养血,生地黄滋阴,补其耗伤之阴血,为辅助药。甘草调和诸药,合用成方,一以泻偏盛之火,一以补不足阴血,达到心火下降,阴血上承;并用重镇安神,寒以胜热之品,称为标本两顾之方,于是心烦、失眠诸症乃可自愈。加黄芩10g,栀子10g,连翘15g,以加强本方清心泻火之功,共奏清心泻火,安神宁心之功。

7.加减

若胸中懊恼、胸闷泛恶。加豆豉10g,竹茹10g,以宣通胸中郁火;若便秘溲赤,加大黄10g,淡竹叶10g,琥珀粉(冲服)3g,引火下行,以安心神。

(二)肝郁化火证

1.症状

不寐,性情急躁易怒,不思饮食,口渴喜饮,目赤口疮,小便黄赤,大便秘结。

2.舌脉

舌红、苔黄,脉弦而数。

3.证候分析

本证多因恼怒伤肝,肝失条达,气郁化火,上扰心神则不寐,肝气犯胃则不思饮食。肝郁化火,肝火乘胃,胃火炽盛则口渴喜饮。肝火偏旺,肝不藏神,则急躁易怒。火热上扰,故目赤口苦。火热内炽,故见小便黄赤,大便秘结。舌红,苔黄,脉弦而数,均为热象。

4.治则

疏肝泻热,佐以安神。

5.方药

龙胆泻肝汤加味。药用:龙胆草10g,黄芩15g,栀子10g,泽泻15g,木通10g,车前子(包煎)30g,当归15g,生地黄15g,柴胡10g,甘草10g。

6.方义分析

方中龙胆草、黄芩、栀子清肝泻火;泽泻、木通、车前子清利湿热,使湿热之邪从小便排出;肝经有热,本易耗伤阴血,且方中苦燥渗利之品居多,恐再耗其阴,故用当归、生地黄滋阴养血,以使标本兼顾;柴胡疏理肝胆之气,引诸药入肝胆;甘草和中,且有调和诸药之效,诸药合用,共奏疏肝泻热之功。

7.加减

上方可加朱砂、茯神、龙骨、牡蛎,以镇心安神,加强安眠的力量。如胸闷胁胀,善太息者,加郁金、香附之类以疏肝开郁。若头晕目眩,头痛欲裂,不寐欲狂,大便秘结者,可用当归龙荟丸。

(三)痰热内扰证

1.症状

不寐头重,痰多胸闷,恶食嗳气,吞酸恶心,心烦口苦,目眩。

2.舌脉

苔腻而黄,脉滑数。

3.证候分析

本证多因宿食停滞,积湿生痰,因痰生热,痰热上扰则心烦、不寐。因宿食、痰湿壅遏于中,故而胸闷。清阳被蒙,故头重目眩。痰食停滞则气机不畅,胃失和降,故症见恶食、嗳气或呕恶。苔腻而黄,脉滑数,均为痰热、宿食内停之征。

4.治则

化痰清热,和中安神。

5.方药

温胆汤加黄连、栀子主之。药用:法半夏 10g,陈皮 10g,竹茹 15g,枳实 10g,黄连 6g,栀子 10g,茯苓 15g,甘草 10g,生姜 10g,大枣 10g。

6.方义分析

方中以半夏为君,降逆和胃,燥湿化痰。以竹茹,使痰随气下。佐以陈皮理气燥湿,茯苓健脾渗湿,宁心安神,俾湿去痰消。以生姜、大枣、甘草益脾和胃而协调诸药。综合全方,共奏化痰清热,和中安神之功。

7.加减

若心悸惊惕不安者,可加入珍珠母、朱砂之类以镇惊定志。若痰食阻滞,胃中不和者,可合用半夏林米汤中。痰热重而大便不通者,可用像石滚痰丸(礞石、大黄、黄芩、沉香)降火泻热,逐痰安神。若不寐伴胸闷、嗳气,羞腹胀满,大便不爽,苔腻,脉滑,用半夏述米汤和胃健脾,以决渎壅塞,交通阴阳,和胃降逆;若宿食积滞较甚,见有嗳腐吞酸,脘腹胀痛,可加保和丸(神曲 10g,山楂 10g,茯苓 15g,法半夏 10g,陈皮 10g,连翘 10g,莱菔子 20g,麦芽 10g)以消导和中安神。

(四)阴虚火旺证

1.症状

心烦不寐,心悸不安,头晕,耳鸣,健忘,腰酸梦遗,五心烦热,口干津少。

2.舌脉

舌红,少苔,脉细数。

3.证候分析

肾阴不足,不能上交于心,心肝火旺,火性炎上,虚热扰神,故心烦不寐,心悸不安。肾精亏耗,髓海空虚,故头晕、耳鸣、健忘。腰府失养,则腰酸。心肾不交,精关不固,故梦遗。口干津少,五心烦热,舌红,脉细数,均为阴虚火旺之象。

4.治则

滋阴降火,养心安神。

5.方药

六味地黄丸合黄连阿胶汤。药用:熟地黄10g,淮山药10g,山茱萸10g,牡丹皮10g,泽泻10g,茯苓10g,黄连6g,阿胶(烊化)10g,黄芩10g,鸡蛋黄(冲入)10g。

6.方义分析

六味地黄丸滋补肾阴,黄连、黄芩直折心火,阿胶、鸡蛋黄滋养阴血。两方共奏滋阴降火之效。

7.加减

上方再可加入柏子仁、酸枣仁养心安神,诸药相合,可奏滋阴降火,养心安神之功。若阳升面热微红,眩晕、耳鸣可加牡蛎、龟板、磁石等重镇潜阳,阳升得平,阳入于阴,即可不寐,疗效更为显著。若心烦心悸,梦遗失精,可加肉桂引火归元,与黄连共用交通心肾,心神可安。此外,朱砂安神丸、天王补心丹均可酌情选用。

(五)心脾两虚证

1.症状

多梦易醒,心悸健忘,头晕目眩,肢倦神疲,饮食无味,面色少华。

2.舌脉

舌淡,苔薄,脉细弱。

3.证候分析

心主血,脾为生血之源,心脾亏虚,血不养心,神不守舍,故多梦易醒,健忘心悸。气血亏虚,不能上奉于脑,清阳而不升,则头晕目眩。血虚不能上荣于面,故面色少华,舌色淡。脾失健运,则饮食无味。血少气虚,故精神不振,四肢倦怠,脉细弱。

4.治则

补养心脾,养血安神。

5.方药

归脾汤加减。药用:党参10g,白术15g,黄芪15g,甘草6g,远志10g,酸枣仁15g,茯神15g,龙眼肉10g,当归10g,木香10g,生姜10g,大枣10g。

6.方义分析

方中党参、白术、黄芪,甘草补气健脾;远志、酸枣仁、茯神、龙眼肉补心益脾,安神定志;当归滋阴养血;木香行气舒脾,使之补而不滞。诸药相合,养血以宁心神,健脾以资化源。

7.加减

如心血不足者,可加熟地黄、白芍、阿胶以养心血。如不寐较重者,酌加五味子柏子仁有助养心宁神,或加合欢花、夜交藤、龙骨、牡蛎以镇静安神。如兼见脘闷纳呆,苔滑腻者,加半夏、陈皮、茯苓、厚朴等,以健脾理气化痰。

(六)心胆气虚证

1.症状

不寐多梦,易于惊醒,胆怯心悸,遇事善惊,气短倦怠,小便清长。

2.舌瞭脉

舌淡,脉弦细。

3.证候分析

心虚则心神不安,胆虚则善惊易恐,故多梦易醒,心悸善惊。气短倦怠,小便清长均为气虚之象,舌色淡,脉弦细,均为气血不足的表现。

4.治则

益气镇惊,安神定志。

5.方药

安神定志丸合酸枣仁汤。安神定志丸组成:党参15g,龙齿30g,茯苓15g,茯神15g,石菖蒲15g,炒远志10g。酸枣仁汤组成:酸枣仁30g,川芎10g,知母15g,茯苓15g,炙甘草10g。

6.方义分析

安神定志丸重在镇惊安神,方中党参益气,远志养心安神;龙齿重镇安神,配茯苓、茯神、石菖蒲补气、益胆、安神。酸枣仁汤偏于养血清热除烦,药用酸枣仁安神养肝为主;川芎调血,以助酸枣仁养心;茯苓化痰宁心,以助酸枣仁安神;知母清胆宁神。诸药合用,共奏益气镇惊,安神定志之功。

7.加减

若心悸甚者,加生龙骨30g,生牡蛎30g。

此外,若病后虚烦不寐,形体消瘦,面色白,容易疲劳,舌淡,脉细弱,或老年人夜寐早醒而无虚烦之证的,多属血气不足,治宜养血安神,一般可用归脾汤,药用:党参10g,白术15g,黄芪15g,甘草6g,远志10g,酸枣仁15g,茯神15g,龙眼肉10g,当归10g,木香10g,生姜10g,大枣10g。病后血虚肝热而不寐者,宜用琥珀多寐丸,药用:琥珀、羚羊角、党参、茯苓、远志(制)、甘草。若心肾不交,虚阳上扰者,可用交泰丸,药用:黄连6g,肉桂3g。方中以黄连清火为主,反佐肉桂之温以入心肾,取引火归元之意。

四、临床体会

(一)治疗不寐3个要领

1.注意调整脏腑气血阴阳的平衡

如补益心脾,应佐以少量醒脾运脾药,以防碍脾;交通心肾,用引火归元的肉桂,其量宜轻;益气镇惊,常需健脾,慎用滋阴之剂;疏肝泻火,注意养血柔肝,以体现“体阴用阳”之意。“补其不足,泻其有余,调其虚实”,使气血调和,阴平阳秘。

2. 强调在辨证论治基础上施以安神镇静

安神的方法有养血安神、清心安神、育阴安神、益气安神、镇惊安神、安神定志等不同，可随证选用。

3. 注意精神治疗的作用

消除顾思及紧张情绪，保持心情舒畅。

(二) 活血化瘀法的应用

长期顽固性不寐，临床多方治疗效果不佳，伴有心烦，舌质偏暗，有瘀点者，依据古训"顽疾多瘀血"的观点，可从瘀论治，选用血府逐瘀汤，药用桃仁、红花、川芎、当归、赤芍、丹参，以活血化瘀；柴胡、枳壳，以理气疏肝；地龙、路路通，以活络宁神；生地黄养阴清心。共奏活血化瘀，通络宁神之功。

第六节　不寐的其他治法

一、单方验方

(1) 炒酸枣仁 10～15g，捣碎，水煎，晚上临睡前顿服。

(2) 炒酸枣仁 10g，麦冬 6g，远志 3g，水煎，晚上临睡前服。

(3) 酸枣树根(连皮)30g，丹参 12g，水煎 1～2 个小时，分 2 次在午休及晚上临睡前各服 1 次，每日 1 剂。

(4) 每天早晨 8 时以前，取绿茶 15g，用沸水冲泡 2 次，饮服，8 时以后不再饮茶；同时将酸枣仁炒熟后研成粉末，每晚临睡前取脑，其所含的生物活性物质咖啡因能兴奋高级神经中枢，使人精神振作，思想活跃，消除疲劳，所以对失眠者白天精神萎靡、昏昏欲睡的状况有调整作用。酸枣仁有养心安神、抑制中枢神经系统的作用，对促进失眠者在夜间进入睡眠抑制过程有良好的效果，一张一弛，一兴一抑，效果显著。失眠者不妨一试。有心动过速、习惯性便秘者慎用。

二、中成药

(一) 归脾丸

党参、白术(炒)炙黄芪、炙甘草、茯苓、远志(制)、送服，水蜜丸 1 次 6g，小蜜丸 1 次 9g；大蜜丸 1 次 1 丸。

(二) 柏子养心丸

柏子仁、党参、炙黄芪、川芎、当归、茯苓、远志(制)、酸枣仁、肉桂、五味子(蒸)、半夏曲、炙甘草、朱砂。每次 1 丸，每日 2 次。补气，养血，安神。适用于心脾两虚之不寐。

(三) 天王补心丹

人参(去芦)、玄参、丹参、茯苓、远志、桔梗、生地黄、当归(酒浸)、五味子、天冬、麦冬(去心)、柏子仁、酸枣仁(炒)。每次 1 丸，每日 2 次。滋阴养血，补心安神。适用于心脾两虚之不寐。

（四）知柏地黄丸

知母、黄柏、熟地黄、山茱萸（制）、牡丹皮、茯苓、泽泻、山药。每次 6g，每日 2 次。滋阴降火。适用于阴虚火旺之不寐。

（五）逍遥丸

柴胡、当归、白芍、白术（炒）茯苓、薄荷、生姜、甘草（炙）等。每次 8 丸，每日 3 次。疏肝解郁。适用于肝郁气滞或肝郁化火之不寐。

（六）保和丸

山楂、神曲、半夏、茯苓、陈皮、连翘、莱菔子。每次 6g，每日 2 次。消食和胃。适用于胃气不和之不寐。

（七）安神补脑片

鹿茸、制何首乌、淫羊藿、干姜、甘草、大枣、B 族维生素。每次 1～3 片（小片），每日 2 次。补肾健脑。适用于肾虚之不寐。

三、药物外治

（一）贴敷

吴茱萸 9g，米醋适量，将药捣烂后用醋调成糊。贴敷于两足心的涌泉穴，24 小时取下。

（二）足浴

每晚睡前用上述所使用的中药渣再加水煎煮，待水凉后，泡洗双脚，并可自搓双脚涌泉穴。

（三）药枕

柏树叶洗净晒干，装枕头，气味清香。能起到镇静，安眠的作用。

四、针刺

（一）体针

主穴：神门、内关、百会、三阴交。配穴根据证型选用：心脾亏虚者，可选加心俞、厥阴俞、脾俞；阴虚火旺者，可选加肾俞、太溪、太冲；心肾不交者，选加心俞、肾俞、太溪；肝火上扰者，选加肝俞、间使、太冲、风池、行间；脾胃不和者，选加胃俞、足三里、中脘、阴陵泉、丰隆。针刺用平补平泻，留针 30 分钟，每日 1 次，10 次为 1 个疗程。

（二）耳针

穴位为皮质下、交感、心、脾、肾、内分泌、神门。每次选 2～3 穴，中强度刺激，留针 20 分钟。配穴根据证型选取：心肾不交者，加心、肾；阴虚火旺者，加肾、肝；心脾不足者，加心、脾；肝胆火盛者，加肝、内分泌及耳尖放血。毫针轻刺激，或用王不留行贴压。具体操作：将王不留行贴附于 0.6 厘米×0.6 厘米大小胶布中央，用镊子夹住胶布贴敷在选用的耳穴上，嘱患者每日自行按压 3～5 次，每次 3～5 分钟，使之产生酸麻胀痛感，3～5 日更换 1 次，双耳交替施治，5 次为 1 个疗程。

五、按摩

（一）揉印堂穴

睡前可用一手掌放在后脑枕部，另一手用手指揉按双眉中间印堂穴。

（二）按压心包经

循着双侧上臂内侧中线，由上向下按压，痛点再重点按压，每日 1～2 次。

(三)点揉神门穴

神门穴位于腕横纹肌尺侧端,尺侧屈腕肌腱的桡侧凹陷处,于每日临睡前用一拇指指端的螺纹面,点揉另一手的神门穴,换另一手的拇指,同样点揉前手的神门穴,以感酸胀为宜,各重复 30 次。

(四)搓涌泉穴

于每日临睡前取仰卧位,微屈小腿,以两足心紧贴床面,做上下摩擦动作,每日 30 次。

(五)揉捻耳垂

双手拇指和示指分别捏住双侧耳垂部位,轻轻地捻揉,使之产生酸胀和疼痛的感觉,揉捻约 2 分钟。

(六)梳头法

用指叩法,双手弯曲,除拇指外,余手指垂直叩击头皮,方向为前发际、头顶、后头、项部及左中右三行。每天 3~5 次,每次至少 5 分钟。也可用梳子,方法同前。

六、食疗

(一)党参圆肉炖猪心

党参 15g,龙眼肉 12g,猪心(洗净)1 个。共放炖盅内,加水适量,隔水炖熟,盐调味后服食。适用于心脾两虚之不寐。

(二)百合鸡蛋糖水

百合 30~50g,鸡蛋 1 个,白糖适量。先将百合煲至烂熟,打入鸡蛋煮熟,再加白糖调味后服食。适用于阴虚火旺之不寐。

(三)双花枯草茶

菊花 18g,素馨花 12g,夏枯草 15g。水煎,加冰糖调味,作茶饮。适用于肝郁化火之不寐。

(四)百合粥

取干百合 30g(新鲜 60g),粳米 60g,大枣 10 粒,冰糖适量。各味加水适量,用文火煮粥,早晚服用。养心安神,润肺止咳。适用于心气不足、心虚胆怯之失眠。

(五)栗子龙眼粥

栗子(去壳切碎)10 粒,龙眼肉 15g,粳米 50g。各味加水适量,用文火煮粥,食时加糖调味。补心安神,益肾壮腰。适用于因心肾精血不足引起的失眠、心悸、腰膝酸软等。

(六)龙眼莲子山药粥

取莲子 30g,龙眼肉 30g,百合 20g,山药 20g,红枣 6 粒,粳米 30g。各味加水适量,用文火煮粥,食时加红糖调味。早晚食用。适用心脾两虚之失眠多梦、心悸健忘等症,亦宜病后调养。

(七)丹参冰糖水

丹参 30g,加水 300 毫升,用文火(小火)煎 20 分钟,去渣,加冰糖适量再稍煮片刻,分 2 次服用。丹参苦微寒,活血安神,对长期失眠者有安神作用。

(八)灵芝 15g,西洋参 3g,水煎,代茶饮

养心安神。适用于心气不足之不寐。

(九)五味子 10g,灵芝 10g,西洋参 5g,大枣 5 枚

水煎,代茶饮。养心安神。适用于心气不足之不寐。

(十)莲子 50g,百合 10g,酸枣仁(打碎)5g

水煎 1 小时,吃莲子喝汤。养心安神。适用于心气不足之不寐。

第七节　不寐的转归与预后

一、转归

不寐一证,虽可以分为心火炽盛、肝郁化火、痰热内扰、阴虚火旺、心脾两虚、心胆气虚 6 型,但由于人体脏腑是一个整体,在疾病状态下常可以相互影响,加之本病一般病程较长,故其转归变化亦多种多样。概言之,不外虚实之间的转化和由某一脏腑病变而转致多脏腑的病变两方面。如肝郁气滞,疏泄不行,既能因郁久化火而耗伤肝血,并进一步上灼心阴,下汲肾水,又能因木横克土,影响脾胃运化功能,导致化源不足,而为心脾气血衰少;或因肝郁气滞、脾运不健而生痰留瘀等。

二、预后本病的预后当视具体病情而定

(一)病情单纯,病程较短

在治疗上又能突出辨证求本,迅速消除病因者,则易治愈。

(二)病情复杂,病程较长

证见虚实夹杂,特别是正难骤复,而邪实又不易速去者,则治疗效果不甚理想,病情往往易反复,且病因不除或治疗失当,又易产生变证和坏证,如心脾两虚证者,如饮食不当或过用滋腻之品,易致脾虚加重,化源不足,气血更虚。又食滞内停,往往导致虚实夹杂。痰热扰心证者,如病情加重,则有成狂或癫之势。

第八节　不寐的康复与预防

一、预防

(一)尽量不熬夜

由于社会竞争激烈,许多人每天加班加点工作。到了晚上饮浓茶、咖啡提神以继续工作。长此以往,打乱了人体的生物钟,破坏了睡眠规律,从而出现失眠。

(二)避免精神高度紧张,保持良好心态

每个人要根据自身特点,安排工作、学习,期望值不要过高。这样,可能就会有意想不到的效果。

(三)生活尽量保持规律性

生活规律对人的健康非常重要,没有很好的休息,就不能很好地工作。要想有充沛的精力应对竞争,就必须生活规律,保证充足的睡眠。

(四)适当运动,防止失眠

每天早晚可适当运动,如散步、慢跑、打太极拳等,这样有利于精神放松,使人的睡眠中枢工作正常,入睡顺利。

(五)饮食要合理

在每天保证三餐的基础上,晚餐要少吃,避免大鱼大肉和辛辣刺激性食物。中医有句名言:"胃不和,而卧不安"。说的就是吃得不舒服会造成失眠,所以晚饭不可吃得过饱,且以吃清淡、易消化食物为好。

(六)晚上泡脚利于睡眠

每晚用温水泡脚 10 分钟,并用手按摩脚以促进血液循环,可促进睡眠。

(七)睡前避免过度兴奋或思虑过度

如睡前不看过于激烈的电影、电视、小说,也不要想过度悲伤的事,使精神放松,则利于入睡。

二、康复

(一)创造有利于入睡的条件反射机制

如睡前半小时洗热水澡、泡脚、喝杯牛奶等,只要长期坚持,就会建立起"入睡条件反射"。

(二)养成良好的睡眠卫生习惯

如保持卧室清洁、安静、远离噪声、避开光线刺激等;避免睡觉前喝茶、饮酒等。

(三)自我调节、自我暗示

可做一些放松的活动,也可反复计数等,有时稍一放松,反而能加快入睡。

(四)限制白天睡眠时间

除老年人白天可适当午睡或打盹片刻外,应避免午睡或打盹,否则会减少晚上的睡意及睡眠时间。

(五)用药

对于部分较重的患者,应在医生指导下,短期、适量地服用安眠药或小剂量抗焦虑、抑郁药。这样可能会取得更快、更好的治疗效果。但用药应注意以下两方面。

1.忌乱投医、乱服药、滥用所谓的"保健品"

人们在日常生活、工作、学习中有几天失眠是难免的,不要一见失眠就立即服安眠药。如果失眠持续 2 周以上,并出现白天明显不适症状,甚至影响工作或学习能力,可去正规医院失眠专科就诊。

2.用药后过渡

服药见效后,忌立即恢复原来紧张的工作,或又进入原来的精神环境。最好要有一个相对安静的生活、工作环境过渡一下,使之巩固一个阶段,这样才有利于减少病情的再复发。

(六)注意中药的服药方法

为了使中药达到血中一定的浓度,起到安神镇静入睡的作用,一般早晨和上午不服药,只在午后或午休及晚上临睡前各服 1 次。

(七)注意意外

对于严重不寐或同时具有精神失常的不寐患者,要注意安全,以防发生意外。

第六章　多寐

第一节　多寐的历史沿革

多寐就是所谓"嗜眠证""嗜睡证"。指不分昼夜,时时欲睡,呼之能醒,醒后复睡,精神困顿萎靡,不能自主,甚至不分地点、场合,卧倒便睡的一种病证。其发病原因主要由于阳气不足或脾虚湿盛所致。

1.《内经》虽无多寐的病名,但有类似记载。《素问·诊要经终论篇》载:"秋刺夏分,病不已,令人益嗜卧"。《素问·六元正纪大论篇》载:"凡此阳明司天之政……初之气……其病中热胀,面目水肿,善眠……"《灵枢·口问》叙述了睡眠的基本生理:"阳气尽,阴气盛,则目瞑,阴气尽而阳气盛,则寤矣"。《灵枢·寒热病》篇载:"阳气盛则瞋目,阴气盛则瞑目"。这说明多寐的病理主要是由于阴盛阳虚所致,因阳主动,阴主静,阴盛故多寐。《灵枢·大惑论》则阐述了多寐的病机:"人之多卧者,何气使然?"岐伯曰:"此人肠胃大而皮肤涩,而分肉不解焉。肠胃大则卫气留久,皮肤涩则分肉不解,其行迟……留于阴也久,其气不清,则欲瞑,故多卧矣"。明确指出阳气受阻,久留于阴,是造成多寐的主要病机。《灵枢·海论》曰:"髓海有余,则轻劲多力,自过其度;髓海不足,则脑转耳鸣,胫衰,苦忧悲,血气懈惰,故好卧"。可见精气亏虚,髓海不足也是多寐的病机。

2.《难经》则明确指出多寐的病位在脾,"怠坠嗜卧,四肢不收。有是者,脾也;无是者,非也"。

3.汉代张仲景《伤寒杂病论》认为,太阳病表邪未尽或少阴阳气不足均可表现为多寐,尤其少阴病以"但欲寐"为主症。

《伤寒论·辨少阴病脉证治》曰:"少阴之为病,脉微细,但欲寐也"。

《伤寒论·辨太阳病脉证治》曰:"风温为病,脉阴阳俱浮,自汗出,身重,多眠睡"。

《金匮要略·五脏风寒积聚病脉证治》指出:"心虚者,其人则畏,合目欲眠"。说明本病还与心气不足有关。

4.隋代《诸病源候论》进一步阐述了《内经》的观点,认为多寐与阳气不足有关。其曰:"嗜眠者,由人有肠胃大,皮肤涩者,则令分肉不开解,其气行于阴而迟留,其阳气不精,精神明不爽昏塞,故令嗜眠"。

5.宋代《太平圣惠方》认为多寐的病因病机"由荣卫气涩,阴阳不和,胸膈多痰,脏腑壅滞,致使精神昏浊,昼夜耽眠,此肾积热不除,肝胆气实,故令多睡也"。

6.后世医家对多寐一证又有进一步的阐述。例如:"脾胃受湿,沉困无力,怠惰好卧",可见多寐主要由于脾虚湿胜所引起。明代李梴《医学入门》有"多眠"一节,说"多眠阴盛,而昼寝不厌",与多寐基本一致。

7.清代沈金鳌著《杂病源流犀烛》,则有多寐之称,并立"不寐多寐源流"一篇加以论述,认为"多寐,心脾病也。一由心神昏浊,不能自主;一由心火虚衰,不能生土而健运"。可谓各有剖析,各具见地。

8.对于多寐的治疗,《伤寒论》对少阴病但欲寐的证治,主用温经助阳、逐水消阴之法。李东垣则从脾胃论治,提出当升阳益气。《杂病源流犀烛》总结前人的经验,治疗较为系统,指出:"体重或浮而多寐,湿胜也。宜平胃散加防风、白术。食方已即困倦欲卧,脾气弱……俗名饭醉,宜六君子汤加山楂、神曲、麦芽。四肢怠惰而多寐,气弱也,宜人参益气汤"。

现代医学的发作性睡病、神经官能症、原发性睡眠增多症、Kleine-Levin综合征、睡眠呼吸暂停综合征、某些精神病的患者,其临床症状与多寐类似者,可参考本文内容辨证论治。

第二节 多寐的病因病机

多寐的主要病位在心,与脾、肾关系密切。主要由于饮食失调,情志不遂,年老体衰,头部外伤等原因,导致痰湿困阻,脾气不足,阳气虚衰,瘀血阻窍,心气不足,精气亏损,而致气血阴阳失调,无以奉养心神,心神失养而致多寐。本病主要以虚证为本,实证为标,临床多见虚实夹杂之证。

一、病因

(一)痰湿困扰

久居卑湿之地,或长时间涉水冒雨而感受湿邪,以致湿邪束表,阳气不宣;或过食生冷、肥甘,饮酒无度,以致脾胃受损,湿从内生。湿为阴邪,其性重着黏腻,弥散于肌肤分肉之间,阳气痹阻,久留于阴,即成多寐。

脾胃虚弱,运化无权,则使谷不化精而成痰湿。痰湿壅滞,阳气不振,亦成多寐。

(二)脾气不足

思虑劳倦,饮食不节,损伤脾胃,运化无权,化源不充,而致气血亏虚,亦成多寐。明代徐春甫《古今医统大全·倦怠嗜卧门》中说:"脾胃一虚,则谷气不充,脾亦无所纂,脾运四肢,即禀气有亏,则四肢倦怠,无力以动,故困乏而嗜卧也"。亦即此意。

(三)阳气虚衰

年老体虚,肾气衰惫,脾肾不足,阴寒内生。亦有亡血失精,肾阴先亏,阴病及阳,而致阴阳俱虚,故委顿困倦,而成多寐。

(四)瘀血阻窍

头部外伤,血脉瘀阻;惊恐气郁,气机逆乱,气血失调;痰浊入络,阻塞血络。凡此种种,均可使气血运行不畅,阳气痹阻而成多寐。

(五)心气不足

多由禀赋不足,或病后失调,或思虑劳心过度,心血暗耗,或劳役不节,伤及心气,以至心气不振而成多寐。

(六)精气亏损

年高体衰,或大病久病后,肾气亏虚,阴阳俱损,不能化生精气充养脑髓,或房劳过度,阴精耗损,而脑为髓之海,肾阴亏虚,髓海不足,脑失其用,神明不爽,以致多寐。

二、病机

(一)实证

由于痰湿困扰,瘀血阻窍,或痰瘀互结,以致清阳不升,浊阴不降,阳气痹阻不能上奉于脑而致多寐。

(二)虚证

由脾气虚弱,或心肾阳气亏虚,或精气不足,心神失养,髓海空虚而致多寐。

实证与虚证又可相互转化,或由实致虚,或虚中夹实,以致于虚实互现。

第三节　多寐的诊断与鉴别诊断

一、诊断

(一)发病特点

本病患者多有反复发作史。

(二)临床表现

患者不论白天黑夜,不分场合地点,精神委顿,随时可以入睡,若呼之亦能觉醒,但未几又入睡,严重影响正常生活、工作、学习,因此不得不以此为主诉求医就诊。

至于一般慢性患者,年老体衰,精神困倦,睡眠较多,虽可按多寐病机辨证,但不能称为多寐。发热患者,或热病后期,昏昏欲睡,这是热病邪正相争的表现,应根据热病的病情辨证,亦不应以多寐论治。各系统及实验室检查应排除能导致意识障碍的严重器质性病变和感染性疾病。

二、鉴别诊断

(一)昏迷

多寐者整日嗜睡,有时会与昏迷混淆,但多寐虽然也可终日昏睡,但呼之能醒,对周围的事物有反应,能够分辨环境和认识亲人,神志清楚。昏迷的特点是不省人事,神志不清,意识丧失,是临床上一个严重的证候。有少数浅昏迷患者,虽然偶有呼之能醒者,但最多不过稍能睁目示意而已,与多寐完全不同。

(二)厥证

厥证是由阴阳失调,气机逆乱所引起的。以突然昏倒,不省人事,伴有四肢逆冷为特征。多寐者则病史较长,虽整日昏昏欲睡,但呼之能醒。厥证一般多有夙因,或正值大病之际,呼之不应,而且伴有四肢逆冷,脉微欲绝等阴阳离决之象,两者当不难鉴别。

第四节　中医辨证论治多寐

一、辨证要点

(一)区分虚实

多寐的辨证要点,主要是区分虚实。如前所述,多寐的主要病机为阳气衰微,但导致阳气衰微的则有阳气不足和阳气痹阻。阳气不足为虚证,阳气痹阻则多为实证,两者病因不同,治法亦异。需详加辨证,才能进行正确的治疗。

(二)明辨标本

多寐虽分虚实,但由于病程较久,症状都较为复杂,往往都是虚中夹实,实中有虚。因此在辨证当中应详加审察,根据患者病史、体质、神态、临床见证、舌脉表现等,判断何者为本,何者为标,在治疗上才能有的放矢。

二、治疗原则

治疗多寐,气虚者当从健脾入手,阳虚者当以温肾为主,湿困者当以化湿,痰痹者当以化痰,瘀阻者当以活血,心气不足者则补益心气,精气亏损者则补益肾精。若病程延久,病情复杂者又当灵活变通之。

三、分证论治

(一)湿邪困脾证

1.症状

头蒙如裹,日夜昏昏嗜睡,肢体沉重,或见水肿,脘痞闷,纳少泛恶。

2.舌脉

舌质红,苔腻,脉滑。

3.证候分析

湿邪外束,内困脾土,运化失司,湿浊停留,清阳不升,故头蒙如裹,昏昏欲睡;脾主四肢,湿浊困脾,则四肢沉重,甚至水肿;湿阻中州,则胸脘痞闷,纳少泛恶;苔腻、脉濡为湿邪内困之征。

4.治则

燥湿,健脾,醒神。

5.方药

太无神术散。药用:苍术 10g,陈皮 6g,藿香 10g,厚朴 10g,石菖蒲 10g,生姜 10g,大枣 10g。

6.方义分析

此方为平胃散之变方,方中苍术燥湿健脾;藿香芳香化浊;陈皮理气和中;厚朴、生姜宽中、理脾、除湿;甘草、大枣调和诸药,调理脾胃;石菖蒲醒脾、提神、开窍。诸药合用,湿浊得化,脾胃健运,则神爽身清矣。

7.加减

若湿邪久蕴,每易化热,症见苔腻而黄,脉濡略数,口黏而苦,溲黄,心中懊恼,治当清热化湿,香燥之品宜减量,或加黄芩 10g,栀子 10g,通草 10g,薏苡仁 15g 等。

(二)痰浊痹阻证

1.症状

精神委顿,昼夜嗜睡,胸闷脘胀,形体肥胖。

2.舌脉

舌质红,苔厚,脉滑。

3.证候分析

脾运不健,水谷不化精微而成痰浊,痰浊痹阻,阳气不振,故见精神委顿,昼夜嗜睡;痰浊壅滞,气机不畅,故胸闷多痰;形体肥胖为痰湿之躯;苔厚、脉滑均为痰湿之征。

4.治则

化痰醒神。

5.方药

温胆汤加减。药用:竹茹 10g,枳实 10g,茯苓 15g,半夏 10g,橘红 10g,甘草 10g,酸枣仁 10g。

6.方义分析

方中半夏、陈皮化痰和中;竹茹清化痰热,除烦止呕;枳实下气宽胸;茯苓健脾化湿;加生酸枣仁以醒神。诸药合用,共奏化痰醒神之功。

7.加减

若痰郁化热者,加黄芩 10g,黄连 6g,黛蛤散 10g,胆南星 10g,石菖蒲 15g,远志 6g。

(三)脾气不足证

1.症状

精神倦怠,嗜睡,饭后尤甚,肢怠乏力,面色萎黄,纳少便溏。

2.舌脉

苔薄白,脉微弱。

3.证候分析

脾虚气弱,运化无权,脾气不足,清阳不升,则神倦嗜睡,饭后尤甚;脾运不健,故纳少便溏,肢怠乏力,面色萎黄,脉虚弱,均属脾虚气弱之象。

4.治则

健脾益气。

5.方药

香砂六君子汤加减。药用:党参 15g,白术 10g,茯苓 10g,半夏 10g,陈皮 6g,木香 10g,砂仁(后下)10g,甘草 10g。

6.方义分析

方中四君子汤健脾益气;二陈汤化痰和中;木香、砂仁醒脾开胃。诸药合用,共奏健脾益气之功。

7.加减

若脾虚下陷见气短、脱肛者,可用补中益气汤益气升阳。药用:党参 10g,黄芪 15g,白术

10g,陈皮 6g,升麻 10g,柴胡 10g,当归 15g,炙甘草 10g。若气血俱虚,兼见气短心悸,面白无华者,可用人参养荣汤化裁。药用:人参(另煎)10g,白术 10g,茯苓 10g,黄芪 20g,炙甘草 10g,当归 10g,白芍 10g,熟地黄 10g,陈皮 6g,桂心 3g,五味子 10g,远志 10g,生姜 10g,大枣 10g。

(四)阳气虚衰证

1.症状

精神疲惫,整日嗜睡懒言,畏寒肢冷,健忘。

2.舌脉

舌淡苔薄,脉沉细无力。

3.证候分析

年高久病,肾气亏虚,命门火衰,阳气虚衰,故见精神疲惫,嗜睡懒言;阳气不足,不能温煦肌表四肢,故畏寒肢冷;髓海不足故健忘;舌淡苔薄,脉细无力,均为阳气虚衰的表现。

4.治则

益气温阳。

5.方药

附子理中丸加减。药用:炮附子 6g,干姜 10g,人参(另煎)10g,甘草 10g,白术 10g。

6.方义分析

方中附子、干姜辛热温阳,附子重在温肾,干姜重在温脾;人参健脾益气,大补元气;甘草和中益气,共奏温补脾肾之功。脾肾阳旺,嗜睡自退。水谷得运,则精神自振。

7.加减

若属阴精久亏,阴病及阳而阴阳俱衰。症见疲惫嗜卧,腰膝冷痛,溲频不禁,法当以右归饮阴阳双补,甚至可加鹿角胶、紫河车等血肉有情之品,以峻补精血。右归饮组成:熟地黄30～60g,炒山药 6g,山茱萸 3g,枸杞子 6g,炙甘草 3～6g,姜制杜仲 6g,肉桂 3～6g,制附子3～9g。

(五)瘀血阻滞证

1.症状

头昏头痛,神倦嗜睡,病程较久,或有头部外伤史。

2.舌脉

舌质紫暗或有瘀斑,脉涩。

3.证候分析

瘀血阻络,不通则痛,故见头昏头痛;瘀血阻滞,阳气痹阻,故见神倦嗜睡;脉涩,舌质紫暗或有瘀斑,均为瘀血之征。

4.治则

活血通络。

5.方药

通窍活血汤加减。药用:水牛角 30g,赤芍 15g,川芎 10g,桃仁 10g,红花 10g,生姜 10g,大枣 10g,老葱白 3 根。

6.方义分析

方中赤芍、川芎、桃仁、红花以活血化瘀;麝香(现多用水牛角代替)葱白以通阳开窍;姜、枣调和营卫。诸药合用,共奏活血通络之功。

7.加减

若兼有气滞者,加青皮 10g,陈皮 10g,枳壳 15g;兼有阳虚者,加桂枝 6g,炮附子 10g;兼有痰浊者,加半夏 10g,陈皮 10g,白芥子 10g 等。

(六)肾精亏虚证

1.症状

倦怠嗜卧,神情呆滞,思维迟钝,精力不支,记忆力减退,懒言少语,耳鸣耳聋,腰膝酸软。

2.舌脉

舌质淡,脉细弱。

3.证候分析

年高久病或房劳过度损耗肾中精气,导致肾精亏虚,不能充养脑髓,则倦怠嗜卧,神情呆滞,思维迟钝,记忆力减退;肾精不足则不能充养耳窍,则见耳鸣耳聋,腰膝酸软;舌质淡,脉细弱则是肾精亏虚的舌脉表现。

4.治则

益精填髓。

5.方药

河车大造丸加减。药用:紫河车 10g,党参 10g,黄柏 10g,杜仲 15g,牛膝 10g,天冬 10g,麦冬 10g,龟板(先煎)10g,熟地黄 10g,茯苓 15g。

6.方义分析

方中熟地黄、紫河车、龟板补益精血;党参大补元气;麦冬养阴生津;杜仲温补肾阳;牛膝则引药下行。诸药合用,共奏补肾填精,补髓益脑之功。

7.加减

兼阳虚者,可加炮附子 10g,肉桂 6g,鹿角霜 10g;头晕目眩者,加天麻 10g,菊花 6g,钩藤20g,石决明 30g,以平肝熄风。

(七)心气不足证

1.症状

精神萎靡,嗜睡难醒,健忘惕惊,心悸气短,自汗,动则汗出,面色少华。

2.舌脉

舌质淡红,苔薄白,脉沉细无力。

3.证候分析

多由禀赋不足,或病后失调,或思虑劳心过度而使心气受损,心气不足,运血无力,心失所养,故见精神萎靡,嗜睡难醒,健忘,心悸气短;汗为心之液,心气虚无力固摄则自汗,动则尤甚;心其华在面,心气虚则面色少华;舌质淡红,苔薄白,脉沉细无力则为心气不足的征象。

4.治则

补益心气。

5.方药

养心汤加减。药用:黄芪 20g,党参 15g,当归 15g,川芎 15g,茯苓 10g,半夏曲 10g,肉桂

3g,茯神 15g,五味子 10g,柏子仁 15g,远志 6g,甘草 10g,酸枣仁 30g。

6.方义分析

方中黄芪、党参以补养心气,气行则血行;当归、川芎补血、活血,行气则心有所养;茯苓、半夏曲,健脾和胃,则气有所生;肉桂引火归元以助阳气;茯神、五味子、酸枣仁、柏子仁以养心安神;远志以开窍醒神;甘草调和诸药。诸药合用,共奏养心安神、醒神开窍之效。

7.加减

若恶风,怕冷,肢厥者,加附子 10g,桂枝 10g,防风 10g;多梦者,加生龙骨(先煎)30g,生牡蛎(先煎)30g。

第五节　多寐的其他治法

一、单方验方

(1)商陆花阴干,捣末,水送服 1g。治人心昏塞,多忘喜卧。

(2)大麦蘖 1000g,川椒 30g,共炒,干姜(捣末)60g,每次 2g,开水送服,每日 3 次。治脾虚多寐,食毕甚好。

(3)马头骨烧灰,每次 2g,每日 3 次,开水送服,做枕亦良。主治喜眠。

(4)生酸枣仁 30g,腊茶 60g(或以绿茶代),以生姜汁涂,炙微焦为散,每次 6g,水煎温服。治肝热多寐。

二、针刺

(一)针刺

理气化痰,调神醒脑为主。湿浊困脾、气血亏虚、肾精不足者,针灸并用补法或平补平泻。以督脉为主,可以针刺百会、四神聪、印堂、丰隆、足三里穴。湿浊困脾,加脾俞、三阴交穴;气血亏虚,加气海、心俞、脾俞穴;肾精不足,加关元、肾俞穴。

(二)耳针

取脑点枕、内分泌、脾、肝、神门穴。每次选用 3~5 穴,毫针浅刺,留针 30 分钟,也可用王不留行贴压。

(三)梅花针法

选百会、风池、太阳等穴,常规消毒后,以梅花针轻轻叩打之,力度掌握在皮肤微微出血为佳。每日 1 次,10~15 次为 1 个疗程。

三、足浴疗法

黄连 15g,肉桂 10g,置盆内,加入沸水后焖泡 15~30 分钟,待药液温度降至 50℃左右,浴足,并反复揉搓,每日早晚各 1 次。

第六节　多寐的转归与预后

多寐的转归与致病因素有较密切的关系。湿邪困脾或痰浊所致的多寐,只要治疗得当,效果比较满意。但由于湿性重浊黏腻,不易速化,治疗进展缓慢,不可急于求成。若治疗不当,脾胃之气愈伤,痰湿不化,进一步可致虚实夹杂之证。脾虚日久,后天化源不足,可引起阴阳气血亏损,导致全身其他病变。

多寐的预后一般良好,实证疗效较佳。虚证患者,特别是老年体衰、阳气不足者,则疗效较差。

第七节　多寐的康复与预防

多寐一证,与阳气不足和阳气痹阻关系最为密切,阳气痹阻又与痰湿及瘀血等有关。因此,在饮食起居上应多加注意,勿久居潮湿之地,饮食要节制肥甘厚味,选取清淡而营养丰富的食物。适当进行气功、太极拳等锻炼,以增强体质,振奋精神。

第七章　健忘

第一节　健忘的历史沿革

健忘又称"善忘""多忘""喜忘"，是指由于脑力衰弱，记忆减退，遇事易忘的一种病证。健忘多因心脾虚损、髓海不足、心肾不交、痰瘀痹阻等，使心神失养，脑力衰弱所致。

虽然"健忘"一词始见于南北朝雷教的《雷公炮炙论》，但是早在《内经》中已有关于本病的记载，时称善忘。如《素问·五常政大论篇》云："太阳司天，寒气下临，心气上从……热气忘行……善忘"。《灵枢·大惑论》阐述了本病的病因病机："上气不足，下气有余，肠胃实而心肺虚，虚则营卫留于下，久之不以时上，故善忘也"。盖心肺虚而胃肠实，营卫留于下，则肾中之精气不能时时上交于心，故健忘。

迨后，历代医家多有论述。如汉代张仲景《伤寒论·辨阳明病脉证治》曰１："阳明证，其人喜忘者，必有蓄血。所以然者，本有久瘀血，故令喜忘；屎虽硬，大便反易，其色必黑者，宜抵当汤下之"。指出瘀血内阻致健忘的病机、症状及治疗方药。唐代孙思邈在《备急千金要方》中，称本病为"好忘"，并立开心散等 16 个治疗方剂。

宋代医家普遍以"健忘"为本病命名，对其病因病机治疗方药亦多有发挥。如宋代《圣济总录·心脏门·心健忘》强调病因为七情失调，惊恐忧思，病机为心虚，气血衰少，气滞血涩，神惯志乱。其其："健忘之病，本于心虚，血气衰少，精神昏愦，故志动乱而多忘也。盖心者，君主之官，神明出焉，苟为怵惕思虑所伤，或愁忧过损，惊惧失志，皆致是疾，故曰愁忧思虑则伤心，心伤则喜忘。"又"久怀忧戚，气滞血涩，失志健忘"，并列安神定志人参汤等方以治之。宋代严用和《济生方·健忘论治》认为，本病系"思虑过度，意舍不精，神官不职"所致，为心脾两脏之病，故"治之之法，当理心脾，使神意清宁，思则得之矣"，制订了归脾汤治疗本病。

元代朱丹溪《丹溪心法·健忘》认为，本病之成因"亦有痰者"。该篇载有戴思恭的论述："健忘者，为事有始无终，言谈不知首尾，此以为病之名，非比生成之愚顽不知人事者"。对健忘与痴呆做了鉴别。戴思恭在《推求师意·健忘》中还指出："设使因痰健忘，乃一时之病，亦非独痰也。凡心有所寄与诸火热伤乱，其心皆健忘也"。治疗健忘"药固有安心养血之功，不若平心易气，养其在己而已"。说明痰与火热之邪扰乱神明均可导致健忘，治疗方法除药物以外，还可进行自我心理调适。明代李梴《医学入门》中指出："怔忡久则健忘"。认为健忘与怔忡有密切关系，并对不同证候提出不同的治疗方法。明代李中梓《医宗必读·健忘》指出："心不下交于肾，则火乱其神明；肾不上交于心，精气伏而不用。火居上则因而为痰；水居下则因而生躁，扰扰纭纭，昏而不宁，故补肾而使之时上，养心而使之善下，则神气清明，意志常治，而何健忘之有"。阐明心肾不交致健忘的病机与治则。

清代，对本病的认识更加深入，认为本病与五脏及脑的功能障碍密切相关。清代陈士铎

《辨证录·健忘门》在强调治疗健忘补心肾的同时,进而指出,健忘"乃五脏俱伤之病,不止心肾二经之伤也"。又云:"人有气郁不舒,忽忽如有所失,目前之事,竟不记忆,一如老人之善忘,此乃肝气之滞,非心肾之虚耗也"。重视肝郁对本病的影响。清代林珮琴《类证治裁·健忘论治》中指明记忆与脑髓有关:"夫人之神宅于心,心之精依于肾,而脑为元神之府,精髓之海,实记性所凭也"。因此健忘的病机既要注重心肾,还要责之脑髓不足。主张"治健忘者,必交其心肾,使心之神明,下通于肾,肾之精华,上升于脑,精能生气,气能生神,神定气清,自鲜遗忘之失"。其他医家对健忘之证治亦有一定发挥,强调辨证论治的重要。

总之,历代医家对健忘之病因病机的认识以责之心、脾、肾虚损或失调者居多。治疗亦宗宁心、健脾、益肾诸法,近代医家尤其重视辨证论治,使健忘之治疗方法日趋丰富。

根据本病的临床表现,西医学的神经衰弱、脑动脉硬化等疾病出现以记忆障碍为主者,可参照本文进行辨证论治。天生生性迟钝、天资不足者不属本病范围。

第二节　健忘的病因病机

一、中医认识

本病之病因,较为复杂。或因房事不节,肾精暗耗;或思虑过度,劳伤心脾;或因案牍劳形,耗伤心血;或因禀赋不足,髓海欠充;或痰饮瘀血,痹阻心窍;或年老体弱,神志虚衰;或伤寒大病,耗伤气血等,均可引起健忘的发生。兹将病因病机简述如下。

(一)心脾两亏

心主神志,脾志为思,若思虑过度,劳心伤神,致心脾两亏,心失所养,心神不宁,而成健忘。如《三因极一病证方论·健忘证治》中说:"脾主意与思,意者记所往事,思则兼心之所为也……今脾受病,则意舍不清,心神不宁,使人健忘,尽心力思量不来者是也……二者通治"。

(二)心肾不交

大病久病,身体亏虚,或房劳过度,阴精暗耗,肾阴亏虚,不能上承于心;心火独亢,无以下交于肾,心肾不交则健忘。《辨证录·健忘门》曰:"肾水资于心,则智慧生生不息;心火资于肾,则智慧生生无穷……两不相交,则势必至于两相忘矣"。

(三)髓海空虚

肾藏精、生髓,上通于脑。脑为元神之府、精髓之海。年迈之人,五脏俱衰,精气亏虚,不能上充于脑,髓海空虚,神明失聪,则健忘。正如《类证治裁·健忘论治》所云:"老人健忘者,脑渐空也"。《医方集解·补养之剂》曾经指出:"人之精与志,皆藏于肾,肾精不足则志气衰,不能上通于心,故迷惑善忘也"。

(四)痰迷心窍

饮食不节,过食肥甘,或思虑忧戚,损伤脾胃,脾失健运,痰浊内生;或情志不畅,肝郁化火,炼液为痰;痰浊上犯,心窍被蒙,失于聪敏,则致健忘。《古今医统大全·健忘》曰:"过思伤脾,痰涎郁滞,虑愈深而忘愈健,宜理脾寡欲,则痰涎既豁而神斯清,何健忘之有?"

(五)气滞血瘀

情志失调,肝失疏泄,气机不畅,则气滞血瘀;或痰浊阻滞,血行不畅,则痰瘀互结;脑络痹阻,神失所养,浊蔽不明,使人健忘。《血证论》曰:"凡心有瘀血,亦令健忘,内经所谓血在下如狂,血在上喜忘是也。夫人之所以不忘者,神清故也……血在上,则浊蔽而不明矣。凡失血家猝得健忘者,每有瘀血"。

总之,健忘病位在脑,在脏属心,与肝、脾、肾关系密切。病属本虚标实,以虚为多。本虚为气血不足,心脾两虚,肾精亏损,髓海不足,心肾不交;标实包括气滞、火郁、痰阻、血瘀。日久病多虚实夹杂,痰瘀互结,数脏同病。

二、现代医学认识

健忘症的发病原因有多种。

(一)年龄

年龄是健忘发生的最主要的原因。近年来,健忘症发病率有低龄化趋势,但相对年轻人而言,40 岁以上的中老年更容易患健忘症。人的最佳记忆力出现在 20 岁前后,然后脑的功能开始渐渐衰退,25 岁前后记忆力开始正式下降,年龄越大记忆力越差。

(二)心理因素

持续的精神压力和精神紧张会使脑细胞产生疲劳,而使健忘症恶化。最近,专家也开始注意到,心理因素对健忘症的形成也有不容忽视的影响,到医院就诊的健忘症患者有很多有抑郁症症状。一旦人陷入抑郁症,就会固执地仅关注抑郁本身而对社会上的人和事情漠不关心,于是大脑的活动力低下,而诱发健忘症。

(三)其他

过度吸烟、饮酒,缺乏维生素等,可以引起暂时性记忆力恶化。

第三节 健忘的分类特点

一、器质性健忘

器质性健忘是指由于大脑皮质记忆神经发生疾病,包括脑肿瘤、脑外伤、脑炎等,造成记忆力减退或丧失;某些全身性严重疾病,如内分泌功能障碍、营养不良、慢性中毒等,也会损害大脑造成健忘。同时,随着年龄的增长,大脑本身也会发生一定程度的退行性变化,或者由于脑部动脉逐渐硬化而导致脑功能衰退。

二、功能性健忘

功能性健忘是指大脑皮质记忆功能发生问题。人到了中年,肩负工作重任,家务劳动繁多,学的东西记忆在大脑皮质的特定部位常常扎得不深。若经常加强记忆,经常用脑,可以改善功能性健忘。

第四节　健忘的诊断与鉴别诊断

一、中医诊断

(一)发病特点

各年龄人群均可发病,但以中老年人多见。一般起病隐匿,病程较长。也有继发于热病重病、精神心理疾病之后者。

健忘之发生,临床有以此为主症者,亦有为兼症者,诊断时可视健忘的程度和与他症的关系加以分别。

(二)临床表现

记忆减退,遇事善忘,或事过转瞬即忘,重者言谈中不知首尾,即《类证治裁·健忘论治》所谓:"陡然忘之,尽力思索不来也"。常伴有心悸、少寐、头晕、反应迟钝等症。

二、西医诊断

认真回答以下问题可以诊断是否健忘。

(1)经常忘记电话号码或人的姓名。

(2)有时已经发生的事情,短时间内却无法回忆起细节。

(3)几天前听到的话都忘了。

(4)很久以前曾经能熟练进行的工作,现在重新学习起来有困难。

(5)反复进行的日常生活发生变化时,一时难以适应。

(6)配偶生日、结婚纪念日等重要的事情总是忘记。

(7)对同一个人经常重复相同的话。

(8)不管什么事做过就忘了。

(9)忘记约会。

(10)说话时突然忘了说的是什么。

(11)忘记吃药时间。

(12)买许多东西时总是漏掉一两件没买。

(13)忘记关煤气而把饭菜烧焦。

(14)反复提相同的问题。

(15)记不清某件事情是否做过,如锁门、关电源。

(16)忘记应该带走或带来的东西。

(17)说话时突然不知如何表达。

(18)忘记把东西放在哪里。

(19)曾经去过的地方再去却找不到路。

(20)物品在经常被放置的地方找不到,却在想不到的地方找到了。

回答了以上问题,可以大体知道自己的健忘程度。符合 0~5 个问题,属正常。偶尔有些琐事想不起来,这只是极轻微的记忆力减退,没必要浪费时间来担心这个问题。符合 6~14 个问题,属轻微的健忘症。很多怀疑自己得了严重健忘症的人大多数处于这个阶段。轻微的健忘症多数人都有,不必有太大的心理压力,但应注意调整,戒烟酒,补充维生素。符合 15～20 个问题,属严重的健忘症,应尽快治疗。

三、鉴别诊断

(一)痴呆

痴呆与健忘均有记忆障碍,且多见于中老年人,但两者有根本区别。痴呆记忆障碍表现为前事遗忘,不知不晓,并伴随有精神呆滞,沉默少语,语无伦次,时空混淆,计算不能,举动不经等认知障碍与人格改变。而健忘是知其事而善忘,未达到遗忘的程度。有少部分健忘患者久治不愈,可以发展为痴呆。

(二)郁证

郁证以情志抑郁为主证,虽有多忘,但属兼证,主要表现为神志恍惚,情绪不宁,悲忧欲哭,胁肋胀痛,善太息,或咽中如有异物梗阻等。而健忘以遇事善忘为主,无情志抑郁之证。郁证以中青年女性多见,健忘多发于中老年人,且男女均可发病。

第五节　中医辨证论治健忘

一、辨证要点

(一)详审病因

引起健忘之原因甚多,当仔细分辨。如年老而健忘者,多缘五脏俱损,精气亏虚;劳心过度而健忘者,缘心脾血虚之故;禀赋虚弱、神志不充者,缘先天不足,肾虚髓空;忧思太过、操劳过度者,以后天受损,脾虚精血不足居多。

(二)明辨虚实

健忘之证,虚者十居八九,但亦有邪实者。其虚多责之心、脾、肾之不足,其实也有痰气凝结与瘀血内停之不同。虚者可见体倦乏力、心悸少寐、纳呆语怯、腰酸耳鸣等症状,舌质淡,或边有齿痕,脉多沉细无力或尺弱。其实者多有语言迟缓,或神思欠敏等症状,舌苔白厚腻,或舌质暗,脉多滑数或弦大。

二、治疗原则

健忘,因虚而致者多,故治疗以补其不足为主要原则。补法之运用,或补益心脾,或交通心肾,或补肾填精,因证而异。若为气郁、痰阻、血瘀等证,当理气开郁、化痰泄浊、活血化瘀,同时兼顾扶正固本。

三、分证论治

(一)心脾两虚证

1.症状

记忆减退,遇事善忘,精神倦怠,气短乏力,声低语怯,心悸少寐,纳呆便溏,面色少华。

2.舌脉

舌质淡,舌苔薄白或白腻,脉细弱无力。

3.证候分析

心藏神,脾主思,心脾两亏,则神志失藏,故记忆减退,遇事善忘;脾虚则气血生化不足,气虚则倦怠乏力,气短,神疲;心血虚则心悸,少寐;脾失健运,痰湿内生,则纳呆便溏,舌苔白腻;舌质淡,舌苔白,脉细弱无力,均为心脾两亏之征象。

4.治则

补益心脾。

5.方药

归脾汤加减。药用:人参 10g,炒白术 10g,炒黄芪 10g,龙眼肉 10g,茯神 10g,当归 15g,炒酸枣仁 15g,木香 10g,炙甘草 10g,生姜 10g,大枣 10g,远志 6g。

6.方义分析

方中人参、黄芪、白术、甘草益气健脾;当归、龙眼肉养血和营;茯神、远志、酸枣仁养心安神益智;木香调气,使诸药补而不滞。诸药合用,则气血得补,心神得养,健忘可愈。

7.加减

可合用孔圣枕中丹,药用:龟板、龙骨、远志、石菖蒲;兼脘闷纳呆者,加砂仁(后下)6g,厚朴 10g;兼不寐重者,加夜交藤 30g,合欢皮 15g,龙齿(先煎)30g。

(二)心肾不交证

1.症状

遇事善忘,心烦失眠,头晕耳鸣,腰膝酸软,或盗汗遗精,五心烦热。

2.舌脉

舌质红,苔薄白或少苔,脉细数。

3.证候分析

大病久病,或房事不节,伤精耗气,精气亏虚,则脑髓失充,而肾阴亏于下,不能上承于心,心火亢于上,不能下交于肾,水火不济,心肾不交,均致神明失聪,遇事善忘;阴亏于下,阳亢于上,则头晕耳鸣;阴虚火旺,虚火内扰,心神不安,精关不固,则五心烦热,心悸失眠,盗汗遗精;肾为腰之府,肾虚故腰膝酸软。舌质红,苔少,脉细数,均为阴虚火旺之征。

4.治则

交通心肾。

5.方药

心肾两交汤化裁。药用:熟地黄 15g,山茱萸 10g,党参 10g,当归 15g,麦冬 10g,酸枣仁 15g,白芥子 10g,黄连 6g,肉桂 3g。

6.方义分析

方中熟地黄、山茱萸补肾益精;党参、当归益气养血;麦冬、酸枣仁养阴安神;白芥子祛痰以宁心;黄连、肉桂上清心火,下温肾阳,交通心肾。如此,俾心肾交泰,水火既济,精足则神昌,健忘自可向愈。

7.加减

朱雀丸、生慧汤等亦可酌情选用。朱雀丸药物组成:沉香、茯神、人参。生慧汤药物组成:熟地黄、山茱萸、人参、酸枣仁、柏子仁、白芥子、石菖蒲、远志、茯神。

(三)髓海空虚证

1.症状

遇事善忘,精神恍惚,形体衰惫,气短乏力,腰酸腿软,发枯齿摇,纳少尿频。

2.舌脉

舌质淡,舌苔薄白,脉细弱无力。

3.证候分析

肾主藏精生髓,上通于脑。年老体衰,五脏俱亏,肾精亏虚,脑海不充,神明失聪,则遇事善忘,精神恍惚;肾主骨,其华在发,腰为肾之府,齿为骨之余,肾虚则腰酸腿软,发枯齿摇;肾与膀胱相表里,肾虚气化失司,州都失职,则尿频;精气亏虚则形体衰惫,气短乏力;脾失健运,则纳呆。舌质淡,舌苔白,脉细弱无力为精气虚弱之征。

4.治则

填精补髓。

5.方药

扶老丸。药用:人参 10g,白术 15g,茯神 10g,黄芪 15g,当归 15g,熟地黄 15g,山茱萸 10g,玄参 10g,石菖蒲 10g,柏子仁 15g,生酸枣仁 20g,麦冬 10g,龙齿 30g,白芥子 10g。

6.方义分析

扶老丸方中人参、黄芪、白术,茯苓益气补脾;熟地黄、山茱萸、当归、玄参、麦冬滋阴补肾;柏子仁、生酸枣仁、龙齿养心安神;石菖蒲、白芥子涤痰开窍。本方补后天以养气血,滋肝肾以益精髓,养荣健脑,宁心益智。

7.加减

若病重虚甚者,可合用龟鹿二仙膏:鹿角、龟板、人参、枸杞子。以加强补肾填精之功;伴心悸失眠者,可用寿星丸:人参、黄芪、白术、当归、生地黄、白芍、甘草、陈皮、茯苓、天南星、远志、朱砂、肉桂。偏于气阴亏虚,可用加减固本丸:人参、熟地黄、天冬、麦冬、茯苓、石菖蒲、远志、炙甘草、朱砂蜜。阴阳两虚,可用神交汤:人参、麦冬、巴戟天、柏子仁、山药、芡实、玄参、丹参、茯神、菟丝子。

(四)痰迷心窍证

1.症状

遇事善忘,头晕目眩,咳吐痰涎,胸闷体胖,纳呆呕恶,反应迟钝,语言不利。

2.舌脉

舌质淡,苔白腻,脉滑。

3.证候分析

脾失健运,聚湿生痰,痰浊上犯,痹阻脑络,蒙蔽心窍,则致健忘,反应迟钝,语言不利;痰浊内阻,清窍不利,则头晕目眩,咳吐痰涎,胸闷;痰阻中焦,运化失司,胃气上逆,则纳呆呕恶;肥人多痰,故本证多见于体胖之人;舌质淡,苔白腻,脉滑,为痰饮之征象。

4.治则

涤痰通窍。

5.方药

导痰汤加味。药用:半夏 10g,茯苓 15g,甘草 10g,枳实 10g,胆南星 10g,石菖蒲 10g,远志 6g,白芥子 10g。

6.方义分析

方中半夏、陈皮、茯苓、甘草燥湿健脾化痰;枳实行气化痰;胆南星化痰开窍。加用石菖蒲、远志、白芥子,以增涤痰开窍、宁心益智之功。诸药合用,共奏涤痰通窍之功。

7.加减

若属热痰或痰郁化热者,加竹沥 10 毫升,郁金 10g,黄连 6g;伴气虚者,加党参 10g,白术 10g,黄芪 15g;痰瘀互结者,加丹参 10g,川芎 10g,红花 10g,桃仁 10g,或合用血府逐瘀汤:当归 15g,生地黄 10g,赤芍 10g,川芎 10g,桃仁 10g,红花 10g,牛膝 15g,柴胡 10g,桔梗 10g,枳壳 15g,甘草 10g。

(五)气滞血瘀证

1.症状

记忆力减退,遇事善忘,表情淡漠,情绪低落,胸胁胀闷,失眠头晕,唇甲发绀。

2.舌脉

舌质淡紫或有瘀斑、瘀点,舌苔白,脉弦或涩。

3.证候分析

七情失调,肝失疏泄,气滞血瘀,脑脉痹阻,则记忆减退,遇事善忘,即所谓"瘀在上则忘也";肝气郁结,则表情淡漠,情绪低落,胸胁胀闷;气滞血瘀,心神失养,清窍不利,则失眠头晕;瘀血内阻,则唇甲青紫;舌质淡紫或有瘀斑、瘀点,舌苔白,脉弦或涩,为气滞血瘀之征。

4.治则

行气开郁,活血通络。

5.方药

气郁为主用逍遥散。药用:柴胡 10g,薄荷 10g,白芍 10g,当归 15g,白术 10g,茯苓 15g,甘草 10g。血瘀为主用血府逐瘀汤。药用:当归 15g,生地黄 15g,赤芍 10g,川芎 10g,桃仁 10g,红花 10g,牛膝 15g,柴胡 10g,桔梗 10g,枳壳 9g,甘草 10g。

6.方义分析

逍遥散中柴胡、薄荷疏肝行气醒脑;白芍、当归养血活血柔肝;白术、茯苓、甘草益气祛痰宁心。诸药合用,共奏行气解郁之功。血府逐瘀汤中当归、生地黄、赤芍、川芎养血活血;桃仁、红花、牛膝活血化瘀;柴胡、桔梗、枳壳行气开郁;甘草调和诸药,调中和胃,顾护正气。诸药合用,共奏活血通络之功。两方气血并治,各有侧重,当因证选用。如气滞血瘀并重,则逍遥散和血府逐瘀汤合用。

7.加减

若肝郁气滞,心肾不交,可用通郁汤,药用:白芍 10g,茯神 15g,人参 10g,熟地黄 15g,玄参

10g,麦冬 10g,当归 10g,柴胡 10g,石菖蒲 15g,白芥子 10g,白术 15g。下焦蓄血而健忘者,可用抵当汤,药用:水蛭 6g,蛀虫 10g,大黄 15g,桃仁 10g。

第六节　健忘的其他治法

一、单方验方

(一)远志菖蒲汤

远志 15g,石菖蒲 15g,加水 500 毫升,武火煮沸后,文火煎煮 30 分钟,取汁 200 毫升,代茶饮。

(二)核桃杏仁酒

核桃仁、红枣各 60g,杏花(去皮尖)30g,酥油、白蜜各 30 毫升,白酒 1500 毫升。将白蜜、酥油溶化,倒入白酒和匀,随将其余 3 味药研碎后放入酒内,密封。浸 21 天后即可。每次 15 毫升,每日 2 次,口服。阴虚火旺者忌服。

(三)阿胶鸡蛋羹

阿胶 10g,鸡蛋 1 个,白酒 10~15 毫升。阿胶放入容器内,加入白酒,蒸至阿胶全部溶化后取出,趁热打入鸡蛋搅匀,再蒸至蛋熟。每日 2 次,顿服。

(四)枸杞酒

枸杞子 60g,白酒 500 毫升。将枸杞子浸入白酒内封固,浸 7 天后即可。每晚服 1 小杯。

二、中成药开心丸

远志、石菖蒲、白茯苓、人参四味,按 4:3:3:2 的比例配方,为末,炼蜜制丸如梧桐子大。每次 30 丸,米汤饮下,日再服,渐加至 50 丸。

三、针刺

(一)体针

取穴百会、中脘、足三里。用艾条温灸百会穴 30 分钟,中脘穴针后加灸,足三里穴针刺补法,留针 30 分钟,每日治疗 1 次。

(二)耳针

取穴心、肾、脑干、皮质下、内分泌反应点,采取耳穴压丸法。方法:将药丸(王不留行、莱菔子)粘在 0.8 平方厘米的医用胶布上,找准穴位压痛点贴上,每次每穴连续按压 10 下,每日按压 3~5 次,隔 1 周换贴压另一侧耳郭。按压时以局部出现酸、麻、胀、痛感为度。

四、推拿

头部按摩,用十指指腹均匀搓揉整个头部的发根,从前到后、从左到右,次序不限,务必全部揉到。其重点揉搓穴位是百会、四神聪、率谷。反复 3 次。

五、食疗

以下食品如果能经常食用则可以补充脑力,增强记忆。

（一）核桃

核桃仁内含丰富的不饱和脂肪酸、蛋白质、维生素等成分,可营养大脑,促进细胞的生长,延缓脑细胞的衰弱进程,提高思维能力。每次1~2个核桃,每日2次,生吃,可增强记忆,消除疲劳,使大脑功能恢复正常。

（二）海带

海带含有丰富的亚油酸、卵磷脂等营养成分,有健脑的功能,海带等藻类食物中的碘类物质更是头脑中不可缺少的。

（三）黄豆和沙丁鱼

被称为植物蛋白之王的大豆中所含的谷酰胺和沙丁鱼中的牛磺素是大脑必需的蛋白质。将适量的黄豆洗净,与切成小块的沙丁鱼一起加水炖食或红烧,每天或隔天1次,有增强记忆、延缓脑细胞衰老的作用。

（四）芝麻等油类食品

将芝麻捣烂,加入少量白糖冲沸水吃,或买市售芝麻糊、芝麻饼干、芝麻饴等制品,早晚各吃1次,7日为1个疗程,5~6个疗程后,可收到较好的效果。

（五）南瓜

南瓜味甘性平,有清心醒脑的功能,适用于头晕、心烦、口渴等阴虚火旺病症证。因此,神经衰弱、记忆减退的人,将南瓜做菜食,每日1次,疗程不限,有较好的治疗效果。

（六）葵花子

常食葵花子有一定的补脑、健脑的作用。实践证明,喜食葵花子的人,不仅皮肤红润、细嫩,且脑子好用、记忆力强、言谈有条不紊、思维敏捷、反应较快。

（七）胡萝卜

胡萝卜中所含的蛋白质、氨基酸、糖、B族维生素、钙、磷、铜、镁等营养成分,是强身健脑的佳品。

第七节　健忘的转归与预后

健忘由于病因不同、病机复杂,其转归预后亦各不相同。青壮年患者每因饮食不节,思虑劳倦,或房劳过度,其证多属心脾两虚,心肾不交,或夹挟气郁痰蒙。大多经过治疗与调摄,病情可以改善与治愈。但若不重调摄,未予治疗或治之失当,则可能病情加重,证趋复杂,脾虚者夹挟痰,肾亏者髓减,气郁而化火,痰阻而挟瘀,终致虚实夹杂,迁延难愈。

中老年患者每因年迈体虚,久病失养,疾病迁延等,其证多属精气亏虚,髓海不足,五脏虚损,痰瘀互结。阴虚火旺,心肾不交。虚多实少,治疗较难。

年迈之人记忆力逐渐减退本是生理现象,若无他疾,无须药物干预,注重调摄即可。但有部分长期失治、误治的老年健忘者,有可能转为痴呆病。

第八节 健忘的康复与预防

一、预防

以下 11 种方法可以预防健忘。

(一)多听音乐保加利亚的拉扎诺夫博士以医学和心理学为依据,对一些乐曲进行了研究发现听

(二)勤于用脑"用进废退"是生物界发展的一条普遍规律,大脑亦是如此。勤奋的工作和学习

(三)摸索适合自己的记忆方法对一定要记住的事情写在笔记本上或写在便条上,外出购物或

科学证明,正确的重复是有效记忆的主要方法,特别是人在学习中通过自己的脑、手、耳、口并用进行知识记忆时,记忆的效率高,效果好。因为当人记忆时,应该用脑想,也要口念,手写,在学习中不知不觉地调动了自身更多的记忆"通道"参加记忆,这样使自己的记忆痕迹加深,记忆效果当然更好。

(四)奇思怪想我们在学习与看书时往往对一些数字、年代不易记住。如果善于联想记忆,便好

(五)多咀嚼科学证明,人的咀嚼是能有效防止记忆衰退方法之一。有人认为,其原因在于能增

(六)常唠叨唠叨在某种程度上帮助女性延长了记忆和寿命。唠叨在语言运用中也是重复说某

(七)巧妙饮食从饮食方面来讲,造成记忆力低下的元凶是甜食和咸食,而多吃维生素、矿物质和

(八)培养兴趣人的躯体活动能改善健康状况,精神活动则能减轻记忆力衰退。特别是那些爱

(九)体育运动一般情况而言,身体健康,爱好体育运动和热爱生活的人,精力充沛,能促进脑细

专家认为,长期的心血管运动可以减少因年龄增长出现的脑组织损失,只需经常运动。1周锻炼 3~4 次的在校儿童,在 10~11 岁时考试成绩一般都较好。经常走路的老年人在记忆测试中的表现要比那些惯于久坐的同龄人好。锻炼可通过向消耗能量的大脑输入额外的氧气,而能增强智力。

(十)保持良好情绪及家庭幸福良好的情绪有利于神经系统与各器官、系统的协调统一,使机体

大量社会调查早已证明,家庭幸福对学习者而言是提高学习记忆力的必要条件,特别是相恋的人或夫妻俩的两情相悦的幸福感,会使双方体内分泌激素和乙酰胆碱等物质,有利于增强机体免疫力,延缓大脑衰老。

(十一)养成良好的生活习惯大脑存在着管理时间的神经中枢,即所谓的生物钟,工作、学习、勃活

二、康复

注意心理调适,保持心情舒畅、乐观向上,参加有益的读书、学习、娱乐、锻炼活动。在避免病理性情志损伤的同时,鼓励用脑,进行科学的记忆练习,可以增强记忆,预防健忘。起居有常,劳逸适当,保证睡眠时间及睡眠质量。饮食有节,营养均衡,不过饥过饱,适当增加富含营养的高蛋白、高维生素、高亚油酸、低脂肪、对大脑有益的食品,如鸡蛋、瘦肉、核桃、瓜子、新鲜蔬菜、水果等。

第八章　郁症

第一节　郁症的历史沿革

郁证多由情志不舒、气机郁滞而致病,以心情抑郁、情绪不宁、胸部满闷、胁肋胀痛,或易怒欲哭,或咽中如有异物梗阻等为主要症状。"郁"字有停滞、蕴结等含义,本文着重阐述由精神因素所引起、以气机郁滞为基本病变的一类病证。郁证在临床上的涉及面甚广,可见于西医学的癔症、焦虑性神经症、情感性精神障碍的抑郁状态,以及更年期综合征、神经官能症等疾病。

《内经》无郁证病名,但有关于五气之郁的论述,如《素问·六元正纪大论篇》说:"郁之甚者治之奈何……木郁达之,火郁发之,土郁夺之,金郁泄之,水郁折之"。在《内经》里还有较多的关于情志致郁的病机方面的论述,如《素问·举痛论篇》说:"思则心有所存,神有所归,正气留而不行,故气结矣"。《灵枢·本神》说:"愁忧者,气闭塞而不行"。《素问·本病论篇》说:"人忧愁思虑即伤心"。"人或恚怒,气逆上而不下,即伤肝也"。

汉代张仲景《金匮要略·妇人杂病脉证治》中,有属于郁证的脏躁及梅核气两种证候,谓:"妇人脏躁,喜悲伤欲哭,像如神灵所作,数欠伸,甘麦大枣汤主之"。"妇人咽中如有炙脔,半夏厚朴汤主之"。正确地观察到这两种病证多发于女性,所提出的治疗方药沿用至今。

隋代巢元方《诸病源候论·气病诸候·结气候》说:"结气病者,忧思所生也。心有所存,神有所止,气留而不行,故结于内"。指出忧思会导致气机郁结。

金元时代,开始比较明确地把郁证作为一种独立的病证来论述。例如,元代朱丹溪《丹溪心法·六郁》已将郁证列为一个专篇:"气血冲和,万病不生,一有怫郁,诸病生焉。故人身诸病,多生于郁"。强调了气、血的郁滞是导致许多疾病的重要病机变化。朱丹溪并提出了气、血、火、食、湿、痰六郁之说,创立了六郁汤、越鞠丸等相应的治疗方剂,丰富了中医学对郁证认识和治疗的内容。

明代王履《医经溯洄集》列有"五郁论"的专篇,认为"凡病之起,多由乎郁。郁者,滞而不通之义。或因所乘而为郁,或不因所乘而本气自郁,皆郁也。岂惟五运之变能使然哉?郁既非五运之变可拘,则达之、发之、夺之、泄之、折之之法,固可扩焉而充之矣。可扩而充,其应变不穷之理也欤"。明确指出:感受外邪及情志郁结都可以致郁,非独五运之变才会引起郁证,因此治疗方法上也应做相应的扩充。

明代虞搏《医学正传》首先采用"郁证"作为病证名称。以《素问·六元正纪大论篇》及《丹溪心法·六郁》为主要依据,所论郁证是包括情志、外邪、饮食等因素所致的广义的郁。该书谓:"或七情之抑遏,或寒热之交侵,故为九气怫郁之候。或雨湿之侵凌,或酒浆之积聚,故为留饮湿郁之疾"。

自明代以后,所论的郁证虽然仍包括外感致郁及情志致郁在内,但已经逐渐地把情志所引起的郁作为郁证的主要内容。如明代徐春甫《古今医统大全·郁证门》载："郁为七情不舒,遂成郁结,既郁之久,变病多端"。明确指出郁证的病因是七情不舒,并深刻认识到郁久可以出现多种多样的临床症状。孙一奎《赤水玄珠·郁门·郁》说："有素虚之人,一旦事不如意,头目眩晕,精神短少,筋痿气急,有似虚证,先当开郁顺气,其病自愈"。指出了体质素虚是郁证发病的内在因素。张景岳对郁证做了比较详细的论述,《景岳全书·郁证》载："凡五气之郁则诸病皆有,此因病而郁也。至若情志之郁,则总由乎心,此因郁而病也"。将五气之郁称为因病而郁,将情志所致的郁称为因郁而病。现代所称的郁证即是指因郁而病的情志之郁。在情志之郁中,张景岳着重论述了怒郁、思郁、忧郁 3 种郁证的证治。张氏认为,情志活动中的恼怒、思虑、悲忧等精神因素,在郁证的发病中起着更为重要的作用,并对治疗郁证的方药进行了比较详细的归纳、补充。

清代叶天士《临证指南医案·郁》所载的病例,属情志之郁,治则涉及疏肝理气、苦辛通降、平肝息风、清心泻火、健脾和胃、活血通络、化痰涤饮、益气养阴。用药清新灵活,颇多启发。对六郁问的关系也有所论述,谓："郁则气滞,气滞久必化热,热郁则津液耗而不流,升降之机失度。初伤气分,久延血分"。并且充分注意到精神调治对郁证具有十分重要的意义,认为"郁症全在病者能移情易性","情志之郁,病难霍然"。

清代王清任总结其临床经验,对郁证中血行郁滞的病机做了阐述,在《医林改错·血府逐瘀汤所治之症目》项下强调,"瞀闷,即小事不能开展,即是血瘀","急躁,平素和平,有病急躁,是血瘀","俗言肝气病,无故爱生气,是血府血瘀"。对于应用活血化瘀法治疗郁证做出了贡献。

由上述可知,《内经》有情志致病的较多论述,《金匮要略》最早论述了属于郁证范围的脏躁、梅核气两种病证的辨证施治。对郁证做专篇论述始于《丹溪心法》,而把郁证作为病证名称则首见于《医学正传》。

中医学所说的郁,有广义的和狭义的两种。广义的郁,包括外邪、情志等因素所致的郁在内,金元以前所论的郁大多属此。狭义的郁,是指以情志不舒为病因,以气机郁滞为基本病变的郁,即情志之郁,明代以后所论的郁即以情志之都为主要内容。本文多论述的郁证指的是狭义的以情志不舒为主的郁证。

第二节　郁症的病因病机

情志因素是郁证的致病原因。但情志因素是否造成郁证,除与精神刺激的强度及持续时间的长短有关以外,也与机体本身的状况有极为密切的关系。正如《杂病源流犀烛·诸郁源流》载："诸郁,脏气病也,其原本于思虑过深,更兼脏气弱,故六郁之病生焉。六郁者,气、血、湿、热、食、痰也"。说明了机体的"脏气弱",是郁证发病的内在因素。兹将郁证的病因病机分述如下。

一、忧思郁怒

肝气郁结肝主疏泄,性喜条达,忧思郁虑、愤懑恼怒等精神刺激,均可使肝失条达,气机不畅,以致肝气郁结而成气郁,这是郁证主要的病机。因气为血帅,气行则血行,气滞则血瘀,气郁日久,影响及血,使血液的运行不畅,甚至发生瘀血阻滞,则形成血郁。若气郁日久化火,则会发生肝火上炎的病变,而形成火郁。津液运行不畅,停于脏腑、经络,凝聚成痰,则形成痰郁。郁久耗伤阴血,则可导致肝阴不足。

二、忧愁思虑

脾失健运由于忧愁思虑,精神紧张,或长期伏案思索,使脾气郁结;或肝气郁结之后,横逆侮脾,均可导致脾失健运,使脾的消磨水谷及运化水湿的作用受到影响。若脾不能消磨水谷,必致食积不消,而形成食郁;若脾不能运化水湿,水湿内停,则形成湿郁;水湿内聚,凝为痰浊,则形成痰郁。久郁伤脾,饮食减少,气血生化乏源,则可导致心脾两虚。

三、情志过极

心失所养由于所愿不遂,精神紧张,家庭不睦,遭遇不幸,忧愁悲哀等精神因素,损伤心神,心失所养而发生一系列病变。若损伤心气,以致心气不足,则心悸、短气、自汗;耗伤营血以致心血亏虚,则心悸、失眠、健忘;耗伤心阴以致心阴亏虚,心火亢盛,则心烦、低热、面色潮红、脉细数;心神失守,以致精神惑乱,则见悲伤哭泣、哭笑无常等多种症状。心的病变还会进一步影响到其他脏腑。正如《灵枢·口问》说:"悲哀愁忧则心动,心动则五脏六腑皆摇"。

综上可知,郁证的病因是情志内伤。病机变化与心、肝、脾有密切关系。郁证初病体实,病变以气滞为主,常兼血瘀、化火、痰结、食滞等,多属实证。经久不愈,则由实转虚,随其影响的脏腑及损耗气血阴阳的不同而形成心、脾、肝、肾亏虚的不同病变。如《类证治裁·郁证》载:"七情内起之郁,始而伤气,继必及血,终乃成劳"。临床上,虚实夹杂及初起即因耗伤脏腑的气血阴阳而表现为虚证者,亦较多见。

第三节 郁症的诊断与鉴别诊断

一、诊断

耐心细致地询问病史,深入了解和观察患者的病状,对正确诊断郁证具有重要意义。郁证的诊断主要可依据以下两个方面。

(一)发病特点

郁证多发生于青中年女性。患者大多数有忧愁、焦虑、悲哀、恐惧等情志内伤的病史,并且郁证病情的反复常与情志因素密切相关。无其他病证的症状及体征。

(二)临床表现

气机郁滞所引起的气郁症状如精神抑郁、情绪不宁、胸胁胀满疼痛等为各种郁证所共有,是诊断郁证的重要依据。在此基础上,继发其他的郁滞则会出现一些相应的症状。虚证则兼有相应的虚证症状。

1. 血郁

兼见胸胁胀痛,或呈刺痛,部位固定,舌质有瘀点、瘀斑或舌质紫暗。

2. 火郁

兼见性情急躁易怒,胸闷胁痛,嘈杂吞酸,口干而苦,便秘,舌质红,苔黄,脉弦数。

3. 食郁

兼见胃脘胀满,嗳气酸腐,不思饮食。

4. 湿郁

兼见身重,脘腹胀满,嗳气,口腻,便溏腹泻。

5. 痰郁

兼见脘腹胀满,咽中如物梗塞,苔腻。

脏躁发作时出现的精神恍惚、悲哀哭泣、哭笑无常,以及梅核气所表现的咽中如有炙脔,吞之不下、咳之不出的具有特异性的症状,对诊断郁证中的这两种证候具有重要意义。

(三)相关检查

结合病情做各系统检查及相关的实验室检查常无异常发现,可排除器质性疾病。如以咽部症状为主要表现时,需做咽部的检查;有吞之不下,咳之不出的症状时,可做食管的 X 线及内镜检查。脏躁的临床表现与西医的癔症关系密切,主要需与精神分裂症相鉴别,后者具有思维障碍、知觉障碍和性格改变等症状,如被控制感、被洞悉感、幻听、原发性妄想等。

二、鉴别诊断

(一)阴虚喉痹

郁证中痰气郁结形成的梅核气一证,以咽中如物梗塞、咳之不出、咽之不下为主要临床表现,应注意与阴虚喉痹相鉴别。梅核气多见于青中年女性,因情志抑郁而起病,自觉咽中有物梗塞,但无咽痛及吞咽困难。咽中梗塞的感觉与情绪波动密切相关,在心情愉快、工作繁忙时,症状可减轻或消失;而当心情抑郁或注意力集中于咽部时,则梗塞感觉加重。

阴虚喉痹则以青中年男性发病较多,多因感冒、长期烟酒及嗜食辛辣食物等而引起发病;咽部除有异物感外,尚觉咽干、灼热、咽痒,常咳出藕粉样痰块;咽部症状与情绪波动无关,但过度辛劳或感受外邪易于加剧。

(二)噎膈

梅核气尚应与噎膈相鉴别。梅核气的诊断要点如上所述。噎膈则老年男性居多,梗塞的感觉主要在胸骨后的部位,吞咽困难逐渐加重,正如《症因脉治·噎膈论》说:"内伤噎膈之症,饮食之间渐觉难下,或下咽稍急,即噎胸前,如此旬月,日甚一日,渐至每食必噎,只食稀粥,不食干粮"。日久则因疾病的影响及饮食少进而形体消瘦。进行食管的相关检查,有助于明确诊断。

(三)癫狂

郁证中心神惑乱所致的脏躁一证,有精神恍惚、大笑大哭、哭笑无常等表现,需与癫狂相鉴别。《张氏医通·神志门·悲》说:"凡肺燥悲愁欲哭,宜润肺气,降心火为主……若作癫疾用金石药则误矣"。脏躁多发于中年妇女,在精神因素的刺激下呈间歇发作,在不发作时可如常人。癫狂多发于青壮年,男女发病率无显著差别,病程迁延,心神失常的症状极少自行缓解。正如

《证治准绳·癫狂痫总论》说:"癫者或狂或愚,或歌或笑,或悲或泣,如醉如痴,言语有头无尾,秽洁不知,积年累月不愈"。

(四)郁证中的虚证

则须与血证、热病之后或其他病证所致的心脾两虚、肝肾阴虚等相鉴别。鉴别的要点,一是郁证的起病与精神因素有密切关系,病情的反复及波动也明显地受到精神因素的影响。血证、热病或他病致虚者,则有其相关的病史及相应的临床表现;二是郁证的各种证候,都在不同程度上伴有心情抑郁、情绪不宁、焦虑紧张等气机郁滞的症状。血证、热病及其他病证所致的虚证,则不表现此类症状。

第四节　中医辨证论治郁症

一、辨证要点

(一)辨明受病的脏腑及六郁的不同

郁证的发生主要为肝失疏泄,脾失健运,心失所养。虽然与三脏都有关系,但在治疗时应辨清是否兼有气、血、火、食、湿、痰诸郁,即要分辨清楚六郁。气郁、血郁、火郁主要关系于肝;食郁、湿郁、痰郁主要关系于脾。虚证则与心的关系最为密切,如心神失养、心血不足、心阴亏虚等均为心的病变,其次是肝、脾、肾的亏虚。

(二)辨别证候虚实

郁证中的虚实同样是指邪气实和正气虚两个方面。气郁、血瘀、化火、食积、湿滞、痰结等属实;而心失所养,脾失健运,肝阴不足等属虚。也有一些属于正虚邪实、虚实夹杂的证候,如既有肝气郁滞又有脾虚不运的症状。

二、治疗原则

理气开郁是治疗郁证的基本原则。正如《医方论·越鞠丸》说:"凡郁病必先气病,气得疏通,郁于何有",对于实证除理气开郁外,应当根据是否兼有血瘀、化火、痰结、湿滞、食积等而分别采用活血、降火、化痰、祛湿、消食等法。故《证治汇补·郁症》说:"郁证虽多,皆因气不周流,法当顺气为先,开提次之。至于降火、化痰、消积,犹当分多少治之"。虚证则应根据损及的脏腑及气血阴阳亏虚的不同情况而补之,或养心安神,或补益心脾,或滋养肝肾。对于虚实夹杂者,则又当视虚实的偏重而虚实兼顾。郁证一般般病程较长,用药不宜峻猛。

(1)在实证的治疗中,应注意理气而不耗气,活血而不破血,清热而不败胃,祛痰而不伤正。

(2)在虚证的治疗中,应注意补益心脾而不过燥,滋养肝肾而不过腻。正如《临证指南医案·郁》指出,治疗郁证"不重在攻补,而在乎用苦泄热而不损胃,用辛理气而不破气,用滑润濡燥涩而不滋腻气机,用宣通而不堰苗助长"。

除药物治疗外,精神治疗对郁证有极为重要的作用。解除致病原因,使患者正确认识和对待自己的疾病,增强治愈疾病的信心,可以促进郁证的好转乃至痊愈,正如《临证指南医案·郁证》说:"郁证全在病者能移情易性"。

三、分证论治

历代医家对郁证的分类不尽一致,自朱丹溪之后,按郁证引起的主要病变而以六郁分类者为多。但亦有按病因中以何种情志所伤为主,结合临床症状而分者,如《景岳全书·郁证》分为怒郁、思郁、忧郁3种;《证治汇补·郁症》又有五脏之郁之分;《类证治裁·郁症》有思郁、忧郁、悲郁、怒郁、恐郁等,并结合损伤脏腑而分为多种郁证。

为了便于临床应用,本文将常见的郁证证候,结合损及脏腑与主要病变,分为肝气郁结、气郁化火、血行郁滞、痰气郁结、心阴亏虚、心脾两虚、肝阴亏虚及心神惑乱8种证候。前4种证候属实证,气、血、火、湿、食、痰等六郁概括在4种证候中;后4种证候则属虚证。上述8种证候分述如下。

(一)肝气郁结证

1.症状

精神抑郁,情绪不宁,胸部满闷,胁肋胀痛,痛无定处,脘闷嗳气,不思饮食,大便不调。

2.舌脉

苔薄腻,脉弦。

3.证候分析

肝主疏泄,性喜条达,其经脉布胁肋,贯膈。肝气郁结,疏泄功能失常,经脉气机不畅,故见精神抑郁、情绪不宁、胸部满闷、胁肋胀痛、痛无定处等症;肝气郁结,乘脾犯胃,则见脘闷嗳气、不思饮食、大便失调等。

4.治则

疏肝解郁,理气畅中。

5.方药

柴胡疏肝汤。药用:柴胡10g,香附10g,枳壳15g,陈皮10g,川芎15g,芍药15g,甘草10g。

6.方义分析

本方由四逆散加川芎、香附、陈皮而成。方中的柴胡、香附、枳壳、陈皮疏肝解郁,理气畅中;川芎、芍药、甘草活血定痛、柔肝缓急。诸药合用,共奏疏肝解郁,理气畅中之功。

7.加减

胁肋胀满疼痛较甚者,可加郁金10g,青皮6g,佛手10g,疏肝理气;肝气犯胃,胃失和降,而见嗳气频作,胸脘不舒者,可加旋覆花(包煎)10g,代赭石(先煎)20g,苏梗10g,法半夏10g,和胃降逆;兼有食滞腹胀者,可加神曲10g,麦芽10g,山楂10g,鸡内金10g,消食化滞;肝气乘脾而见腹胀、腹痛、腹泻者,可加苍术10g,茯苓15g,乌药20g,白蔻仁10g,健脾除湿、温经止痛;兼有血瘀而见胸胁刺痛,舌质有瘀点、瘀斑者,可加当归15g,丹参10g,红花10g,活血化瘀。

越鞠丸亦为治疗本病的常用处方。本方针对郁证的主要病机变化,选用香附理气,川芎活血,苍术燥湿,栀子清火,神曲消食,从而可以减少痰的生成而治痰郁,故用5种药而治6种郁。本方具有疏肝解郁、行气活血的功效,可采用成药内服,或根据病情加减作煎剂服用。

若情志抑郁主要导致肝气郁滞,脾胃失和,引起脘腹胀满不适、食欲缺乏、嗳气、苔腻等症,可采用六郁汤。方中以香附、川芎疏肝理气活血;苍术、陈皮、半夏、茯苓、砂仁、甘草温运脾胃,和中燥湿;栀子清化郁热。此外,可酌用解肝煎,方中以芍药柔肝止痛,厚朴、陈皮、砂仁、紫苏健脾除湿、理气畅中。适用于肝郁兼见脾胃气机郁滞者。

(二)气郁化火证

1.症状

性情急躁易怒,胸胁胀满,口苦且干,或头痛、目赤、耳鸣,或嘈杂吞酸,大便秘结。

2.舌脉

舌红、苔黄,脉弦数。

3.证候分析

肝气郁结以致胸胁胀满疼痛,肝郁日久化火,故性情急躁易怒,口苦且干,舌红、苔黄,脉弦数;肝火上炎以致头痛、目赤、耳鸣;肝火犯胃,则嘈杂吞酸。

4.治则

疏肝解郁,清肝泻火。

5.方药

丹栀逍遥散。药用:柴胡 10g,白芍 15g,白术 15g,茯苓 10g,当归 15g,薄荷 10g,牡丹皮 10g,栀子 10g,甘草 10g,生姜 10g。

6.方义分析

丹栀逍遥散出自《薛氏医案》,该方以逍遥散疏肝调脾;加入牡丹皮、栀子清肝泻火。诸药合用,共奏疏肝解郁,清肝泻火之功。

7.加减

热势较甚、口苦、便秘者,加龙胆草 6g,大黄 10g,泻热通腑;肝火犯胃而见胁肋疼痛、口苦、嘈杂吞酸、嗳气呕吐者,可加黄连 6g,吴茱萸 3g(即左金丸),清肝泻火,降逆止呕;肝火上炎而见头痛、目赤者,加菊花 6g,钩藤 15g,刺蒺藜 10g,清热平肝;热盛伤阴,而见舌红少苔、脉细数者,可去当归、白术、生姜之温燥,酌加生地黄 15g,麦冬 10g,山药 15g,滋阴健脾。气郁化火,横逆犯胃,以致烦热胁痛、胃脘灼痛、泛酸嘈杂、口干口苦者,亦可采用化肝煎,方中以白芍柔肝缓急止痛;青皮、陈皮疏肝理气;牡丹皮、栀子清泻肝火;泽泻、贝母泻热散结。

(三)血行郁滞证

1.症状

精神抑郁,性情急躁,头痛,失眠,健忘;或胸胁疼痛,或身体某部有发冷或发热感。

2.舌脉

舌质紫暗,或有瘀点、瘀斑,脉弦或涩。

3.证候分析

情志不舒,气机郁滞不畅,故见精神抑郁、性情急躁;气病及血,血行郁滞,瘀阻不通而致头痛或胸胁疼痛;血行郁滞,心神失于濡养故失眠、健忘;瘀血阻滞于身体某部,使局部组织失于温煦濡养则发冷,而瘀血阻滞化热则又会自觉局部发热。舌质暗或有瘀点、瘀斑,脉弦或涩,均为血行郁滞之象。

4.治则

活血化瘀,理气解郁。

5.方药

血府逐瘀汤。药用:桃仁 10g,红花 10g,当归 15g,生地黄 15g,川芎 10g,赤芍 10g,牛膝 15g,桔梗 10g,柴胡 10g,枳壳 15g,甘草 10g。

6.方义分析

血府逐瘀汤由四逆散合桃红四物汤加味而成。四逆散疏肝解郁,桃红四物汤活血化瘀,配伍桔梗、牛膝理气活血、调和升降。诸药共用,合奏活血化瘀,理气解郁之功。

(四)痰气郁结证

1.症状

精神抑郁,胸部闷塞,胁肋胀痛,咽中如有物梗阻,吞之不下,咳之不出。

2.舌脉

苔白腻,脉弦滑。

3.证候分析

由于肝郁脾虚,聚湿生痰,或气滞津停,凝聚成痰,气滞痰郁交阻于胸膈之上,故产生胸中窒闷、胁肋胀痛及咽中如物梗阻、吞之不下、咳之不出等症。本证亦即《金匮要略·妇人杂病脉证治篇》有"妇人咽中如有炙脔,半夏厚朴汤主之"之证。《医宗金鉴·诸气治法》将本证称为"梅核气"。

4.治则

行气开郁,化痰散结。

5.方药

半夏厚朴汤。药用:法半夏 10g,厚朴 10g,紫苏 10g,茯苓 15g,生姜 10g。

6.方义分析

半夏厚朴汤中厚朴、紫苏理气宽胸、开郁畅中;半夏、茯苓、生姜化痰散结、和胃降逆;合用有辛香散结,行气开郁,降逆化痰的作用。诸药合用,共奏行气开郁,化痰散结之功。

7.加减

湿郁气滞而兼胸脘痞闷、嗳气、苔腻者,加香附 10g,佛手片 10g,苍术 10g,理气除湿;痰郁化热而见烦躁、舌红、苔黄者,加竹茹 6g,瓜蒌 15g,黄芩 10g,黄连 6g,以清化痰热;病久入络而有瘀血征象,胸胁刺痛,舌质紫暗或有瘀点、瘀斑,脉涩者,加郁金 10g,丹参 10g,降香 6g,姜黄 10g,活血化瘀。

(五)心阴亏虚证

1.症状

心悸,健忘,失眠,多梦,五心烦热,盗汗,口咽干燥。

2.舌脉

舌红少津,脉细数。

3.证候分析

情志过极及思虑太过,均使心阴耗伤,心失所养,致心悸、健忘;神不守舍则失眠、多梦;心阴不足,虚火内生;故五心烦热、潮热、盗汗、口咽干燥。舌红少津、脉细数为阴虚有热之象。

4.治则

滋阴养血,补心安神。

5.方药

天王补心汤。药用:酸枣仁 30g,五味子 6g,当归 15g,天冬 10g,麦冬 10g,桔梗 10g,柏仁 15g,生地更 15g,人参 10g,玄参 15g,丹参 10g,茯苓 10g,远志 6g。

6.方义分析

方中以生地黄、天冬、麦冬、玄参滋补心阴;人参、茯苓、五味子、当归益气养血;柏子仁、酸枣仁、远志、丹参养心安神。本方益气养阴、养血安神之力较强,适用于阴虚较甚者。

7.加减

若心阴亏虚、心火偏旺,在心悸、健忘、失眠、多梦的同时,表现为五心烦热、口咽干燥、舌红少津、脉细数者,可改用二阴煎,方中以生地黄、玄参、麦冬滋养阴液;黄连、木通、甘草清热泻火;酸枣仁、茯苓养心安神。必要时可兼服朱砂安神丸(朱砂、黄连、炙甘草、生地黄、当归),以加强镇心安神、养阴清热的作用。但因方中朱砂有一定的毒性,故不宜多服或久服。心火亢盛、肾水不济、心肾不交而见心烦失眠、心悸怔忡、多梦、遗精、腰酸膝软者,可用二阴煎(生地黄、玄参、麦冬、酸枣仁、茯苓、黄连、木通、甘草)合交泰丸(黄连、肉桂)养心安神,交通心肾。遗精较频者,可加芡实 15g,莲须 15g,金樱子 10g,以补肾固涩。

(六)心脾两虚证

1.症状

多思善疑,头晕神疲,心悸胆怯,失眠,健忘,食欲缺乏,面色不华。

2.舌脉

舌质淡,苔薄白,脉细。

3.证候分析

忧愁思虑,久则损伤心脾,并使气血的生化不足,心失所养,则致心悸、胆怯、失眠、健忘;脾失健运及气血不充,故见食欲缺乏、头晕、神疲、面色不华、舌淡脉细等症。

4.治则

健脾养心,益气补血。

5.方药

归脾汤。药用:党参 15g,茯苓 10g,白术 15g,甘草 10g,黄芪 15g,当归 10g,龙眼肉 10g,酸枣仁 15g,远志 10g,茯苓 15g,木香 10g。

6.方义分析

归脾汤出自《济生方》,方中使用党参、茯苓、白术、甘草、黄芪、当归、龙眼肉等益气健脾、补气生血;酸枣仁、远志、茯苓养心安神;木香理气醒脾,使整个处方补而不滞。

7.加减

心胸郁闷,精神不舒者,加郁金 10g,佛手 10g,理气开郁;头痛者,加川芎 15g,白芷 10g,活血祛风止痛。本证亦可选用七福饮,方中用人参、白术、甘草益气健脾;熟地黄、当归滋补阴血,酸枣仁、远志养心安神,达到益气生血、补益心脾的作用。以气血两虚为主要表现,而见少气懒言、自汗、心悸、失眠、面色萎黄者,可选用八珍汤(人参、白术、茯苓、当归、川芎、白芍、熟地黄、甘草、生姜、大枣)或人参养荣汤(白芍、当归、陈皮、黄芪、肉桂、人参、白术、炙甘草、熟地黄、五味子、茯苓、远志、生姜、大枣)。脾气亏虚,失于健运而见纳呆食少、食后脘腹胀满、少气懒言者,可用香砂六君子汤(人参、茯苓、白术、甘草、半夏、陈皮、木香、砂仁)益气健脾。病久气损及阳,兼见手足不温、形寒怯冷者,可用拯阳理劳汤(党参、黄芪、白术、五味子、当归、肉桂、陈皮、甘草)益气温阳。

(七)肝阴亏虚证

1.症状

眩晕,耳鸣,目干畏光,视物昏花,或头痛且胀,面红目赤,急躁易怒,或肢体麻木,筋惕肉。

2.舌脉

舌干红,脉弦细或数。

3.证候分析

肝阴不足,阴精不能上承于目,目失濡养,故目干、畏光、视物昏花;肝主筋,筋脉失于濡养则肢体麻木、筋惕肉;肝阴不足以致肝阳偏亢,肝火上炎,上扰清空,则引起眩晕、耳鸣、头胀痛、面红目赤、急躁易怒等症。舌干红、脉弦细数,为阴虚肝旺之象。

4.治则

滋养阴精,补益肝肾。

5.方药

杞菊地黄丸。药用:枸杞子 10g,熟地黄 15g,山茱萸 10g,淮山药 10g,菊花 10g,牡丹皮 10g,泽泻 10g,茯苓 10g。

6.方义分析

方由六味地黄丸加枸杞子、菊花而成,六味地黄丸滋补肝肾之阴,加用枸杞子以加强滋补肝肾之力,阴虚生内热加用菊花以清肝热。诸药合用,全方共奏滋养阴精,补益肝肾之功。

7.加减

肝阴不足,肝阳偏亢,肝风上扰,以致头痛、眩晕、面部潮热或筋惕肉瞤者,加刺蒺藜 15g,草决明 15g,钩藤(后下)15g,石决明(先煎)30g,平肝潜阳,柔润熄风。若肝阴不足又有肝郁化火之象,兼见性情急躁易怒、口苦口干、舌红、苔黄等症者,可用滋水清肝饮。本方由六味地黄丸合丹栀逍遥散去白术而成,以地黄丸补益肝肾之阴,而以丹栀逍遥散疏肝解郁、清热泻火。虚火较甚,表现低热、手足心热者,可加银柴胡 10g,白薇 10g,麦冬 10g,以清虚热;月经不调者,加香附 10g,泽兰 15g,益母草 20g,以理气开郁,活血调经。

(八)心神惑乱证

1.症状

精神恍惚,心神不宁,多疑易惊,悲忧善哭,喜怒无常,或时时欠伸,或手舞足蹈,骂詈叫嚣等多种症状。

2.舌脉

舌质淡,脉弦。

3.证候分析

忧思郁虑,情志过极,使肝气郁结,心气耗伤,营血不足,以致心神失养,故见精神恍惚、心神不宁、多疑易惊;心神惑乱则见悲忧善哭、喜怒无常、手舞足蹈或骂詈叫嚷。此种证候多见于女性,常因精神刺激而诱发。临床表现多种多样,但同一患者每次发作多为同样几种症状的重复。《金匮要略·妇人杂病脉证治》篇将此种证候称为脏躁。

4.治则

甘润缓急,养心安神。

5.方药

甘麦大枣汤。药用:甘草 30g,淮小麦 30g,大枣 10g。

6.方义分析

甘麦大枣汤出自《金匮要略》,方中甘草甘润缓急,小麦味甘微寒,补益心气,大枣益脾养血。诸药合用,共奏甘润缓急,养心安神之功。

7.加减

血虚生风而见手足蠕动或抽搐者,加当归 15g,生地黄 10g,珍珠母 30g,钩藤 15g,养血熄风;躁扰、失眠者,加酸枣仁 30g,柏子仁 15g,茯神 15g,制何首乌 15g 等养心安神;喘促气逆者,可合五磨饮子(乌药、沉香、槟榔、枳壳、木香)以开郁散结,理气降逆。

四、临床体会

(1)郁字有积、滞、蕴等含义。郁证由精神因素所引起,以气机郁滞为基本病变,是内科病症中最为常见的一种。郁证的中医药疗效良好,应充分发挥中医药治疗本病证的优势。

(2)由于本证主要由精神因素所引起,精神治疗对于本证具有重要意义。正如《临证指南医案》所述:"郁证全在病者能移情易性"。努力解除致病原因,使患者正确认识和对待自己的疾病,增强治愈疾病的信心,保持心情舒畅,避免不良的精神刺激,对促进疾病的好转乃至痊愈都甚有裨益。

(3)郁证一般病程较长,用药不宜峻猛。在实证的治疗中,应注意理气而不耗气,活血而不破血,清热而不败胃,祛痰而不伤正;在虚证的治疗中,应注意补益心脾而不过燥,滋养肝肾而不过腻。正如《临证指南医案·郁》华岫云按语指出,治疗郁证"不重在攻补,而在乎用苦泄热而不损胃,用辛理气而不破气,用滑润濡燥涩而不滋腻气机,用宣通而不揠苗助长"。

(4)心失所养,心神惑乱可出现多种多样的临床表现。在发作时,可根据具体病情选用适当的穴位进行针刺治疗,并结合语言暗示、诱导,对控制发作,解除症状,常能收到良好效果。一般病例可针刺内关、神门后溪、三阴交等穴位。伴上肢抽动者,配曲池、合谷穴;伴下肢抽动者,配阳陵泉、昆仑穴;伴喘促气急者,配膻中穴。

第五节 郁症的其他治法

一、体针

以调神理气、疏肝解郁为治疗原则。主穴可选用水沟、内关、神门、太冲。肝气郁结者,加曲泉、膻中、期门穴;气郁化火者,加行间、侠溪、外关穴;痰气郁结者,加丰隆、阴陵泉、天突穴;

心神惑乱者,加通里、心俞、三阴交、太溪穴;心脾两虚者,加心俞、脾俞、足三里、三阴交穴;肝肾亏虚者,加太溪、三阴交、肝俞、肾俞穴。

还可选用十三鬼穴:人中、少商、隐白、大陵、申脉、风府、颊车、承浆、间使、上星、鬼藏(男即会阴,女即玉门头)曲池、鬼封(舌下中缝)。肝气郁结者,加期门穴;血瘀者,加中都穴。

方法:在开始针刺的时候选用前 5 个穴位,以后每天去掉最前一个穴位,再顺序加入后面的一个穴位,如此反复进行。若是病情较重者,可在少商、隐白穴处用灸法,方法是将手足大指相向捆在一起,使手上的两个少商穴、足上的两个隐白穴靠在一起,然后在两穴上放较大的艾绒,点燃,使患者有一定的烧灼感后将艾绒去掉算一壮,一般一次灸三壮。

二、耳针

选神门、心、交感、肝、脾穴。撤针埋藏,或王不留行贴压。15 天为 1 个疗程。

三、食疗

(一)玫瑰菊花粥

干玫瑰花 10g,白菊花 10g,糯米 50g,粳米 100g。各料洗净后同放入锅中,大火煮沸后,改小火煮至粥成。有理气解郁、疏肝健脾作用。可用于思虑过度、胸闷烦躁、食欲下降、容易疲劳之属于肝郁脾虚者。

(二)百合枣仁粥

百合 50g,酸枣仁 25g,粳米 100g。前 2 味煎汤取汁,加入粳米熬粥。有滋阴、养血、安神的作用。可用于头晕神疲、心悸失眠、健忘、面色不华之属于阴血不足者。

(三)快气饼子

炒莱菔子 60g,紫苏子 30g,橘红 30g,白蔻仁 30g,白茯苓 30g。共研细末,炼蜜和姜汁为饼,每次 10～20g,嚼服。有理气豁痰、畅中的作用,可用于气机或饮食郁滞而见胸膈腹胁满闷不适者。

四、其他方法

适当配合医疗气功、太极拳等辅助治疗,往往可收到较好效果。

第六节 郁症的转归与预后

郁证的预后一般良好。针对具体情况,解除情志致病的原因,对本病的预后有重要作用。而在受到精神刺激后,病情常有反复或波动,易使病程延长。一般病程较短,情志致病的原因得以解除者,通常都可以治愈;病程较长,情志致病的原因未能解除者,则往往需要较长时间的治疗,才能获得比较满意的疗效。

第七节　郁症的康复与预防

1.适当参加体力劳动及体育活动,增强体质。

2.正确对待各种事物,避免忧思郁虑,防止情志内伤,是预防郁证的重要措施。

3.医务人员要深入了解病史,详细进行检查,用诚恳、同情、关怀、耐心的态度对待患者,以取得患者的充分信任,在郁证的治疗及护理中具有重要的作用。对郁证患者应做好精神治疗的工作,使患者能正确认识和对待疾病,增强治愈疾病的信心。帮助解除情志致病的原因,以促进郁证的完全治愈。正如《类证治裁·郁症》说:"然以情病者,当以理遣以命安,若不能怡情放怀,至积郁成劳,草木无能为挽矣"。

第九章　百合病

第一节　百合病的定义及历史沿革

百合病是一种以精神恍惚，欲卧不能卧，欲行不能行，食欲时好时差，以及口苦、尿黄、脉象微数为主要临床表现的疾病。其主要病机为心肺阴虚，常继发于热病之后或由情志不遂而引起。根据发病特点与临床表现，西医学的癔症、心脏神经官能症、神经衰弱，尤其是感染性疾病或其他疾病病程中出现的神经官能症与百合病比较相似者，可以参照本文辨证论治。

百合病的病名，首见于汉代张仲景《金匮要略·百合狐惑阴阳毒病脉证治》记载："百合病者，百脉一宗，悉致其病也"。"意欲食，复不能食，常默默，欲卧不能卧，欲行不能行，饮食或有美时，或有不用闻食臭时，如寒无寒，如热无热，口苦，小便赤；诸药不能治，得药则剧吐利，如有神灵者，身形如和，其脉微数"。在治疗上，仲景以百合为专药，百合地黄汤为主方。这些论述和治法方药，一直为后世论百合病者所宗。

隋代巢元方《诸病源候论》把本病纳入伤寒范畴，认为是"伤寒虚劳大病之后不平复，变成斯疾"，认为本病由热病后余邪未尽或虚劳大病后，体虚未复而引起。自此至明代，大多医家沿袭仲景、巢氏之说，较少发挥。

迨至明清，《金匮要略》一书的注家渐多，不少注家根据自己所得，对百合病提出了新的见解。如百合病的命名问题，历来争议颇多，魏念庭《金匮要略方论本义》直截了当地说："即因用百合一味而瘳此疾，因得名也"。至其病机，尤在泾《金匮要略心典》云："此病多于伤寒热病前后见之。其未病而预见者，热气先动也。其病后四五日，或二十日，或一月见者，遗热不去也"。说明热邪是此病发病的关键，"热邪散漫，未统于经，其气游走无定，故其病亦去来无定"。他还指出，本病见症虽多，皆"不可为凭之象"，唯"口苦、小便赤、脉微数，则其常也"。至其病因病机，《医宗金鉴·订正仲景全书》认为本病除因"伤寒大病之后余热未解，百脉未和"所致外，亦有因"平素多思不断，情志不遂，或偶触惊疑，卒临异遇"而"形神俱病"者，明确指出本病的发生，与情志所伤有关。《医宗金鉴》还引李彬的注文，精辟地指出：心藏神，肺藏魄，由于神魄失守，故有此恍惚错妄之情。明确此病病位在心、肺。张璐《张氏医通》认为本病总属热蓄血脉，"阳火烁阴"之患，病位主要在心，并可累及上、中、下三焦。治疗上主张"当随所禀虚实偏胜而调之"，对病久气阴两伤者，于仲景治法之外，另立生脉散一方，并谓养心宁神之品，亦可酌加；热盛者不妨兼用左金丸以折之。王孟英《温热经纬》则谓本病多系余热逗留肺经，但不一定皆在疫病之后""凡温、暑、湿、热诸病之后皆有之"；其病理机制，王氏认为"肺主魄，魄不安则如有神灵"，主张以平淡之剂清其余热则病自愈，亦属经验有得之言。这些论述说明清代医家对百合病的认识比前人更为深入，基本上抓住了百合病的实质。

第二节 百合病的病因病机

本病系由于伤寒温病,热灼阴伤,或虚劳大病,阴精亏虚,或忧思抑郁,阴血暗耗,以致阴虚内热,心神失养,虚火扰动,神志不宁而发病。其病位主要在心,与肺、脾、肝、肾有关,尤其与肺关系密切。

本病的病因病机,大致可分为以下几方面。

一、伤寒温病

热邪伤阴在伤寒或温病病程中,由于热邪太盛,或汗、下、吐用之失当,以致病去而阴虚未复;或热邪毒气伤气伤血;或病后余热未尽,熏灼心肺。心主血脉而藏神,肺主气朝百脉而司肢节,心肺阴虚,气血失调,神明无主,百脉失养,而为本病。

二、大病久病

耗损气血各种大病、重病或久病虚劳,脏腑不调,精元耗伤,生化不足,气血亏虚,百脉失和,心神涣散,肺魄不安,诸症由生。如《张氏医通》所说:"百合病……由大病虚劳之后,脏腑不调所致"。

三、情志不遂

忧思成疾平素忧思不断,抑郁寡欢;或境遇不佳,不能自释,以致阴血暗耗,虚热内生,炼液成痰,扰乱心神,神气失于依附,以致行动、语言、饮食失常。

总之,百合病以热病大病之后,心肺阴虚,心神失养而发病者为多,但亦可因气血不足,或痰热内扰所致,百脉失和,心神不宁为病机关键。

第三节 百合病的诊断与鉴别诊断

一、诊断

(一)发病特点

多继发于急性热病或大病、重病之后,或因在较长时期内情志失畅而发病。

(二)临床表现

精神恍惚不安、默默无语、欲卧不能卧、欲行不能行、如寒无寒、如热无热、食欲或差或好等莫可名状的自觉症状,同时多兼有口苦、尿黄,脉细数等症。

二、鉴别诊断

(一)郁证

郁证为情志怫郁,气机郁滞所引起的疾病的总称。两者相似之处在于,在病因方面,百合病亦有因情志所伤而致者;在症状上,郁证之郁郁寡欢,精神不振,不思饮食,神呆、不寐等表现与百合病的"常默默","意欲食,复不能食","欲卧不能卧,欲行不能行"也有相近之处。但百合病与郁证无论病机本质,还是主要临床表现均有不同。百合病多由阴虚内热而致,以精神恍惚,语言、行动、饮食似若不能自主,征象变幻无定为临床特点;郁证则属气机郁滞所生,诸如胁痛、胀满、嗳气等气机痹阻之象,症状较为确定。气郁化火,虽然也有口苦、口干、便秘、尿赤等表现,但气郁化火为实火,除上述表现外,还兼见面赤火升,烦躁易怒,胸胁胀痛,嗳气频频,均与百合病不同。

(二)不寐

不寐是指经常不能得到正常的睡眠,或不易入睡,或睡而易醒;这与百合病的"欲卧不能卧"等精神恍惚不安显然不同。当然,百合病患者也可能出现不寐,但百合病的其他表现则是不寐所没有的。

(三)脏躁

患者主要表现为悲伤欲哭,与百合病之精神恍惚不安,虽同属莫可名状之证,而表现各有不同。而且,百合病以口苦、小便赤等为特征性症状,而脏躁没有这类特征性表现。

(四)卑喋

卑喋系因心血虚而致的一种病证,《杂病源流犀烛》谓:"卑谍,心血不足病也,与怔忡病一类。其症胸中痞塞,不能饮食,如痴如醉,心中常有所歉,爱居暗室,或倚门后,见人即惊避无地"。显然与百合病之"常默默"、"如有神灵者"不同。

第四节　中医辨证论治百合病

一、辨证要点

(一)临变不惑,把握本病特征

百合病的临床表现复杂,诸如"意欲食,复不能食,常默默,欲卧不能卧,欲行不能行,如寒无寒,如热无热"等,皆无可凭据之象,而且上述症状也非同时并见,因此颇难辨识。辨证时,应掌握本病恍惚迷离,不能自主的特点,结合口苦、小便赤、脉微数等征象,于无定中求"一定",始能临变不惑,抓住重点。

(二)知常达变,分清阴阳虚实

张仲景原著以本病未经汗、下、吐者为常,以误用汗、下、吐或虽未经误治而日久出现口渴、发热者为变。仲景所论之"常"、"变",皆属阴虚内热之证;究之实际,本病既有在病中或病后因痰热内扰而为病者,亦有因心肺气虚而为病者。故本文所论之"常""变",是以张仲景所论之心肺阴虚内热证为常,以痰热内扰证、心肺气虚证为变。

二、治疗原则

(一)攻补兼施

百合病多属正虚邪恋,既不任攻伐,又虚不受补,用药失当,往往吐利皆至。因此,选方用药应以补虚不碍邪,去邪不伤正为基本原则,以甘润、甘平、甘淡为治疗大法。

(二)注重主方

百合病以百合为主药,以百合地黄汤为主方。故其治疗可在专药专方基础上,随证施治,以期不离不泛。

(三)分辨阴阳

百合病虽以阴虚内热为多,但仍然有"见于阴"与"见于阳"的不同,临证要知常达变,随证治之。

三、分证论治

(一)阴虚内热证

1.症状

精神、饮食、行动有异于常人,如时而厌食不纳,时而又觉饮食甘美,或意欲进食,一旦食至,却又不能食;常沉默寡言,甚或不通问答;或欲卧而不能卧,或欲行而不能步;或自觉发冷或发热,实则无寒无热;口苦、小便短赤。

2.舌脉

舌红,脉微数。

3.证候分析

热病之后,余邪不解,或情志不遂,神思过用,心主神明,肺司治节,心伤则神气无所依附,故精神恍惚,迷乱无定;肺虚则治节不行,故行、坐、住、卧、饮食皆若不能自主;口苦、尿赤、脉微数,均是心肺阴虚内热之象。

4.治则

清心润肺。

5.方药

常用百合地黄汤为主方。药用:百合 10g,生地黄 30g。

6.方义分析

本方以百合润肺清心,益气安神;生地黄养阴清热,煎以泉水(或新汲水),取引热下行之意。方中生地黄用量较大,如经久煎至 40 分钟以上,即无泻利之弊。

7.加减

渴者,加天花粉 15g,清热生津,或再加生牡蛎(先煎)30g,以潜阳固阴;发热、尿赤者,加知母 15g,滑石(包煎)30g,淡竹叶 15g,鲜芦根 30g,以清热利尿;胃气上逆者,加代赭石(先煎)30g;虚烦不安,清而补之,加鸡蛋黄 1 枚打匀,和入煎成之汤药中。

(二)痰热内扰证

1.症状

精神、行动、饮食皆失常态,头痛而胀,心中懊恼,卧寝不安,面红。

2.舌脉

舌尖红,苔薄黄微腻,脉滑数。

3.证候分析

病后阴伤而余热不去,熏灼津液为痰,痰热扰于心肺,故心神不安,治节失常。面红、头胀痛,苔腻脉滑,皆属痰热内蕴之象。

4.治则

清化痰热。

5.方药

苇茎汤加减。药用:苇茎 30g,桃仁 15g,冬瓜子 30g,薏苡仁 15g。

6.方义分析

本方以苇茎清心肺之热而利小便,桃仁、冬瓜子、薏苡仁化痰、泻浊、开积,合为清化痰热郁滞之方。

7.加减

热盛者,加知母 15g,以泻热清金;尿黄者,加竹叶 10g,滑石(包煎)30g;痰多者,加竹茹 10g,川贝母 10g;头痛者,加桑叶 10g,菊花 6g。阴虚而夹痰热者,用百合 30g,为主药,酌加麦冬 10g,知母 10g,减用苇茎 15g 和冬瓜子 10g,川贝母 6g,天竺黄 10g 等,以养阴清热,兼化痰浊。

(三)心肺气虚证

1.症状

精神、行动、饮食皆若不能自主,自汗,头昏,短气乏力,少寐或多寐而睡不解乏。

2.舌脉

舌淡,有齿痕,脉弱,两寸脉模糊。

3.证候分析

心肺气虚,神气不充,治节不行,故恍惚迷乱,语言、行动、饮食、坐卧皆失常态;肺主皮毛,肺虚则皮毛不固而自汗出;心肺气虚,则短气、乏力;舌淡、脉弱,亦皆为气虚之征。

4.治则

益气安神。

5.方药

甘麦大枣汤。药用:甘草 30g,淮小麦 30g,大枣 10g。

6.方义分析

本方淮小麦养心气以宁神,甘草、大枣益脾土而生金。诸药合用,共奏益气安神之功。

7.加减

临床运用时,常加百合 15g,酸枣仁 20g,玉竹 10g,茯神 10g,龙齿(先煎)30g,俾神明得守,治节复常,则其病自愈。气阴不足者,用生脉散(麦冬、五味子、人参)加百合 20g,浮小麦 30g,大枣 10g。

第五节 百合病的转归与预后

百合病是精神情志的病变,以心肺阴虚证最为常见,但亦间有痰热羁肺,心神被扰,或心肺气虚、神气不充而致病者。阴虚生内热,熏灼津液成痰;痰热久留不去,亦伤心肺之阴,故百合病在临床上每多虚实兼见。在治疗上,实不任攻,虚不受补,所以古人称本病为难治之证,多迁延难愈。

百合病的病情变化大,病程有长有短,故其预后颇难预测。但如能得到正确的治疗与护理,预后一般较好。

第六节 百合病的康复与预防

本病之发生与精神因素有关,所以精神愉快,心胸开阔,至关重要。应尽可能地避免外界不良刺激,并合理地安排工作、学习和生活,使脑力劳动与适当的体育锻炼、体力劳动相结合。此外,如患时令疾病,即使病情不重,也不可轻忽,应积极治疗,以防患于未然。以上这些措施,对预防百合病的发生具有积极意义。

在护理上应多向患者做思想工作,耐心地说服、开导,以消除患者的疑虑或紧张。医护人员对于患者的态度尤当和蔼可亲。正确的治疗与良好的护理结合起来,往往可以收到事半功倍的效果。

第十章　肥胖

第一节　肥胖的历史沿革

肥胖是由于多种原因导致体内过量膏脂堆积,体重异常增加的一种异常体态,是一种常见的营养障碍性疾病,是由于遗传和环境因素等所致热能摄入多于消耗而失衡的结果。常伴有怕热、多汗,动作迟缓,头晕、乏力,神疲懒言,少动气短、肌肉无力,劳动效率低,以及精神和心理异常等症状的一类病证。肥胖是2型糖尿病、心血管疾病、高血压、胆石症和某些癌症的重要危险因素。

历代医籍对肥胖的论述非常多。对本病的最早记载见于《内经·素问·阴阳应象大论》有"肥贵人"及"年五十,体重,耳目不聪明"的描述。在证候方面,《灵枢·逆顺肥瘦》记载:"广肩腋项,肉薄厚皮而黑色,唇临临然,其血黑以浊,其气涩以迟"。《灵枢·卫气失常》根据人的皮肉气血的多少对肥胖进行分类,分为"有肥,有膏,有肉"3种证型。此外,《素问·奇病论》中有"喜食甘美而多肥"的记载,说明肥胖的发生与过食肥甘,先天禀赋,劳作运动太少等多种因素有关。

后世医家在此基础上认识到,肥胖的病机还与气虚、痰湿、七情及地理环境等因素有关,如《景岳全书·杂证谟·非风》认为肥人多气虚,《丹溪心法》认为肥人多痰湿。在治疗方面,《丹溪心法·中湿》认为,肥胖应从湿热及气虚两方面论治。《石室秘录·肥治法》认为,治痰须补气兼消痰,并补命火,使气足而痰消。

此外,前人还认识到肥胖与其他多种病症有关,《内经》认为肥胖可转化为消渴,还与仆击、偏枯、痿厥、气满发逆等多种疾病有关。《女科切要》中指出:"肥白妇人,经闭而不通者,必是痰湿与脂膜壅塞之故也"。

现代医学的单纯性(体质性)肥胖病、继发性肥胖病(如继发于下丘脑及垂体病、胰岛病及甲状腺功能低下等的肥胖病),可参照治疗。

第二节　肥胖的病因病机

肥胖多因年老体弱、过食肥甘、缺乏运动、先天禀赋等导致气虚阳衰、痰湿瘀滞形成。

一、病因

(一)年老体弱

肥胖的发生与年龄有关,40岁以后体重明显增加。这是由于中年以后,人体的生理功能由盛转衰,脾的运化功能减退,又过食肥甘,运化不及,聚湿生痰,痰湿壅结,或肾阳虚衰,不能化气行水,酿生水湿痰浊,故而肥胖。

(二)饮食不节

暴饮暴食,食量过大,或过食肥甘,长期饮食不节,一方面可致水谷精微在人体内堆积成为膏脂,形成肥胖;另一方面也可损伤脾胃,不能布散水谷精微及运化水湿,致使湿浊内生,蕴酿成痰,痰湿聚集体内,使人体臃肿肥胖。

(三)缺乏运动

长期喜卧好坐,缺乏运动,则气血运行不畅,脾胃呆滞,则运化失司,水谷精微失于输布,化为膏脂痰浊,聚于肌肤、脏腑、经络而致肥胖。妇女在妊娠期或产后由于营养过多,活动减少,亦容易发生。

(四)先天禀赋

《内经》即认识到肥胖与人的体质有关,现代已明确认识到,肥胖的发生具有家族性。阳热体质,胃热偏盛者,食欲亢进,食量过大,脾运不及,可致膏脂痰湿堆积,而成肥胖。

此外,肥胖的发生还与性别、地理环境等因素有关,由于女性活动量较男性少,故女性肥胖者较男性为多。

二、病机

病机总属阳气虚衰,痰湿偏盛,脾气虚弱则运化、转输无力,水谷精微失于输布,化为膏脂和水湿,留滞体内而致肥胖;肾阳虚衰,则血液鼓动无力,水液失于蒸腾汽化,致血行迟缓,水湿内停,而成肥胖。

病位主要在脾与肌肉,与肾虚关系密切,亦与心、肺的功能失调及肝失疏泄有关。本病多属本虚标实之候。本虚多为脾肾气虚,或兼心肺气虚;标实为痰湿膏脂内停,或兼水湿、血瘀、气滞等,临床常有偏于本虚及标实之不同。前人有"肥人多痰""肥人多湿""肥人多气虚"之说,即是针对其不同病机而言。

本病病变过程中常发生病机转化:一是虚实之间的转化,如食欲亢进,过食肥甘,湿浊积聚体内,化为膏脂,湿浊化热,胃热滞脾,形成肥胖,但长期饮食不节,可损伤脾胃,致脾虚不运,甚至脾病及肾,导致脾肾两虚,从而由实证转为虚证;而脾虚日久,运化失常,湿浊内生,或土壅木郁,肝失疏泄,气滞血瘀,或脾病及肾,肾阳虚衰,不能化气行水,可致水湿内停,泛溢于肌肤,阻滞于经络,使肥胖加重,从而由虚证转为实证或虚实夹杂之证。二是各种病理产物之间也可发生相互转化,主要表现为痰湿内停日久,阻滞气血运行,可致气滞或血瘀。而气滞、痰湿、瘀血日久,常可化热,而成郁热、痰热、湿热、瘀热。三是肥胖病变日久,常变生他病。《内经》中已经认识到肥胖与消渴等病证有关,极度肥胖者,易合并消渴、头痛、眩晕、胸痹、中风、胆胀、痹证等。

第三节　现代医学对肥胖的认识

肥胖是指一定程度的明显超重与脂肪层过厚,是体内脂肪,尤其是三酰甘油积聚过多而导致的一种状态。由于食物摄入过多或机体代谢的改变而导致体内脂肪积聚过多,造成体重过度增加并引起人体病理、生理改变或潜伏。

原发性肥胖与家庭、个人生活习惯、社会经济发展,文化背景等环境有关,以及与个人不良的饮食习惯,运动不足有关。随着人们生活水平的提高,肥胖的患者有增多的趋势。据统计,15岁以前,有15%的人发胖;15~19岁时,14%的人发胖;20~29岁时,18%的人发胖;30~39岁时,33.8%的人发胖;40~49岁时,28.1%的人发胖;50~59岁时,56%的人发胖;60岁以上的人很少发胖。

一、肥胖的分类

(一)单纯性肥胖

根据形成的原因,临床上分为两种。

1.体质性肥胖

为先天性。由于体内物质代谢较慢,物质合成的速度大于分解的速度。表现为脂肪细胞大而多,遍布全身。

2.获得性肥胖

由于饮食过量引起,如食物中甜食、油腻食物多。脂肪多分布于躯干。

(二)病理性肥胖

1.库欣综合征

肾上腺皮质功能亢进,皮质醇分泌过多。表现为脸、颈部和身体肥大,但四肢脂肪不多。

2.胰源性肥胖

因胰岛素分泌过多,代谢率降低,使脂肪分解减少而合成增加。表现为全身肥胖。

3.伴性功能降低型肥胖

为脑性肥胖病,伴有性功能丧失,或性欲减退,表现乳房、下腹部、生殖器附近肥胖。

4.垂体性肥胖

因脑垂体病变导致垂体前叶分泌过多生长激素。表现为全身骨头、软组织、内脏组织增生和肥大。

5.甲状腺功能减退性肥胖

因甲状腺功能减退。表现为肥胖和黏液型水肿。

(三)药源性肥胖

由药物的不良反应引起,如肾上腺皮质激素类药物。多在服药一段时间后出现肥胖,尤其是有过敏性疾病、类风湿病、哮喘的患者服用肾上腺皮质激素类药物后。

本文主要介绍单纯性肥胖,其他类型的肥胖临证时除了要治疗原发疾病外,均可以参考本文来辨证治疗。

二、肥胖的原因

单纯性肥胖占肥胖者的 95％以上，一般所谓的"中年性肥胖"也是属于单纯性肥胖。以下是形成单纯性肥胖的原因。

(一)遗传因素

大多认定为"多因子遗传"，父母的体质遗传给子女时，并不是由一个遗传因子，而是由多数的遗传因子来决定子女的体质，所以称为多因子遗传。例如，非胰岛素依赖型糖尿病、肥胖，就属于这类遗传。父母中有一人肥胖，则子女有 40％肥胖的几率，如果父母双方皆肥胖，子女可能肥胖的几率升高至 70％～80％。真正因为"多因子遗传"的例子并不多见，遗传了父母"错误的饮食习惯"而导致肥胖的例子，则屡见不鲜。

(二)社会环境的因素

很多人都有着"能吃就是福"的观念，现今社会，食物种类繁多，各式各样美食常在引诱人们，再加上大吃大喝几乎成为了一种普遍的娱乐，这当然成为造成肥胖的主要原因。

(三)饮食的因素

一般人的日常饮食是经常摄取含有脂肪等高热能食物，一旦摄取过量的脂肪，当然就会造成热能过剩，而促进了脂肪的累积，同时也可以因为摄取了过量的"酒精"，而造成能量过剩，这点常被很多人所忽视。

1.过量蛋白质

蛋白质是一种产热能的物质，如果吃多了，使人的热能超过了人体需要量，储存起来的还是脂肪。含蛋白质的食物多为肉类、蛋类、奶类、豆类、粮食，蔬菜和水果也有少量的蛋白质。这些食物吃多了，脂肪也会随之增多，变成肥胖。

2.多吃碳水化合物(糖类)

1g 糖类可产生 4 千卡热能，糖类摄入过多，热能过剩，则会变成肥胖。含糖类的食物有粮食、豆类、奶、水果、干果、蔬菜，因此糖类平时要适当控制。

3.吃"油"太多

1g 糖类或 1g 蛋白质产生 4 千卡热能，而 1g 脂肪能产 9 千卡热能，所以多吃一点脂肪等于多吃很多的糖类或蛋白质。植物油和动物油都是脂肪，植物油比同等重量的肥肉所含的脂肪要多，因为植物油是纯脂肪，肥肉的主要成分是脂肪，除了脂肪外还含有水分、蛋白质、纤维组织。脂肪还存在于瘦肉、内脏、蛋、奶、豆制品、瓜子、花生、核桃、松子、榛子、腰果等这些硬果类食物的成分几乎一半是脂肪。某些蔬菜里都有一定量的脂肪。因此为了防止发胖，就要少摄入脂肪含量高的食物。

4.零食加甜品

有些人喜欢吃零食，喝甜饮料，尤其是感到生活乏味或看电视时吃过多的零食。零食中糖类、蛋白质、脂肪的成分几乎都有。吃零食等于吃热能，有些零食的热能还很高，如硬果类食物含油多，香蕉、开心果、腰果、薯片、膨化食品含淀粉多，糖果、干果、果脯、甜饮料含糖多，牛肉干、鱼片含蛋白质多，产生的热能消耗不了，就会以脂肪的形式储存起来，日久就会变成肥胖。

5.喝酒太多

酒是产生高热能的饮料，1g 酒精能产生 7 千卡热能，仅次于脂肪产的热能，啤酒中的酒精度数虽然只有 3％左右,但还有 11％的含糖度数,而且喝啤酒的量要大得多。一瓶啤酒产的热能相当于 100g 粮食产的热能,酒喝得多就等于多吃很多食物,多余的热能还会以脂肪的形式储存起来。

(四)心理的因素

为了解除心情上的烦恼、情绪上的不稳定,不少人也是用吃来发泄。这都是引起饮食过量而导致肥胖的原因。

(五)与运动有关的因素

运动有助于消耗脂肪。在日常生活之中,一方面随着交通工具的发达,工作的机械化,家务量减轻等,使得人体消耗热能的机会更少;另一方面因为摄取的热能并未减少,而形成肥胖。肥胖导致日常活动越趋缓慢、慵懒,更加减少热能的消耗,导致恶性循环,助长肥胖的发生。

三、肥胖的危害

(一)糖尿病

肥胖会造成患者血中胰岛素过度分泌,越为严重的肥胖者,其空腹时胰岛素浓度越高,而进食后胰岛素的分泌无法相对地提高,所以形成血糖升高的现象。并且实验发现,较胖者细胞中胰岛素受体较少,或是在接受胰岛素时容易出现问题,所以肥胖者会增加罹患糖尿病的风险。若是体重减轻,则会改善血糖不正常的情况。

(二)高血压

胰岛素过度分泌及胰岛素作用减低是促成高血压的原因,并且高浓度的胰岛素会借着加强钠离子的回收及兴奋交感神经来促进高血压的形成。若是体重减轻,由于全身血流量、心搏出量及交感神经作用减少,所以血压通常也会下降。

(三)心血管疾病

肥胖者大多合并有血中脂肪浓度过高的情形,因此容易发生血管栓塞,加速了血管的粥样硬化性变化,容易造成包括冠状动脉粥样硬化性心脏病、心肌梗死、缺血性心脏病等疾病。研究中亦显示:若能维持理想体重,则可减少心血管疾病、瘀血性心力衰竭及脑栓塞的发生率。

(四)血脂代谢异常

肥胖患者往往伴有血脂代谢异常,血脂过高会影响血液携带胆固醇至肝脏的速率,是增加心脏疾病的危险因子。

(五)胆囊与胰脏疾病

肥胖者体内脂肪过剩,造成胆固醇合成增加,使胆汁中胆固醇呈过饱和状态,有利于胆固醇性结石的形成。

(六)呼吸功能低下(气喘)

肥胖造成胸壁与腹腔脂肪增厚,使肺容量下降、肺活量减少而影响肺部正常换气的功能。且因为换气不足,可能引起红细胞增多症,造成血管栓塞。严重者可能发生肺动脉高压、心脏扩大及梗死性心力衰竭。因为脂肪的堆积,亦可能影响气管内纤毛的活动,使其无法发挥正常功能。

(七)内分泌失调

肥胖女性易致内分泌失调,而使得患者更胖,或导致子宫内外脂肪细胞过多而不易受孕

（精子与卵子不易着床）。

（八）皮肤病

肥胖者常患皮疹,多发于头部、腋窝、阴部及股间等皮肤皱褶处,造成红色发痒的湿疹。且常在腰部、大腿等处出现妊娠纹样的线纹,称为肥胖纹,是由于真皮组织迅速生长时断裂所产生。另外,由于心脏肥大,静脉血液回流减缓阻滞,亦容易导致静脉曲张。

（九）关节疾病

因为肥胖者骨头关节所需承受的重量较大,所以较易使关节老化、损伤而得到骨性关节炎。

（十）癌症

肥胖女性患子宫内膜、胆囊、子宫颈、卵巢及乳房部位的肿瘤之几率较高。

第四节　肥胖的诊断与鉴别诊断

一、诊断依据

世界卫生组织(WHO)1998年推荐的诊断要点:目前常用的衡量肥胖的指标是体重指数(BMI),又译为体质指数。具体计算方法是以体重(千克)除以身高(米)的平方,即 $BMI=体重/身高^2(kg/m^2)$。研究表明,大多数个体的体重指数与身体脂肪的百分含量有明显的相关性,能较好地反映机体的肥胖程度。

二、相关辅助检查

肥胖患者一般应做相关检查,以便与相关疾病进行鉴别,明确是否存在并发症,并明确肥胖的病因。

(1)测量身高、体重、血压。

(2)血脂分析。

(3)测定空腹血糖、葡萄糖耐量试验、血清胰岛素、皮质醇。

(4)肝脏 B 超检查,肝肾功能。

(5)抗利尿激素测定。

(6)测定雌二醇、睾酮、黄体生成素。

(7)心电图、心功能、眼底及微循环检查。

(8)为排除继发性肥胖,可考虑做头颅 X 线摄片或头颅 CT,显示蝶鞍有否扩大;骨密度仪检测骨质有否疏松;双肾上腺 CT 扫描;测定 T3、T4、TSH(促甲状腺激素),以排除内分泌功能异常引起肥胖的可能性。

三、鉴别诊断

（一）肥胖与水肿

水肿严重时,体重亦增加,也可出现肥胖的伴随症状,但水肿以颜面及四肢为主,严重者可见腹部胀满,全身皆肿,与本病症状有别。

水肿经治疗病理性水湿排出体外后,体重可迅速减轻,降至正常,肥胖患者体重减轻则相对较缓。

(二)肥胖与黄胖

黄胖由肠道寄生虫与食积所致,以面部黄胖肿大为特征,与肥胖迥然有别。

第五节　中医辨证论治肥胖

一、辨证要点

(一)辨标本虚实

本病多为标实本虚之候。本虚要辨明是气虚,还是阳虚。标实要辨明痰湿、水湿及瘀血之不同。

(二)辨明脏腑病位

肥胖病有在脾、在肾、在心、在肺的不同,临证时需加详辨。肥胖病变与脾关系最为密切;临床症见身体重着,神疲乏力,腹大胀满,头沉胸闷,或有恶心,痰多者,病变主要在脾。病久累及于肾,症见腰膝酸软疼痛,动则气喘,嗜睡,形寒肢冷,下肢水肿,夜尿频多。病在心、肺者,则见心悸气短,少气懒言,神疲自汗等。

二、治疗原则

针对肥胖本虚标实的特点,治疗当以补虚泻实为原则。补虚常用健脾益气;脾病及肾,结合益气补肾。泻实常用祛湿化痰,结合行气、利水、消导、通腑、化瘀等法,以祛除体内病理性痰浊、水湿、瘀血、膏脂等。其中祛湿化痰法是治疗本病的最常用方法,贯穿于本病治疗过程的始终。

三、分证论治

肥胖属本虚标实。本虚以气虚为主,主要为脾虚或肾虚,以及脾肾两虚。标实以痰浊、膏脂为主,常兼水湿,亦兼有气滞、血瘀。病位以脾为主,次及肾及肝胆,亦可累及于心肺,但总以脾肾气虚为多见,肝胆疏泄失调也可见。

(一)脾虚湿阻证

1.症状

肥胖,水肿,疲乏无力,肢体困重,尿少,食欲缺乏,食少,大便溏薄,脘腹胀满。

2.舌脉

舌质淡红,舌苔薄腻,脉沉细。

3.证候分析

脾气虚弱,运化无权,不能散精于全身,故见疲乏无力;脾失运化水湿,水湿内聚,故见肥胖,水肿,脘腹胀满;脾失运化水谷,则见食欲缺乏、食少,大便溏薄;舌质淡红,舌苔薄腻,脉沉细均为脾虚湿阻之征。

4.治则

益气健脾,化湿消肿。

5.方药

六君子汤、防己黄芪汤等加减。药用:黄芪 15g,党参 15g,茯苓 12g,白术 10g,陈皮 10g,半夏 9g,炙甘草 6g,生姜 6g,大枣 6g。

6.方义分析

方中以黄芪、党参益气健脾为君,半夏、陈皮、茯苓、白术健脾化湿为臣,生姜、大枣、甘草益气和中,共为佐使。全方共奏益气健脾,化湿消肿之效。

7.加减

兼有水肿者,加薏苡仁 15g,赤小豆 15g,冬瓜皮 12g,以利水消肿;小便不利者,加猪苓 12g,泽泻 9g,以通利小便;胸闷痰多者,加杏仁 6g,白豆蔻(后下)6g,枳壳 6g,以理气化痰。

(二)胃热湿阻证

此型多为体壮的中青年男性肥胖者。

1.症状

形体肥胖,消谷善饥,头胀眩晕,肢重怠惰,口臭口干,口渴喜饮,大便秘结。

2.舌脉

舌质红,苔腻微黄,脉滑小数。

3.证候分析

患者胃有热邪,腐熟水谷力强,故见消谷善饥,口臭口干;热结胃肠,影响肠道功能,故见大便秘结。热伤津液,故见口渴,饮水自救,故见喜饮。胃强脾弱,脾失运化水湿,湿邪内生,则见形体肥胖,肢重怠惰。脾不升清,水谷精微不能上升于上,故见头胀眩晕。舌质红,苔腻微黄,脉滑小数均为胃热湿阻之征。

4.治则

通腑泄热,健脾化湿。

5.方药

小承气汤加减。药用:枳实 6g,厚朴 6g,炙甘草 6g,大黄 6g,生石膏(先煎)15g,知母 10g。

6.方义分析

方中以大黄清热通腑为君,生石膏、知母清热泻火,枳实下气消痞,共为臣药;厚朴理气健脾为佐药;甘草调和诸药,为使药。全方共奏通腑泄热,健脾化湿之功。

7.加减

胃热炽盛者,石膏可加量至 30g,以加强清热泻火之力;肝火亢盛者,加龙胆草 9g,栀子 9g,夏枯草 9g,以清泻肝火;心火亢盛者,加黄连 6g,竹叶 3g,以清心泻火;头痛头胀者,加钩藤(后下)9g,菊花 9g,石决明(先煎)15g,桑叶 6g,以平肝清热;口苦口臭者,加黄连 6g,黄芩 6g,以清泻胃火。

(三)肝郁气滞证

1.症状

肥胖,胸胁苦满,胃脘痞满,女性可见月经不调或闭经,失眠,多梦。

2.舌脉

舌质暗红,舌苔白或薄腻,脉细弦。

3.证候分析

肝经循行于胸胁部位,患者肝气不舒,气机郁滞,故见胸胁苦满。肝气犯胃,胃失和降,故见胃脘痞满。脾失健运,不能运化水湿,湿邪内阻,故见肥胖。女子以肝为先天,肝气不舒,易影响女子月经,故见月经不调或闭经。母病及子,肝气不舒,波及于心,心神不宁,故见失眠、多梦。舌质暗红,舌苔白或薄腻,脉细弦均为肝郁气滞之征。

4.治则

疏肝解郁,理气化湿。

5.方药

柴胡疏肝散或逍遥散加减。药用:柴胡 9g,白芍 10g,茯苓 12g,枳实 6g,薄荷 10g,陈皮 12g,香附 9g,甘草 6g,川楝子 10g。

6.方义分析

方中柴胡、川楝子疏肝解郁,理气调经;枳实、香附、陈皮理气、行滞、消胀;白芍、甘草缓急止痛;茯苓健脾化湿。诸药合用,能疏肝解郁,理气化湿。

7.加减

心烦易怒者,加牡丹皮 9g,栀子 6g,龙胆草 6g,以清泻心肝之火;大便溏泄者,加白术 6g,白扁豆 12g,以健脾益气;头痛头胀者,加桑叶 6g,菊花 6g,钩藤(后下)9g,以平肝清热;两胁胀痛者,加郁金 9g,延胡索 12g,以理气止痛。

(四)脾肾两虚证

1.症状

形体肥胖,虚浮肿胀,疲乏无力,少气懒言,动而喘息,头晕畏寒,食少,食欲缺乏,腰膝冷痛,大便溏薄,或五更泄泻,阳痿。重度肥胖症患者多为此型。

2.舌脉

舌质淡,苔薄白,脉沉细。

3.证候分析

脾失健运,水湿内聚,加之肾不主水,水湿聚于体内,阻于经络,泛溢肌肤,故见形体肥胖,虚浮肿胀。脾气亏虚,胃失和降,故见疲乏无力,少气懒言,食少,食欲缺乏。肾阳虚弱,肾不纳气,故见动则喘息,头晕畏寒,腰膝冷痛。肾主二便,肾阳虚弱,二便失司,故见五更泄泻,阳痿。舌质淡,苔薄白,脉沉细也为脾肾两虚之征。

4.治则

温阳化气,健脾利水。

5.方药

金匮肾气丸或济生肾气汤加减。药用:熟地黄 15g,山茱萸 9g,山药 15g,茯苓 12g,牡丹皮 9g,泽泻 9g,附子(先煎)9g,肉桂 3g,牛膝 12g,车前子(包煎)15g。

6.方义分析

方中以附子、肉桂温补肾阳为君;熟地黄、山茱萸、茯苓、山药、牛膝滋补肾阴,共为臣药;牡丹皮、泽泻、车前子健脾化湿,通利水道,共为佐使。诸药合用,共奏温阳化气,健脾利水之功。

7.加减

腰膝冷痛者,加杜仲 9g,菟丝子 12g,以温补肾阳;大便溏薄者,或五更泄泻,加肉豆蔻 6g,补骨脂 9g,芡实 12g,以补肾止泻;阳痿者,加淫羊藿 9g,巴戟天 9g,阳起石 9g,蜈蚣 5g,以温阳通络。

(五)气滞血瘀证

1.症状

形体肥胖,两胁胀满,胃脘痞满,烦躁易怒,口干舌燥,头晕目眩,失眠多梦,月经不调或闭经。肥胖日久伴月经不调者可见此型。

2.舌脉

舌质暗有瘀斑,脉弦数或细弦。

3.证候分析

肝气郁滞,肝木横克脾土,脾失健运,水湿内生,化为膏脂,而为肥胖。肥胖日久,由气及血,导致瘀血内阻,且气为血帅,肝气郁滞,日久影响血液运行,亦可导致瘀血内生,瘀阻女子胞脉,故见月经不调或闭经。肝气郁滞,故见两胁胀满。肝郁化火,故见烦躁易怒,口干舌燥,头晕目眩,失眠多梦。肝气犯胃,胃失和降,故见胃脘痞满。舌质暗有瘀斑,脉弦数或细弦亦为气滞血瘀之征。

4.治则

疏肝理气,活血化瘀。

5.方药

血府逐瘀汤加减。药用:生地黄 12g,当归 10g,赤芍 9g,川芎 9g,枳壳 6g,柴胡 6g,甘草 6g,牛膝 12g,桔梗 12g,桃仁 10g,红花 10g。

6.方义分析

方中桃仁、红花、赤芍、当归、川芎养血、活血、祛瘀;柴胡、生地黄清热凉血,疏肝解郁,去血中之郁热;桔梗、枳壳一升一降,疏理气机;牛膝引血下行,甘草调和诸药。诸药同用,共收疏肝理气,活血化瘀之效。

7.加减

两胁胀满者,加青皮 9g,橘叶 9g,香附 12g,以疏肝止痛;胃脘痞满者,加青皮 6g,陈皮 9g,以理气消胀;烦躁易怒者,加牡丹皮 9g,栀子 6g,以清肝泻火;女子月经不调或闭经者,加丹参 12g,益母草 15g,三七(冲服)3g,以活血化瘀。

(六)阴虚内热证

1.症状

肥胖,头昏眼花,头胀头痛,腰痛腿软,五心烦热,低热。

2.舌脉

舌尖红,舌苔薄,脉细数弦。

3.证候分析

肺肾阴虚,肺失通调水道,肾不主水液,水湿内生,湿凝成痰,聚为膏脂,而成肥胖。阴虚生内热,故见五心烦热,低热。肺肾阴虚,水不涵木,肝阳上亢,故见头昏眼花。舌尖红,舌苔薄,脉细数弦均为阴虚内热之征。

4.治则

滋阴补肾。

5.方药

杞菊地黄汤加减。药用:枸杞子15g,麦冬12g,生地黄15g,山茱萸9g,山药12g,茯苓15g,牡丹皮9g,泽泻12g,五味子9g,女贞子12g,菊花10g。

6.方义分析

方中以六味地黄丸滋肾养肝,枸杞子、菊花养血平肝,五味子、女贞子、麦冬滋阴养肾。全方共奏滋阴补肾之功。

7.加减

阴虚火旺者,加黄柏6g,知母6g,以清泻虚火;大便干结者,加火麻仁9g,何首乌12g,肉苁蓉9g,以温润通便;腰痛腿软者,加杜仲9g,桑寄生12g,以补肾健腰;头昏眼花者,加桑哺15g,菊花9g,以滋阴明目;头胀头痛者,加菊花6g,桑叶9g,钩藤(后下)9g,以清热平肝。

四、临床体会

(1)肥胖常可兼血瘀,尤其是痰湿体质者,痰湿阻滞气机,气滞则血瘀,血行不畅,瘀血内停,形成气滞血瘀证。症见形体丰满,面色紫红或暗红,胸闷胁胀,心烦易怒,夜寐不安或夜不能寐,大便秘结,舌暗红或有瘀点瘀斑,或舌下脉络怒张,苔薄白或薄黄,脉沉细或涩。治以活血祛瘀,行气散结,方用血府逐瘀汤合失笑散加减。气滞明显者,见胸闷,脘腹胀满,加郁金、厚朴、陈皮、莱菔子;兼肝胆郁热内结者,见心烦易怒,口干口苦,目黄,胁痛,便秘,加大黄、龙胆草、栀子、黄芩;湿热明显,兼见纳呆脘痞,舌暗红苔黄腻者,加金钱草、泽泻、茵陈、栀子、虎杖等。本证也可选用桃核承气汤、桂枝茯苓丸等。

(2)肥胖之属于痰湿、气滞、血瘀者常可化热,进而伤阴,病至后期可表现为阴虚阳亢证者,症见体胖,情绪急躁,易怒,食欲旺盛,头晕胸闷,大便干结,舌质红,苔少,脉弦细,治以镇肝熄风汤加减。

(3)研究表明,具有减肥作用的中药有何首乌、荷叶、茶叶、菟丝子、枸杞子、玉竹、地黄、山楂、莱菔子、栀子、防己、泽泻、赤小豆、薏苡仁、猪苓、茯苓、柴胡、菊花、茵陈蒿、大黄、芦荟、女贞子、墨旱莲、苍术、灵芝、夏枯草、三棱、丹参、魔芋、决明子、番泻叶、冬瓜皮、车前子、芒硝、麻仁、昆布、海藻、海带、螺旋藻、月见草等,临证时在辨证论治的基础上,可酌情选用。

1)海藻:性味苦咸寒,入肝、胃、肾经,尤善消痰软坚、利水。《食疗本草》亦说:"瘦人,不可服之"。现代药理研究表明,海藻有降血脂的作用。

2)海带:性味咸寒,归入肝、胃、肾经,有软坚散结、消痰利水作用。1.5千克海带就能达到理想的减肥效果,况且如果缺碘也会引起甲状腺分泌不足,使身体的基础代谢率降低,严重的缺碘可造成低水平的能量输出从而诱发肥胖,海带对甲状腺功能低下引起的肥胖有较好的作用。

3)赤小豆:性味甘酸且平,入脾、心、小肠经,具有较好的利尿消肿、解毒作用。陶弘景说:"性逐津液,久食令人枯燥"。《食疗本草》也云:"久食瘦人"。应用赤小豆进行减肥,对伴有水肿的肥胖症效果尤佳。

4)绿茶:绿茶中含有的绿茶多酚对人体脂肪代谢有着重要作用。人体的胆固醇、三酰甘油等含量高,血管内壁脂肪沉积,血管平滑肌细胞增生后形成动脉粥样化斑块等心血管疾病。绿茶多酚的显著抗氧化性可降低脂质过氧化物和丙二醛的水平,从而降低氧自由基和脂质过氧化物对血管内皮细胞的损伤。

5)山楂:能消化饮食。若胃中无食积,脾虚不能运化,不思食者,多服之,反克伐脾胃生发之气也。《本草经疏》曰:"山楂,《本经》云味酸气冷,然观其能消食积,行瘀血,则气非冷矣。有积滞则成下痢,产后恶露不尽,蓄于太阴部分则为儿枕痛。山楂能入脾胃消积滞,散宿血,故治水痢及产妇腹中块痛也。大抵其功长于化饮食,健脾胃,行结气,消瘀血,故小儿、产妇宜多食之。《本经》误为冷,故有洗疮痒之用"。

6)月见草:月见草油种子含油 20%～30%,油中 70%为亚油酸,8%～9%为人体必需的 γ-亚麻酸。月见草油可治疗多种疾病,调节血液中类脂物质,对高血脂引起的冠状动脉粥样硬化及脑血栓等症有显著疗效,还可治疗多种硬化症、糖尿病、肥胖症、风湿性关节炎和精神分裂症等,在实验室内还发现它有抑制癌细胞生长的作用。

五、治疗

治疗本病需持之以恒,注意疗程,方可奏效。药物治疗以 1～3 个月为 1 个疗程,争取治疗 3 个月,每间隔 1 个月可停药 1 周,其他治疗方法根据需要而定疗程。疗效标准如下。

(一)有效

疗程结束时体重下降 3 千克以上或脂肪百分率(F%)下降 5%。

(二)显效

疗程结束时体重下降 5 千克以上或脂肪百分率(F%)下降 5%以上。

(三)近期临床痊愈

疗程结束时,体重下降已达到标准体重范围内。随访 1 年以上,维持原有疗效为远期疗效。

第六节　肥胖的其他治法

一、单方验方

荷叶散:用败荷叶烧存性,研末,米饭调下。有消肿、降脂之功。

二、中成药

防风通圣丸:解表通里,疏风清热。适用于脂肪丰厚,便秘,满面油光和暗疮,面色通红的患者。每次 9g,每日 2 次,口服。

三、针刺

(一)体针

1.脾虚湿阻证

主穴:脾俞、胃俞、足三里、三阴交、丰隆、中脘。尿少水肿者,加阳陵泉穴;健忘、嗜睡者,加百会、人中穴。针用平补平泻法,可加灸。

2.**胃热湿阻证**

主穴:内庭、曲池、上巨虚、胃俞、合谷、三阴交。便秘者,加天枢、支沟穴;消谷善饥者,加中脘、梁丘穴。针用泻法。

3.**肝郁气滞证**

主穴:太冲、期门、肝俞、支沟、三阴交。胸胁胀满者,加膻中、中脘穴。针用泻法。

4.**脾肾两虚证**

主穴:肾俞、脾俞、命门、三阴交、关元、太溪。尿少水肿者,加阳陵泉穴;阳痿早泄者,加中极穴。针用补法,加灸,或温针灸。

(二)耳针

主穴肺、脾、胃、肾、内分泌、大肠、小肠、神门、三焦。如有气喘多汗,加肺穴;心慌心悸,加心穴;易饥多食,加胃穴;下肢水肿,加三焦穴;便秘,加大肠穴;小便不利,加尿道穴等。每次选3～5穴,毫针浅刺,中强度刺激,留针30分钟,每日或隔日1次;或用王不留行贴压,留置和更换时间视季节而定,其间嘱患者餐前或有饥饿感时自行按压穴位2～3分钟,以增强刺激。

四、其他减肥方法

(一)跳绳减肥法

跳绳有益于身心。从运动量来说,持续跳绳10分钟,与慢跑30分钟或跳健身舞20分钟相差无几,可谓一种耗时少、耗能大的力量训练。跳绳能促进血液循环,保护心脏,提高肺活量;还可强身健体,开发智力,有益身心健康。据研究,肥胖的人在饭前跳绳可以减低食欲。跳绳时间长短因人而异。如果是连续快节奏跳绳,最好不要超过10分钟,否则心脏会不堪重负。如果是跳一会儿歇一会儿的话,每次以30分钟为宜。具体运动量根据个人体力及需要量而定。

要注意的是,跳绳是一种运动量较大的户外活动,练习前一定要做好身体各部位的准备活动,特别是足踝、手腕和肩关节、肘关节一定要活动开。开始时慢速,随着坚持时间的增长,可以逐渐提高跳绳的速度。慢速保持在平均每分钟跳60～70次;较快的速度保持在平均每分钟140～160次。

如果由于条件、时间不允许,无法时常跳绳,也可以通过在原地,分开双腿轻轻起跳的方法来进行自我锻炼。注意落地时应以前脚掌着地,大拇趾尽量往下伸,不要以脚跟或全掌着地,以免造成足部的损伤。强度、时间要掌握。

(二)普洱茶减肥法

普洱茶是一种天然的减肥饮品,根据研究资料显示,由于普洱茶制作时经过独特的发酵过程,所含酵素中的菌含有微量脂肪分解酶,这对脂肪分解具有显著功效。因此,普洱茶可抑制体重,减少血液中的胆固醇及三酰甘油。另外,常饮普洱茶能使人体血管舒张、脑部血流量平衡等生理效应,所以普洱茶还可防治老年人疾病和高血压与动脉硬化诸症,尤其是对吸收腹部内脏周边的脂肪有显著效果。

方法:每天早上空腹喝一杯普洱茶,早饭、午饭、晚饭后以喝普洱茶代替其他饮料。

第七节　肥胖的康复与预防

肥胖对人体健康危害极大,一旦形成本病,治疗一般不易。对本病积极预防非常必要,应积极主动,持之以恒,坚持治疗。

一、饮食方面

肥胖患者饮食方面要注意合理营养,关键在于"适度",主要在通过平衡膳食和良好的饮食习惯来实现。平衡膳食是指膳食中所含营养素的种类齐全、数量充足、比例适当。具体要求如下。

(一)食物多样、谷物为主

平衡膳食必须由多种食物组成,提倡广泛食用多种食物。多种食物包括五大类:谷类及薯类,动物性食物,豆类及其制品,蔬菜及水果类,纯热能食物。

(二)饮食宜清淡

忌肥甘醇酒厚味之品,多食蔬菜,水果等富含纤维、维生素的食物。

(三)控制食物总量

即使多吃含丰富蔬菜、水果和薯类的膳食,同样会引起热能过剩,出现发胖。

(四)适当补充蛋白质

常吃豆类及其制品补充植物蛋白。豆类及其制品含有丰富的蛋白质和维生素,含钙量较高,利用率高。

(五)低糖、低脂、低盐

经常吃适量的鱼、禽、蛋、瘦肉,少吃肥肉和荤油,做到低糖、低脂、低盐。

(六)养成良好的饮食习惯

忌多食、暴饮暴食,忌食零食。

二、适当参加体育锻炼或体力劳动

根据情况可选择散步、快走、慢跑、骑车、爬楼,拳击等,也可做适当的家务等体力劳动。运动不可太过,以防难以耐受,贵在持之以恒,一般勿中途中断。

三、减肥须循序渐进

应使体重逐渐减轻,接近正常体重,不宜骤减,以免损伤正气,降低体力。

第十一章　心力衰竭

第一节　心力衰竭的历史沿革

心力衰竭是以乏力、心悸、气喘、水肿为临床特征的疾病。本病多发生在心痛、心悸等疾病后期,是各种心脏疾病的最终归属,亦见于其他脏腑疾病的危重阶段。早期表现为乏力,气短,劳则气喘、心悸;继而喘悸加重,端坐不得卧,卧则喘甚,肢体水肿,小便不利,腹胀纳呆;每因内伤或外感等因素使病情急剧加重,甚至猝死。

心力衰竭相当于西医学的慢性心力衰竭,其临床表现与本证的特点相符者,均可参照本文辨证论治。

"心力衰竭"一词首见于宋代《圣济总录·心脏门》。关于心力衰竭病的症状等有关记载则始自《内经》开始。如《素问·逆调论篇》云:"夫不得卧,卧则喘者,是水气之客也"。又《素问·水热穴论篇》云:"水病,下为跗肿大腹,上为喘呼不得卧者,标本俱病"。"其本在肾,其末在肺,皆积水也"。《素问·阴阳别论篇》曰:"三阴结谓之水"。此附肿大腹、喘呼不得卧就是心力衰竭的临床特征,其病机责之"水气之客",与肺、脾、肾三脏有关。至于心力衰竭之病因,《内经》认为与外感、情志、饮食及他病迁延等有关。如《灵枢·天年》曰:"心气始衰,苦忧悲,血气懈惰,故好卧"。《素问·生气通天论篇》曰:"味过于咸……心气抑。味过于甘,心气喘满"。《素问·气交变大论篇》曰:"岁水太过,寒气流行,邪害心火……甚则腹大胫肿,喘咳,寝汗出,憎风"。《素问·五脏生成篇》曰:"赤脉之至也喘而坚……名曰心痹,得之外疾,思虑而心虚,故邪从之"。《素问·痹论篇》曰:"脉痹不已,复感于邪,内舍于心……心痹者,脉不通,烦则心下鼓,暴上气而喘,嗌干善噫"。由于饮食不节,情志所伤,耗损心气,复感于邪,内舍于心,心脉不通,水饮内停,从而导致心力衰竭发生。《素问·标本病传论篇》简要阐述了心病的转归与预后:"夫病传者,心病先心痛,一日而咳,三日胁支痛,五日闭塞不通,身痛体重。三日不已,死;冬夜半,夏日中"。《内经》虽未确立心力衰竭之病名,但对心力衰竭的临床特点、病因病机及传变规律已有了初步的认识。

汉代张仲景《金匮要略》发展了《内经》水气为病的思想,并提出与心力衰竭有关的"支饮"与"心水"两个疾病概念。《金匮要略·痰饮咳嗽病脉证治》曰:"咳逆倚息,短气不得卧,其形如肿,谓之支饮"。"水在心,心下坚筑,短气,恶水不欲饮"。"水停心下,甚者则悸,微者短气"。《金匮要略·水气病脉证治》曰:"心水者,其身重而少气,不得卧,烦而躁,其人阴肿"。支饮与心水,病名不同,病机相类,都属于水饮内停。支饮病在心肺,表现以喘咳为主;心水病在心肾,表现以水肿身重为甚。两者为心力衰竭的两种不同类型。水饮之成责之阳损阴盛,如《金匮要略·水气病脉证治》曰:"问曰:病者苦水,面目身体四肢皆肿,小便不利,脉之,不言水。反言胸中痛,气上冲咽,状如炙肉,当微咳喘。审如师言,其脉何类? 师曰:寸口脉沉而紧,沉为水,紧为寒,沉紧相搏,结在关元,始时当微,年盛不觉。阳衰之后荣卫相干,阳损阴盛,结寒微动,肾气上冲"。认为由于年高体弱,心肾阳衰,水气内停,阴寒上逆,是导致水肿喘咳、心悸、心痛的原因,并且指出疾病始于年盛之时,这对疾病预防具有重要意义。在治疗上,《金匮要略》提出"以温药和之"的原则,辨证使用温阳益气、泻肺、利小便、逐下等法,并创立了真武汤、葶苈大枣泻肺汤、木防己汤等治疗心力衰竭的有效方剂。

后世医家本《内经·金匮要略》之旨,阐释议论,各有发挥。宋代首次提出了"心力衰竭"的概念,如《圣济总录·心脏门》曰:"心力衰竭则健忘,心热则多汗,不足则胸腹胁下与腰背引痛,惊悸恍惚"。此"心力衰竭"是相对于心气虚、心气盛、心热心阳不足等而言,指心血亏虚的病证,其内涵与心水和今之心力衰竭不同。心力衰竭一直不是一个独立的病证,其证治内容散见于心悸、怔忡、喘证、水肿、痰饮、积聚等病门下。其中除心悸、怔忡为心自病外,喘证病在肺,水肿病在肾,痰饮病在脾,积聚病在肝,这正是心力衰竭五脏相关病机特点的反映。

隋代巢元方《诸病源候论·风惊悸候》曰:"风惊悸者,由体虚心气不足,心之府为风邪所乘,或恐惧忧迫,令心气虚。亦受于风邪,风邪搏于心,则惊不自安,惊不已则悸动不定"。

宋代成无己《伤寒明理论·悸》曰:"心悸之由,不越二种,一者气虚也,二者停饮也"。

元代朱丹溪《丹溪心法·惊悸怔忡》则认为:"怔忡者血虚,怔忡无时,血少者多"。此虽论心悸,但同时间接说明心力衰竭的发病机制,即心脏自虚,气血不足,复感外邪,内伤痰饮,从而导致心力衰竭发生,故治疗上当"调养心血,和平心气""豁痰定惊","逐水消饮"(《丹溪心法·惊悸怔忡》)。喘证、水肿、痰饮、积聚等病主要病位不在心,却关乎心,均可见于心力衰竭病程之中,甚至成心力衰竭之主症。因此,历代医家相关论述也在实际指导着心力衰竭的辨证施治。

明代张景岳《景岳全书·水肿》曰:"水肿乃肺脾肾三脏之病。盖水为至阴,故其本在脾肾,水化于气,故其标在肺,水惟畏土,故其制在脾"。

清代林珮琴《类证治裁·喘证论治》曰:"肺为气之主,肾为气之根,肺主出气,肾主纳气,阴阳相交,呼吸乃和,若出纳升降失常,斯喘作焉"。清代程杏轩,《医述·杂证汇参·饮》引《临证指南医案》之语:"阳盛阴虚,则水气凝而为痰;阴盛阳虚,则水气溢而为饮。然而病变不同,治法有异。如脾、肾阳虚,膀胱气化不通者,取苓桂术甘汤、茯苓饮、肾气、真武等法,以理阳、通阳及固下益肾、转旋运脾为主"。

以上诸论从不同侧面指出喘、肿、痰饮等病是多脏腑损伤、功能障碍、阴阳失调的结果,治疗必辨明脏腑阴阳虚实,因证施治。此虽未明言心力衰竭,却对心力衰竭的治疗具有指导意义。

总之,在古代医籍中虽无心力衰竭病,但其相关内容散见于心悸、喘证、水肿、痰饮等病门下,古人对这些病证的论述部分地反映了心力衰竭的病因病机特点与诊治规律,其治疗经验对今日防治心力衰竭仍不失参考价值。

心力衰竭作为一种独立的疾病加以系统研究始于近数十年,由于其是各种心脏病变的最终归宿,具有患病率高、致残率高、病死率高的特点,日益受到广泛重视。

第二节　心力衰竭的病因病机

一、中医认识

心力衰竭的病因病机特点是内外相因,本虚标实。心力衰竭之病因,外有风寒湿热疫毒之邪,内舍于心;内因情志失调,饮食不节,劳逸失度,脏腑病变,导致气滞痰阻血瘀,气血阴阳失调,心失所养,心力衰竭而发病。心力衰竭可由心脏自身疾病发展而来,也可因他脏疾病损及心脏所致。其病位在心,但不局限于心,与肺、肝、肾均密切相关。

(一)外邪伤心

久居潮湿之地,风寒湿气内侵,留着不去,损伤脉络,则血瘀内阻,阻遏心阳,则鼓动乏力,以致心气亏虚,心脉痹阻而发病。如《素问·痹论篇》曰:"风寒湿三气杂至,合而为痹也……脉痹不已,复感于邪,内舍于心"。或外感风热疫毒之邪,内陷心包,损及心体,以致心阴耗伤,心气衰竭,而发为心力衰竭。

(二)心病迁延

心悸、心痛、心痹或其他心脏疾患,始时病轻,年盛不觉,或既觉之后,未得有效治疗,疾病迁延,日久病深,心体受损,心气衰弱,气不行血,血不利则为水,瘀水互结,损及心阳,气血衰败,发展为心力衰竭之病。

(三)脏腑病传

五脏生克,乘侮密切关联,共同维持气血生化运行,阴阳平衡协调。若正虚邪犯,脏腑受损,疾病转变,五脏受累。《灵枢·口问》曰:"心者,五脏六腑之主也……心动则五脏六腑皆摇"。心力衰竭可致脏腑相继受病,而心力衰竭亦常由他脏疾病转变累及心脏所致。

1.心肺同病

心肺同居上焦,脉络相连,心主血,肺主气,心为血脉之主,肺为百脉之会,是以血液之循环,气血之交换,全赖心肺之功。若心血不运,则肺失肃降,息贲喘咳;若肺气壅塞,则心脉痹阻,心悸发绀。故久病咳喘、痰饮肺胀,可致心气受损,气虚血瘀,水饮内停,发为心力衰竭,出现心悸、腹胀、水肿之症;心力衰竭初起,先损肺气,肺气不足,肃降不行,故心力衰竭常见乏力气喘,劳则更甚,甚至咳痰带血等症。

2.心脾同病

心属火为母,脾属土为子,脾之运化有赖心火之温煦;脾主运化,为气血生化之源,后天之本,心之主血脉、藏神等功能有赖脾之运化滋养。故心与脾相互依赖,密切相关。若饮食劳倦,脾胃乃伤,运化失健,一方面气血生化不足;或气不统血,失血过多,均致心失所养,心神不宁,而发心力衰竭,出现气短神疲、心悸、怔忡等症;另一方面脾土虚弱,水谷不能化气反而化水,水湿内生,成痰成饮,上凌心肺,遏伤心阳,痹阻心脉,气虚血瘀,发为心力衰竭。而心力衰竭亦可因心阳不振,不能温养脾阳,而导致脾虚不运,出现身重、腹胀、呆纳等症。

3.心肝同病

心肝皆关系血液之运行,肝藏血,心行之,人动则血运于诸经,人静则血归于肝脏。如《素问·五脏生成篇》所言"诸血者皆属于心","人卧血归于肝"。肝又主疏泄,调畅情志。若情志失常,肝失疏泄,气机郁滞,血运失常,致心脉瘀阻;或肝不藏血,阴亏阳亢,日久心阴受损,心神失养,均可导致心力衰竭。心力衰竭之时,心力衰竭,血不运于诸经,而郁于肝脏,致肝气郁结,气滞血瘀,出现脉络怒张,胁腹胀痛、胁下积块等症。

4.心肾同病

心属火居于上焦,肾属水居于下焦,上下交通,水火既济,以维持心肾功能正常。若肾精亏虚,不能化生气血,上滋心主,则致心之气血不足;若肾阳亏虚,气化不行,水液代谢失常,水饮内停,上凌于心,则可损及心阳,耗伤心气,终致心力衰竭,发为心力衰竭。心力衰竭之时,心火不能下交于肾,导致肾阳不足,气化失司,水液停聚,或泛溢肌肤,或留于体腔,而出现腹大、肢肿等症。不论心损肾虚,均可互为因果,终致心肾俱败之恶候。

另外,饮食不节,钠盐摄入太多,耗心气,伤血脉,血行瘀滞,化而为水,可以导致心力衰竭或使心力衰竭加重。如《素问·五脏生成篇》所说:"多食咸,则脉凝泣而变色"。《素问·生气通天论篇》亦说:"味过于咸……心气抑"。在心力衰竭病程中,过度劳倦、五志过极、复感外邪、妊娠分娩等都可能进一步损伤心气,导致心力衰竭发作或加重。

综上所述,心力衰竭总属本虚标实,本虚指气血阴阳亏虚,标实指瘀血、痰浊与水饮。心脏之气、血、阴、阳损伤是心力衰竭之本。这种损伤可能因为外感或内伤直接损及心脏,也可能由于他脏之病变,日久累及于心。初期以气虚为主,逐步发展成气阴两虚,或心阳亏虚,进而导致阴阳两虚,最终出现亡阴亡阳,阴阳离决。瘀血、痰浊和水饮可以出现在心力衰竭的各个时期,与气、血、阴、阳虚损互为因果,成为心力衰竭标本虚实的重要组成部分,直接关系到心力衰竭的形成、发展与预后。

二、西医认识

(一)病因

影响心排出量的 5 个决定因素为心脏的前负荷、后负荷、心肌收缩力、心率、心肌收缩的协调。上述诸因素中单个或多个的改变均可影响心脏功能,甚至发生心力衰竭。

1.前负荷过重

心室舒张回流的血量过多,如主动脉瓣或二尖瓣关闭不全,室间隔缺损,动脉导管未闭等均可使左心室舒张期负荷过重,导致左心衰竭;先天性房间隔缺损可使右心室舒张期负荷过重,导致右心衰竭。贫血、甲状腺功能亢进等高心排出量疾病,由于回心血量增多,加重左、右心室的舒张期负荷,而导致全心衰竭。

2.后负荷过重

如高血压、主动脉瓣狭窄或左心室流出道梗阻,使左心室收缩期负荷加重,可导致左心衰竭。肺动脉高压,右心室流出道梗阻,使右心室收缩期负荷加重,可导致右心衰竭。

3.心肌收缩力的减弱

常见的如冠状动脉粥样硬化所引起的心肌缺血或坏死,各种原因的心肌炎(病毒性、免疫性、中毒性、细菌性),原因不明的心肌病,严重的贫血性心脏病及甲状腺功能亢进性心脏病等,心肌收缩力均可有明显减弱,导致心力衰竭。

4.心室收缩不协调

冠心病心肌局部严重缺血,导致心肌收缩无力或收缩不协调,如室壁瘤。

5.心室顺应性减低

如心室肥厚、肥厚性心肌病,心室的顺应性明显减低时,可影响心室的舒张而影响心脏功能。

(二)诱发因素

1.感染

病毒性上呼吸道感染和肺部感染是诱发心力衰竭的常见诱因,感染除可直接损害心肌外,发热使心率增快也加重心脏的负荷。

2.过重的体力劳动或情绪激动

过重的体力劳动可以加重心脏负担,诱发心力衰竭;情绪激动可以兴奋交感神经系统,引起血压增高,导致心脏后负荷增加,增加心肌耗氧量,诱发心力衰竭。

3.心律失常

尤其是快速性心律失常,如阵发性心动过速、心房颤动等,均可使心脏负荷增加,心排出量减低,而导致心力衰竭。

4.妊娠分娩

妊娠期孕妇血容量增加,分娩时由于子宫收缩,回心血量明显增多,加上分娩时的用力,均加重心脏负荷。

5.输液(或输血过快或过量)

液体或钠的输入量过多,血容量突然增加,心脏负荷过重而诱发心力衰竭。

6.严重贫血或大出血

使心肌缺血缺氧,心率增快,心脏负荷加重。

(三)发病机制及病理生理

心力衰竭的发展过程可分为心功能代偿期和失代偿期。

1.心功能代偿期

心脏有很大的储备力,当患病的心脏负荷增加,心排出量减少时,心脏可通过以下途径进行代偿,使心排出量增加甚至接近正常,此为心功能的代偿期。

通过以下代偿功能,心排出量增加,尚能适应人体在中等度体力劳动时的组织代谢需要,而不发生瘀血症状,称为心功能代偿期。

(1)交感神经兴奋:心功能不全开始时,心排出量减少,血压下降刺激了主动脉体和颈动脉窦的压力感受器,同时心室舒张末压和血容量的增加刺激心房、大静脉的压力感受器,两者均可反射性地引起交感神经兴奋,使心肌收缩力加强,心率加快,心排出量增加。

(2)心室舒张末容量增加:由于交感神经兴奋,通过儿茶酚胺释放增多,全身各组织器官的血管,包括阻力血管和容量血管有不同程度的收缩,使血容量重新分布,以保证心、脑等重要器官的供应。容量血管收缩使血容量减少,静脉压升高,故回心血量有所增加。此外,肾素-血管紧张-醛固酮系统的活性增加,加强肾脏对钠及水分的重吸收,使细胞外液及血容量增加,回心血量更为增多。Frank-Starling定律,即心室舒张期末容量在一定范围的增加,可使心肌收缩力加强,因而心搏血量增加。

(3)心肌肥厚:持久的容量负荷或压力负荷加重时,可使心肌肥厚,心肌收缩的功能单位,肌节数目增多,因而心肌收缩力加强。

2.心功能失代偿期

当心脏病变不断加重,心功能减退超过其代偿功能时,则出现心功能失代偿,其主要的病理生理变化有以下方面。

(1)心率加快,心排出量减低:心功能不全早期,心率代偿性加快,虽有助于增加心排出量使其达到或接近正常水平,但心率加快也增加心肌耗氧量,且冠状动脉供血和心室充盈时间缩短,反而使心排出量降低。

(2)水、钠潴留:心排出量的降低,引起血液的重新分配,肾血流量减少。肾血流量的减少可使肾小球滤过率减低或肾素分泌增加,进而作用于肝脏产生的血管紧张素原,形成血管紧张素Ⅰ。血管紧张素Ⅰ经过肺及肾循环,在转化酶的作用下,形成血管紧张素Ⅱ,后者除有使全身及肾细小动脉痉挛加重肾缺血外,还促使肾上腺皮质分泌更多的醛固酮,使钠潴留增多,血浆渗透压增高,刺激下丘脑视上核附近的渗透压感受器,反射性地使垂体后叶抗利尿激素分泌增多,从而引起钠、水潴留、血容量增加,静脉及毛细血管充血和压力增高。

3.心室舒张末压增高

心力衰竭时,心肌收缩力减弱,心搏出量减少,心室腔内的残余血量增加,心室舒张末期压力升高,静脉回流受阻,引起静脉瘀血和静脉压的增高,当毛细血管内静水压力增高超过血浆渗透压和组织压力时,毛细血管内液外渗,组织水肿。

第三节　现代医学对心力衰竭的认识

心力衰竭是指在正常静脉回流的情况下,由不同病因引起的心脏舒缩功能障碍,使心排出量在循环血量与血管舒缩功能正常时不足以维持组织代谢需要,从而导致机体血流动力学异常,临床上以心排出量不足、组织血流量减少、肺循环和(或)体循环静脉瘀血。各种心血管疾病由于心脏长时间负荷过重、心肌损伤及收缩力减弱,都可以导致心功能不全。临床主要表现为心悸、喘促、水肿、淤血。病情较重,预后较差。

一、临床表现

充血性心力衰竭临床上习惯分为左心衰竭、右心衰竭和全心衰竭。心力衰竭开始发生在左侧心脏和以肺充血为主的称为左心衰竭;开始发生在右侧心脏并以肝、肾等器官和周围静脉淤血为主的,称为右心衰竭。两者同时存在的称全心衰竭。以左心衰竭开始的情况较多见,大多经过一定时期发展为肺动脉高压而引起右心衰竭。单独的右心衰竭较少见。

(一)左心衰竭

可有以下临床表现和体征。

1.呼吸困难

呼吸困难是左心衰竭的最早和最常见的症状。主要由于急性或慢性肺瘀血和肺活量减低所引起。随着左心衰竭的程度不同,分为以下 3 种情况。

(1)劳力性呼吸困难:左心衰竭程度较轻者仅于较重的体力劳动时发生呼吸困难,休息后很快消失,故称为劳力性呼吸困难。此由于劳动促使回心血量增加,在右心功能正常时,更促使肺瘀血加重的缘故。

(2)端坐呼吸:随左心衰竭病情的进展,患者轻度体力活动即感呼吸困难,严重者休息时也感呼吸困难,以致被迫采取半卧位或坐位,称为端坐呼吸(迫坐呼吸)。多伴有呼吸频率增快,鼻翼翕动,甚则伴见大汗淋漓,面色苍白或晦暗。因坐位可使血液受重力影响,多积聚在低垂部位如下肢与腹部,回心血量较平卧时减少,肺淤血减轻,同时坐位时横膈下降,肺活量增加,使呼吸困难减轻。

(3)阵发性夜间呼吸困难:阵发性夜间呼吸困难是左心衰竭的一种表现,患者常在熟睡中憋醒,有窒息感,被迫坐起,咳嗽频繁,出现严重的呼吸困难。轻者坐起后数分钟,症状即告消失,重者发作时可出现发绀、冷汗,肺部可听到哮鸣音,称心脏性哮喘。严重时可发展成肺水肿,咳大量泡沫状血痰,两肺满布湿啰音,血压可下降,甚至休克。

2.咳嗽和咳粉红色泡沫样痰

这是左心衰竭的常见症状。由于肺泡和支气管黏膜淤血所引起,多与呼吸困难并存,咳血色泡沫样或血样痰。

3.其他症状

可有疲乏无力、失眠、心悸等。严重脑缺氧时可出现陈斯呼吸,嗜睡眩晕,意识丧失,抽搐等。

4.心脏体征

原有心脏病的体征,左心室增大,心尖搏动向左下移位,心率增快,心尖区有舒张期奔马律,肺动脉瓣区第二心音亢进,其中舒张期奔马律最有诊断价值,在患者心率增快或左侧卧位并做深呼气时更容易听到。左室扩大还可形成相对性二尖瓣关闭不全,产生心尖区收缩期杂音。交替脉,两肺底部有中小水泡音,急性肺水肿时可有粗大湿啰音,满布两肺,并可伴有哮鸣音。胸腔积液可局限于肺叶间,也可呈单侧或双侧胸腔积液。

(二)右心衰竭

右心衰竭可有以下症状和体征。

1.上腹部胀满

上腹部胀满是右心衰竭较早的症状。常伴有食欲缺乏、恶心、呕吐及上腹部胀痛,此多由于肝、脾及胃肠道充血所引起。肝脏充血、肿大并有压痛,急性右心衰竭肝脏急性淤血,肿大者,上腹胀痛急剧,可被误诊为急腹症。长期慢性肝淤血缺氧,可引起肝细胞变性、坏死,最终发展为心源性肝硬化,出现肝功能不正常或黄疸。若有三尖瓣关闭不全并存,触诊肝脏可感到有扩张性搏动。

2.颈静脉怒张

颈静脉怒张是右心衰竭的一个较明显征象。其出现常较皮下水肿或肝大要早,同时可见舌下、手臂等浅表静脉异常充盈,压迫充血、肿大的肝脏时,颈静脉怒张更加明显,此称肝颈静脉回流征阳性。

3.水肿

右心衰竭早期,由于体内先有钠、水潴留,故在水肿出现前先有体重的增加,体液潴留达五千克以上时才出现水肿。心力衰竭性水肿多先见于下肢,卧床患者常有腰、背及骶部等低垂部位明显,呈凹陷性水肿,重症者可波及全身,下肢水肿多于傍晚出现或加重,休息一夜后可减轻或消失,常伴有夜间尿量的增加,此因夜间休息时的回心血量较白天活动时为少,心脏尚能泵出静脉回流的血量,心室收缩末期残留血量明显减少,静脉和毛细血管增高的压力均有所减轻,因而水肿减轻或消退。

少数患者可有胸腔积液和腹腔积液。胸腔积液可同时见于左、右两侧胸腔,但以右侧较多,其原因不甚明了,由于壁层胸膜静脉回流至腔静脉,脏层胸膜静脉回流至肺静脉,因而胸腔积液多见于全心衰竭者。腹腔积液大多发生于晚期,由于心源性肝硬化所引起。

4.发绀

右心衰竭者多有不同程度的发绀,最早见于指端、口唇和耳郭,较左心衰竭者为明显。其原因除血液中血红蛋白在肺部氧合不全外,常与血流缓慢,组织从毛细血管中摄取较多的氧而使血液中还原血红蛋白增加有关(周围型发绀)。严重贫血者发绀可不明显。

5.神经系统症状

可有神经过敏,失眠,嗜睡等症状。重者可发生精神错乱,此可能由于脑淤血,缺氧或电解质紊乱等原因引起。

6.心脏体征

主要为原有心脏病表现,由于右心衰竭常继发于左心衰竭,因而左、右心均可扩大。右心室扩大引起三尖瓣关闭不全时,在三尖瓣听诊可听到吹风性收缩期杂音。由左心衰竭引起的肺淤血症状和肺动脉瓣区第二心音亢进,可因右心衰竭的出现而减轻。

(三)全心衰竭

左、右心衰竭同时存在,但患者或以左心衰竭的临床表现为主,或以右心衰竭的临床表现为主。左心衰竭的临床表现可因右心衰竭的发生而减轻。

二、理化检查

(一)心电图

窦性心动过速;可见二尖瓣 P 波、V₁ 导联 P 波终末电势增大和左室肥大劳损等反映左心房室肥大,以及与所患心脏病相应的变化;可有急性、陈旧性心肌梗死或心肌缺血,以及多种心律失常等表现。

(二)胸部 X 线检查

左心衰竭时,X 线片可显示心影扩大,心胸比例增大;上叶肺野内血管纹理增粗,下叶肺野血管纹理细,有肺静脉内血液重新分布的表现,肺阴影增大,肺间质水肿引起肺小叶间隔变粗,在两肺下野可见水平位的 Kerley 氏 B 线。急性肺水肿时,X 线片示肺门充血显著,呈蝶形云雾状阴影。右心衰竭时可见上腔静脉扩张。

(三)二维超声心动图及彩色多普勒超声检查

可见左或右心房、室扩大或全心扩大,或有室壁瘤存在;心脏收缩及舒张功能降低,并可见原发基础心脏病的表现。

(四)6分钟步行试验

在特定的情况下,测量在规定的时间内步行的距离,不仅是评价心力衰竭患者运动耐力的客观指标,而且是判断患者预后的良好指标之一。

(五)运动试验

左室功能衰竭时,运动时左室舒张末压增加,超过1.60千帕(12厘米水柱),而射血量不变或下降,心排出量的增加与氧耗量的增加不成正常比例。总的心肺系统的功能还可用平板运动时最大氧耗量($VmaxO_2$)表示。

(六)血流动力学监测

除二尖瓣狭窄外,肺毛细血管楔压的测定能间接反映左房压或左室充盈压,肺毛细血管楔嵌压的平均压,正常值为0.8~1.6千帕(6~12毫米汞柱),高于2千帕(15毫米汞柱)者常提示有左心衰竭,高于4.8千帕(36毫米汞柱)者,提示有即将发生急性肺水肿可能。

中心静脉压正常值为0.588~1.176千帕(6~12厘米水柱),右心衰竭时,中心静脉压可增高。肘静脉压超过1.4千帕(14厘米水柱)或重压肝脏0.5~1分钟后上升0.1~0.2千帕(1~2厘米水柱)以上的,亦提示有右心衰竭。

(七)核素心室造影及核素心肌灌注显像

可准确测定心室容量左室射血分数及室壁运动。

(八)血常规及生化检查

患者血常规可见白细胞计数升高,中性粒细胞比例增加;生化正常或出现电解质紊乱、肝肾功能异常。

(九)血气分析检查

血气分析可见低氧血症、二氧化碳潴留或并发酸碱代谢紊乱。

(十)血脑钠素(BNP)水平

可反映心力衰竭的程度。

三、心力衰竭的分类

(一)根据心力衰竭进展的快慢

分为急性心力衰竭和慢性心力衰竭。

(二)根据心力衰竭发生的解剖部位

分为左心衰竭、右心衰竭和全心衰竭。左心衰竭主要表现为疲倦乏力,呼吸困难,初起为劳力性呼吸困难,终而演变为休息时呼吸困难,只能端坐呼吸。阵发性呼吸困难是左心衰竭的典型表现,多于熟睡之中发作,有胸闷、气急咳嗽、哮鸣,特别严重的可演变为急性肺水肿而表现剧烈的气喘、端坐呼吸、极度焦虑和咳吐含泡沫的黏液痰(典型为粉红色泡沫样痰)、发绀等肺部淤血症状。右心衰竭主要表现为下肢水肿,颈静脉怒张,食欲缺乏,恶心呕吐,尿少,夜尿,饮水与排尿分离现象等。单纯右心衰竭肺部无异常,并有左心衰竭时可有颈静脉怒张(+),肝大,X线检查以左心室或左心房增大为主。实验室检查则左心衰竭有臂舌时间延长,漂浮导管测定肺动脉毛细血管楔压增高;右心衰竭有臂肺时间延长、静脉压明显增高。

(三)根据心力衰竭时心排出量的高低

分为高排出量心力衰竭和低排出量心力衰竭。

(四)根据心力衰竭时收缩功能和舒张功能的改变

分为收缩功能障碍性心力衰竭和舒张功能障碍性心力衰竭。通常舒张功能障碍性心力衰竭发生在先,进而发生收缩功能障碍性心力衰竭。收缩性心力衰竭的特点是心脏增大,收缩末期心室容积增加和射血分数下降,也是临床上常见的心力衰竭。舒张性心力衰竭是由于心室松弛性降低。僵硬度增加,使心室舒张期充盈受限,心室舒张末期压力升高和心搏出量减少,心肌常显著肥厚,心脏大小正常射血分数无明显减少,患者心力衰竭症状也不太明显,可见于高血压、冠心病的某一阶段,严重者见于原发性限制型心肌病、原发性梗阻性肥厚型心肌病。

(五)根据心力衰竭时血流动力学变化特征

分为后向性心力衰竭和前向性心力衰竭。

(六)根据临床症状的有无

分为无症状性心力衰竭和显性心力。

四、心力衰竭的并发症

(一)呼吸道感染

上呼吸道感染较常见,由于心力衰竭时肺部淤血,易继发支气管炎和肺炎,必要时可给予抗生素。

(二)血栓形成和栓塞

长期卧床可导致下肢静脉血栓形成,脱落后可引起肺栓塞。肺栓塞的临床表现与栓子大小有密切关系。小的肺栓塞可无症状,大的肺栓塞可表现为突发呼吸急促、胸痛、心悸、咯血和血压下降,同时肺动脉压升高,右心衰竭加重。相应肺部呈现浊音,呼吸音降低伴有湿啰音,部分患者有胸膜摩擦音或胸腔积液体征,巩膜可有黄染,或有短阵心房颤动发作。起病后12~36小时或数天后,在下肺野出现三角形或圆形密度增深阴影。巨大的肺动脉栓塞可在数分钟内导致心源性休克和猝死。心力衰竭伴有心房颤动者,易发生心房内血栓,栓子脱落而引起脑、肾、四肢或肠系膜动脉栓塞。

(三)心源性肝硬化

由于长期右心衰竭,肝脏长期淤血缺氧,小叶中央区肝细胞萎缩和结缔组织增生,晚期出现广脉高压,表现为大量腹腔积液、脾脏增大和肝硬化。

(四)电解质紊乱

常发生于心力衰竭治疗过程中,尤其多见于多次或长期应用利尿药后,其中低血钾和失盐性低钠综合征最为多见。

1.低钾血症

轻者全乏力,重者可出现严重的心律失常,常加重洋地黄毒性,必须及时补充钾盐。

2.失盐性低钠综合征

失盐性低钠综合征往往是由于临床上大量利尿和限制钠盐摄入所引起的,多发生在大量利尿之后。发病较急,出现软弱无力,肌肉抽搐,口渴及食欲缺乏等症状,严重者可有头痛、烦躁不安,意识不清,甚至昏迷等低钠性脑病表现。患者皮肤干燥,脉细速,尿量减少,甚至血压降低。血生化检查:血钠、氯化物、二氧化碳结合力皆低,红细胞压积增高。

第四节　心力衰竭的诊断与鉴别诊断

一、中医诊断

(一)发病特点

心力衰竭多由心悸、心痛心痹等各种心脏疾病发展而来,或继发于伤寒、温病、肺胀、水肿、虚劳等病之后,也可见于一些危重疾病的终末期。各年龄段人群均可发病,而以中老年人为多。感受外邪、饮食不节、劳倦过度、五志过极等可能导致心力衰竭发作或加重。

(二)临床表现

乏办心悸气喘、水肿为心力衰竭的主要表现。早期表现为乏力神疲,时觉气短心悸,或夜间突发惊悸喘咳,坐起后缓解。随着病情发展,心悸频发,或怔忡不已,心烦不安;动则喘甚,或端坐呼吸,不能平卧,咳嗽咳痰,或痰中带血;水肿呈下垂性,以下肢为甚,病重则全身水肿,小便不利,夜尿频数;胁痛,或胁下积块,腹胀纳呆,大便异常;面色白或青灰,自汗肢冷,唇舌紫暗,脉虚数或微弱。

二、西医诊断要点

右心衰竭的诊断依据为原有心脏病的体征和体循环淤血的表现,也是与肺循环充血的表现,且患者大多有左心衰竭的病史。

(一)慢性充血性心力衰竭

临床慢性充血性心力衰竭的诊断多采用 Framingham 诊断要点。

1.主要标准

夜间阵发性呼吸困难或端坐呼吸;颈静脉怒张;肺部啰音;胸片显示心脏增大;急性肺水肿;第三心音奔马律;静脉压增高>16 毫米汞柱;循环时间延长≥25 秒;肝颈回流征阳性。

2.次要标准

双侧踝部水肿;夜间咳嗽;日常劳动时发生呼吸困难;肝脏增大;胸腔积液;肺活量较既往最大测值降低 1/3;心动过速(120 次/分)。

3.主要或次要标准

治疗 5 日以上时间,体重减轻≥4.5 千克。

同时存在以上 2 项主要指标或 1 项主要指标加 2 项次要指标;次要指标只有在不能用其他疾病解释时柯作为心力衰竭的诊断要点。

(二)急性左心衰竭

1.症状

突发重度呼吸困难,端坐呼吸,吸气时肋间隙和锁骨上窝内陷,呼吸频率增快,烦躁不安,大汗淋漓,皮肤湿冷,面色灰白,发绀,阵发性咳嗽伴哮鸣音,常咳大量白色或粉红色泡沫痰。

2.体征

呼吸频率增快,口唇发绀,颈静脉怒张,双肺满布湿啰音及哮鸣音,P2亢进,心率增快,心尖部可听到舒张期奔马律,心音低钝,心律失常。开始血压升高,随病情进展,血压常下降,严重者可有心源性休克及阿斯综合征。

3.辅助检查

心电图可见心率快或慢,或伴有心律失常,如有心肌缺血或心肌梗死,同时可见相应改变。X线片可见上肺静脉充盈肺门增宽呈蝶翼状或大片云雾样阴影,肺纹理增粗和肺小叶间隔增厚。心脏超声可见心脏增大,收缩或舒张功能不全,同时伴见心脏原发病的表现。肺动脉毛细血管楔压＞36毫米汞柱(4.8千帕)提示即将出现急性肺水肿。结合患者的病史、典型症状、体征及实验室检查,即可明确诊断。

三、心力衰竭的分级

(一)慢性充血性心力衰竭分级

采用纽约心脏病协会(NYHA)心功能分级及客观评价。

(二)急性左心衰竭分级

1.Killip分级

用于心肌梗死急性期的心功能分级。

Ⅰ级:无心力衰竭,体检肺部无啰音,无第三心音奔马律及心功能不全症状。

Ⅱ级:有轻度至中度的心力衰竭,体检肺部啰音占肺野50%以下,有第三心音奔马律及X线胸片上有肺淤血的表现。

Ⅲ级:有严重的心力衰竭、肺水肿,湿性啰音占肺野50%以上。

Ⅳ级:心源性休克。

2.Forrester分级

Forrester等对上述血流动力学分级做了调整,并与临床进行对照,分为4级,Ⅰ～Ⅳ级的病死率分别为3%、9%、23%、51%。

Ⅰ级:无肺瘀血又无周围灌注不足,心功能处于代偿状态;无泵衰竭的临床症状及体征,心脏指数正常(CI＞2.2升/分·米^2),肺动脉毛细血管楔压正常[PCWP≤18毫米汞柱(2.4千帕);体检肺部无啰音,无第三心音奔马律及心功能不全症状。

Ⅱ级:单有肺瘀血,没有周围灌注不足症状,为常见的临床类型。此型早期也可无明显的临床表现;CI正常,PCWP增高。

Ⅲ级:无肺淤血,单有周围灌注不足症状;该型多见于右室梗死,亦可见于血容量不足或心动过缓患者;此型早期也可无明显的临床表现;CI降低(≤2.2升/分·米^2),PCWP正常,PCWP≤18毫米汞柱(2.4千帕)。

Ⅳ级:此型兼有肺淤血与周围灌注不足症状,为严重类型;见于大面积急性心肌梗死;CI≤2.2升/分·米^2,PCWP＞18毫米汞柱(2.4千帕)。

四、心力衰竭的分期

A期:心力衰竭高危期,尚无器质性心脏(心肌)病或心力衰竭症状,如患者有高血压、心绞痛、代谢综合征,使用心肌毒性药物等,可发展为心脏病的高危因素。

B期:已有器质性心脏病变,如左室肥厚,左心射血分数降低,但无心力衰竭症状。

C期:器质性心脏病,既往或目前有心力衰竭症状。

D期:需要特殊干预治疗的难治性心力衰竭。

心力衰竭的分期对每一个患者而言只能是停留在某一期或向前进展而不可能逆转。如B期患者,心肌已有结构性异常,其进展可导致3种后果:患者在发生心力衰竭症状前死亡;进入到C期,治疗可控制症状;进入D期,死于心力衰竭,而在整个过程中猝死可在任何时间发生。为此,只有在A期对各种高危因素进行有效的治疗,在B期进行有效干预,才能有效减少或延缓进入到有症状的临床心力衰竭。

四、鉴别诊断

心力衰竭由心悸、心痛发展而来,临床表现又多见心悸、胸闷,以及喘咳、水肿等症,临床诊断当注意鉴别。

(一)心悸

心力衰竭与心悸的鉴别要点在于心力衰竭除心悸以外,还有疲乏、喘咳、腹胀、水肿等症,它是心悸进一步发展的结果。心悸以惊悸、怔忡为主症,时作时止,未发作时可一如常人。

(二)心痛

心痛亦是心力衰竭原发疾病之一,它以突发短时间的膻中部位及左胸膺部憋闷绞痛为特征,在未发展为心力衰竭之前,无喘咳不得卧和肢体水肿等症。心力衰竭也可出现胸闷,但无胸痛,且胸闷持续时间较长,并伴有心悸、气喘、水肿等。

(三)喘证

喘证属于肺系疾病,有实喘与虚喘之分,总系肺失肃降,肺气上逆所致,常伴有其他肺系病证,如咳嗽、咳痰、胸痛、肺痨等,而无心悸怔忡、水肿腹胀。心力衰竭多有气喘,其特点是因劳而喘,喘不得卧,并伴有心悸、水肿等症,可资鉴别。

(四)哮病

哮病与心力衰竭都有气喘,甚则喘不得卧,临床易于混淆。哮病属于肺系疾病,为发作性痰鸣气喘疾患,多有伏痰宿根,复因外感、食物、花粉或情志等因素诱发。初起常见喉鼻作痒、喷嚏、流涕等先兆症状,发作时喉中哮鸣,呼吸困难,间歇期则如常人。心力衰竭既往有心脏病史,平时喘息气短,动则尤甚,不似哮病呈发作性特点,也无先兆症状,并伴有心悸、水肿等症。

(五)水肿

心力衰竭常见水肿甚至是重度水肿,故古人将其归入水肿病范畴。但是,水肿病因复杂,《金匮要略·水气病脉证治》即有五脏水之分,脏腑不同,病状各异,应予鉴别。肝水既往有肝病病史,其症先见胁痛、黄疸、臌胀,后期全身水肿。肾水既往有肾病病史,其症见腰痛,小便不利,全身水肿,腹大脐突,阴下湿如牛鼻上汗,其足逆冷,面反瘦,晚期可出现关格。心水属于心力衰竭,既往有心病病史,水肿始于下肢,其症见少气无力,心悸烦躁,喘咳不得卧。根据既往病史、水肿特点、伴随证候,五脏水肿不难鉴别;也可借助现代理化检查鉴别诊断。应该注意的是,由于疾病转变,五脏相关,至后期常常五脏同病。

第五节　中医辨证论治心力衰竭

一、辨证要点

(一)辨阴阳虚实

心力衰竭属本虚标实之证,其本虚以气虚为基础,或兼阴虚,或兼阳虚,终可至阴阳两虚;其标实有痰、瘀、水之不同,临证需当明辨,权衡轻重缓急。气虚表现为神疲乏力,面白气短,动则喘促,心悸怔忡,头颈汗出,脉虚弱;兼阴虚者,则烦热颧红,咽干失眠,大便秘结,舌红苔少或无苔,脉细;兼阳虚者,则形寒肢冷,尿少肢肿,舌淡苔润,脉沉结代;痰浊者,喘咳痰多,胸闷苔腻;血瘀者,面黯唇紫,脉络怒张,胁痛积块,舌紫脉涩;水饮者,喘不得卧,身重肢肿,腹胀脐突。

(二)明脏腑病位

心力衰竭以心为本,五脏相关。但就具体病例而言,脏腑病位不同,病情预后各异。故立法处方,必明脏腑病位。心病则心悸怔忡,失眠多汗,气短乏力;肺病则咳嗽咳痰,气逆喘促;脾病则脘腹痞满,纳呆,大便异常;肝病则胁痛、黄疸;肾病则尿少肢肿。

二、治疗原则

(一)补虚泻实,权衡缓急

心力衰竭病多为虚实夹杂的证候,治疗时应权衡邪正关系,标本缓急,或补或攻或攻补兼施。一般以补虚固本为基础,兼以祛邪泻实,而专于攻邪只为权宜之用、救急之策。

(二)固护阳气,平衡阴阳

补益心气,温补心阳是治疗心力衰竭的首要治法。但是,临证不能片面孤立地强调温阳益气,因为心力衰竭是体用俱病,体阴用阳,心力衰竭也不乏阴血亏虚之证。根据气血相生、阴阳互根的生理特点,治疗当阴中求阳,调血益气,以平为期。

(三)养心为本,兼治五脏

心力衰竭治疗重点在心,但不局限于心。心力衰竭病机表现出五脏相关的特点,或起因于他脏之疾,或病后损及他脏,临证当视脏腑病变情况综合治疗。如气短喘咳与肺有关,水肿与脾肾有关,胁痛腹胀与肝脾有关,气血亏虚当治脾胃,心阳不足关乎肾阳。

(四)消除病因,防治结合

心力衰竭源于各种心脏疾病,并因外感、劳倦、七情失调诱发或加重。治疗心力衰竭必须消除病因,治疗原发疾病,不论原发病是心脏病或他脏疾病,仅仅治疗心力衰竭,只能获得一时的缓解,不能阻止病情的发展。因此积极治疗原发病,消除各种危险因素,防治结合,对心力衰竭治疗具有重要意义。

三、分证论治

(一)心肺气虚证

1.症状

以气短喘促、心悸咳嗽为主症,可兼见胸闷乏力、动则加剧、面色灰青等症。

2.舌脉

舌淡,苔薄白,脉沉弱。

3.证候分析

心气不足,心失所养,心神不宁,则见心悸、乏力;肺气虚损,失于宣肃,肺气上逆,则见胸闷,气短喘促,咳嗽;劳则气耗,故动则加剧;气虚,故见乏力;气为血帅,气虚运血无力,导致瘀血内生,故见面色灰青。舌淡,脉沉弱,为心肺气虚之征。

4.治则

补益心肺。

5.方药

保元汤和补肺汤加减。药用:党参 10g,熟地黄 12g,紫菀 12g,桑白皮 12g,肉桂 3g,炙甘草 6g,五味子 10g,茯苓 15g,黄芪 30g,酸枣仁 10g。

6.方义分析

保元汤中党参、黄芪、肉桂、炙甘草,四药合用,以大补元气。补肺汤由桑白皮、熟地黄、人参、紫菀、黄芪、五味子组成,是补肺气的有效方剂,保元汤与补肺汤合用,补益心肺作用更强。

7.加减

动则咳嗽,喘息甚者,加黄精 12g,山药 15g,以补肺止咳;汗出不止,心悸怔忡者,加煅龙骨(先煎)30g,煅牡蛎(先煎)30g,山茱萸 12g,山药 15g,以益气止汗。

(二)气虚血瘀证

1.症状

神疲乏力,心悸怔忡,胸闷气短,甚则喘咳,动则尤甚,面白或黯红,自汗,口唇青紫,甚者胁痛积块,颈脉怒张。

2.舌脉

舌质紫黯或有瘀斑,脉虚涩或结代。

3.证候分析

心肺气虚,心脉瘀阻是心力衰竭的基本证候,早期尤以此证多见。心肺同居上焦,而肺主气,故心力衰竭最易伤肺损气。心气不足,心失所养,心神不宁,则见心悸怔忡、神疲乏力;汗为心之液,心气虚则自汗;肺气虚损,失于宣肃,肺气上逆,则见胸闷气短,甚则喘咳;劳则气耗,故动则尤甚;气虚血瘀,则见乏力,面白或黯红,口唇青紫;至中后期血瘀甚者,血滞于脉,瘀结于肝,则见胁痛积块,颈脉怒张。舌质紫黯或有瘀斑,脉虚涩或结代为气虚血瘀之象。

4.治则

养心补肺,益气活血。

5.方药

保元汤合桃红饮加减。药用:党参 15g,黄芪 15g,肉桂 6g,桃仁 10g,红花 10g,当归 15g,川芎 10g;炙甘草 10g,威灵仙 10g。

6.方义分析

保元汤中人参、黄芪益气强心,补益心肺,为治疗心力衰竭之主药;配合肉桂、甘草温通心阳。桃红饮由桃仁、红花、当归、川芎、威灵仙组成,有活血化瘀之功。二方合用,共奏养心补肺,益气活血之功。

　　7.加减

　　瘀血重者,加用三七10g,毛冬青10g,丹参15g;若心悸自汗者,可加龙骨30g,牡蛎30g;喘咳咳痰者,可加葶苈子(包煎)30g,半夏15g,茯苓10g。

(三)气阴两虚证

　　1.症状

　　心悸气短,身重乏力,心烦不寐,口咽干燥,小便短赤,甚则五心烦热,潮热盗汗,眩晕耳鸣,肢肿形瘦;兼血虚者,面白无华,唇甲色淡。

　　2.舌脉

　　舌质红,少苔或无苔,脉细数或促或结。

　　3.证候分析

　　气阴两虚可见于心力衰竭各期,早期阴虚多与原发疾病有关,中后期阴虚则是病情发展的结果,亦可因过用利尿药所致。气阴两虚,心失所养,心神不宁,则心悸、心烦、不寐;心气虚则气短、身重乏力;心阴亏虚,津液不足,则口咽干燥,小便短赤;病损及肾,肝肾阴虚,虚热内生,则眩晕耳鸣、五心烦热、潮热盗汗、形体消瘦;肾气亏虚,气化不行,则尿少肢肿;气血相生,心气不足,脾失,健运,生化无源,气血两虚,则面白无华、唇甲色淡。舌质红,少苔或无苔,脉细数或促或结,为阴虚之象。

　　4.治则

　　益气养阴。

　　5.方药

　　生脉饮加减。药用:麦冬15g,五味子10g,人参10g。

　　6.方义分析

　　生脉饮,中人参益气强心,麦冬、五味子滋阴养心安神,共同组成益气养阴的代表方。人参可酌情选用红参、西洋参或党参。

　　7.加减

　　若偏于心气不足、劳则喘悸者,可用红参、高丽参,酌加黄芪30g;若偏于心阴亏虚、虚烦不寐者,可用西洋参,酌加酸枣仁20g,夜交藤30g;若兼肝肾阴虚、五心烦热、潮热盗汗、眩晕耳鸣者,合用六味地黄丸(山茱萸、熟地黄、山药、泽泻、牡丹皮、茯苓);若心动悸、脉结代者,合用炙甘草汤(炙甘草、人参、桂枝、生姜、阿胶、干姜、麻仁、大枣、麦冬);兼血虚者,面白无华、唇甲色淡者,合用当归补血汤(黄芪、当归)、二至丸(女贞子、墨旱莲)。

(四)阳虚水泛证

　　1.症状

　　心悸怔忡,气短喘促,动则尤甚,或端坐而不得卧,精神萎靡,乏力懒动,腰膝酸软,形寒肢冷,面色苍白或晦暗,肢体水肿,下肢尤甚,甚则腹胀脐突,尿少或夜尿频多。

　　2.舌脉

　　舌淡苔白,脉沉弱或迟。

3.证候分析

阳虚水泛,缘于心肾阳虚,多见于心力衰竭中后期,或久病体弱,素体阳虚的患者。心虚则心悸怔忡;气弱则精神萎靡、乏力懒动;肾阳亏虚,失于温煦,则腰膝酸软、形寒肢冷;肾阳亏虚,肾不纳气,气浮于上,则气短喘促,动则尤甚;若水饮上凌心肺,则喘悸加重,端坐而不得卧;肾阳亏虚,气化不利,水饮内停,则肢肿尿少,腹胀脐突;失于固摄,则夜尿频多。面色苍白或晦暗、舌淡、苔白、脉沉弱或迟,均为阳气虚弱之象。

4.治则

温阳利水。

5.方药

真武汤合五苓散加减。药用:炮附子 10g,干姜 10g,桂枝 10g,茯苓 15g,白术 10g,泽泻10g,猪苓 20g,芍药 15g。

6.方义分析

方中附子、干姜、桂枝温心肾,暖脾土,通胸阳;茯苓、白术健脾利水;泽泻、猪苓利水消肿;芍药破结行水,并制附、桂、姜之温燥。诸药相伍,温中有散,利中有化,心、脾、肾三脏并治,而解水泛之急。

7.加减

若水饮上凌心肺、胸闷气急、不得卧者,合用葶苈大枣泻肺汤(葶苈子、大枣);若经治疗后,水肿消退不明显者,可加用活血化瘀药,如毛冬青 15g,泽兰 15g,益母草 30g,丹参 10g,红花10g,鸡血藤 15g 等;若以本虚为主,心肾阳虚突出,而水肿轻微者,可用参附汤(人参、附子)合金匮肾气丸(桂枝、附子、熟地黄、山茱萸、山药、茯苓、牡丹皮、泽泻),温补心肾,益气强心,滋阴利水,攻补兼施。

(五)痰饮阻肺证

1.症状

咳喘气急,张口抬肩,不能平卧,痰多色白或黄稠,心悸烦躁,胸闷脘痞,面青汗出,口唇发绀。

2.舌脉

舌质紫黯,舌苔厚腻或白或黄,脉弦滑而数。

3.证候分析

本证属本虚标实而以标实为主之证。心肺气虚,脾肾俱病,水湿不化,聚而成痰,壅阻于肺,肺失清肃,而致咳喘气急、张口抬肩、不能平卧、痰多;痰未化热,则痰色白、苔白厚腻;痰郁化热,则痰黄而稠、咳吐不爽、苔黄厚腻;痰浊内扰,心神不安,则心悸烦躁;痰阻血瘀,气机郁滞,则胸闷脘痞、面青唇紫、舌质紫黯;汗为心之液,心气不足则自汗出。脉弦滑为痰饮之征,脉数可为痰热,也可为心气虚弱之象。

4.治则

温化痰饮,泻肺逐水。

5.方药

苓桂术甘汤合葶苈大枣泻肺汤。药用:茯苓 20g,白术 15g,桂枝 10g,葶苈子(包煎)30g,大枣 10g,甘草 10g。

6.方义分析

方中桂枝温阳化气,蠲饮利水;茯苓、白术健脾渗湿,祛痰化饮;葶苈子泻肺平喘,兼以利水;大枣、甘草益气和中。诸药配伍,健脾以杜痰源,泻肺以平喘急,温阳以化痰饮。

7.加减

若痰郁化热、喘急痰黄难咳、舌红苔黄者,可改用《千金要方》苇茎汤(苇茎、薏苡仁、冬瓜仁、桃仁)合温胆汤(半夏、陈皮、甘草、枳实、竹茹、生姜);若兼有风寒束表者,则改用小青龙汤(麻黄、桂枝、芍药、甘草、干姜、细辛、半夏、五味子);面青唇绀、舌质紫黯、夹有血瘀者,合用桃红饮(桃仁、红花、当归、川芎、威灵仙、麝香)。

(六)阴竭阳脱证

1.症状

以呼吸喘促、呼多吸少、烦躁不安、张口抬肩、汗出如油为主症,可兼见四肢厥逆或昏厥谵语等症。

2.舌脉

舌质紫暗,苔少或无苔,脉微细欲绝。

3.证候分析

心力衰竭后期,真阴衰竭于内,孤阳外脱于外,故见呼吸喘促、呼多吸少、烦躁不安、张口抬肩、汗出如油等症状;阴阳不相顺接,故见四肢厥逆或昏厥谵语等症;舌质紫暗,苔少或无苔,脉微细欲绝亦为阴竭阳脱之征。

4.治则

固阴,回阳,救逆。

5.方药

参附龙牡汤加减。药用:生晒参(单煎)50g,炮附子(先煎)10g,干姜10g,麦冬15g,五味子10g,龙骨(先煎)30g,牡蛎(先煎)30g。

6.方义分析

方中生晒参、麦冬益气养阴,五味子酸甘化阴,附子、干姜回阳救逆,龙骨、牡蛎敛汗固脱。诸药合用,共奏固阴、回阳、救逆之功。

7.加减

水肿者,加五加皮5g,泽兰12g,以利水消肿;大汗不止者,加山茱萸12g,白芍15g,以滋阴敛汗。

第六节　心力衰竭的其他治法

一、单方验方

(一)葶苈子

每日用量6～10g,人煎剂;若用粉剂,每次1～2g,水冲服,每日3次。

(二)寿草

粉碎过筛,每次用量25毫克,水冲服,每日1～3次。

二、中成药

(一)心宝丸

由人参、附子、鹿茸、麝香、三七、蟾酥等组成。益气温阳,强心通脉。适用于阳虚水犯型心力衰竭。每次 1～2 丸,每日 1～2 次,温开水送服。

(二)补肾康乐胶囊

由淫羊藿、制何首乌、花生仁、龟甲(烫)、山茱萸、肉桂、枸杞子、狗肾、熟地黄、黄柏、续断、五味子、紫河车、杜仲、人参、益智仁、海马组成。壮阳益肾,大补气血,添精生髓,强身健脑。适用于阳虚水犯型心力衰竭患者。每次 3 粒(0.25g),每日 3 次,口服。

(三)补肾强心片

由人参、黄芪、五加皮丹参、麦冬、葶苈子等组成。益气养阴,活血利水。适用于气阴两虚型心力衰竭。每次 4 片,每日 3 次,温开水送服。

(四)补心气口服液

由黄芪、人参、石菖蒲、薤白等组成。补益心气,理气止痛。适用于心肺气虚型心力衰竭患者。每次 10～20 毫升,每日 3 次,口服。

(五)人参保肺丸

由人参、罂粟壳、五味子(醋炙)、川贝母、石膏、麻黄、陈皮、砂仁、苦杏仁(去皮炒)、玄参、枳实、甘草等组成。益气补肺,止嗽定喘。适用于心肺气虚型心力衰竭患者。每次 1 丸(6g),每日 3 次,口服。

(六)生脉饮

由人参、麦冬、五味子组成。益气、养阴、生津。适用于气阴两虚型心力衰竭患者。每次 10～20 毫升,每日 3 次。

(七)心通口服液

由黄芪、党参、麦冬、何首乌、淫羊藿、野葛、当归、丹参、皂角刺、枳实等组成。益气养阴、化痰通络。适用于气虚血瘀型心力衰竭患者。每次 10～20 毫升,每日 3 次,口服。

(八)通心络胶囊

由人参、水蛭、全蝎、赤芍、蝉蜕、土鳖虫、蜈蚣、檀香、降香、乳香(制)、酸枣仁(炒)、冰片等组成。益气活血,通络止痛。适用于气虚血瘀型心力衰竭患者。每次 3～4 粒,每日 3 次,口服。

(九)脑心通胶囊

由黄芪、丹参、当归、川芎、赤芍、红花、乳香(炙)、没药(炙)、桂枝、全蝎、地龙、水蛭等组成。益气活血,化瘀通络。适用于气虚血瘀型心力衰竭患者。每次 3～4 粒,每日 3 次,口服。

三、针刺

(一)体针

主穴取内关、间使、通里、少府、心俞、神门、足三里。水肿者,加水分、水道、阳陵泉、中枢透曲骨穴;或三阴交、水泉、飞扬、复溜、肾俞穴。两组穴位可交替使用。咳嗽痰多者,加尺泽、丰隆穴;嗳气腹胀者,加中脘穴;心悸不眠者,加曲池穴;喘不能卧者,加肺俞、合谷、膻中、天突穴。

（二）耳针

取穴心、肺、肾、神门、交感、定喘、内分泌，每次选取 3～4 穴，埋针或用王不留行贴压。

（三）灸法

取穴心俞、百会、神阙、关元、人中、内关、足三里。喘憋者，加肺俞、肾俞穴；水肿者，加水道、三焦俞、阴陵泉穴。每次选用 3～5 穴，艾条灸 15～20 分钟，灸至皮肤潮红为度，每日 1 次。

第七节　心力衰竭的转归与预后

心力衰竭继发于心脏或其他脏腑疾病之后，在心力衰竭之初临床证候已是复杂多样，随着病变发展更是虚实夹杂、多脏受损、阴阳俱虚。一般来说，初期多属心肺气虚，或气阴两虚，兼夹有痰浊、瘀血。气虚与痰浊瘀血互为因果，或起因于痰浊壅肺，心脉瘀阻，导致心肺气虚；或因心肺气虚累及脾胃，失于健运，致痰湿内生，或心气不足，鼓动无力，致心脉不畅，是以心力衰竭之初常气虚痰瘀并见。

另外，原发疾病亦是心力衰竭初期证候的相关因素，如因胸痹心痛者，多痰瘀；因心痹者，多气虚血瘀；因肺病者，多气虚痰浊，痰浊壅肺。病情发展，气损及阳，心病及肾，心肾阳虚为心力衰竭中后期的病机关键。肾阳不足，肾不纳气，则气壅于肺，喘逆加重；肾阳不足，气化不利，水液代谢紊乱，致水饮内停，阳虚水泛；心肾阳虚，失于温煦，脾阳不振，运化失健，水谷不能化生气血，反而聚湿生痰，导致病情恶化；心肾阳虚，脾失健运，又可影响到肝之疏泄与藏血功能，导致肝部气滞，肝血瘀阻。至心力衰竭后期，已是五脏同病，气血两虚，阴阳失衡，水饮泛滥，痰瘀互结。

心力衰竭是各种心脏疾病之最终归宿，总体预后不好，致残率、病死率都很高，尤其重度心力衰竭，一年内病死率达 50% 以上。但是，在早中期的轻中度心力衰竭经有效治疗，病情可以控制，若结合病因治疗，则有治愈的可能。

第八节　心力衰竭的康复与预防

预防心力衰竭的根本措施是积极治疗原发疾病，如心痛、心悸、心痹等，同时应消除导致心力衰竭的各种诱发因素，如感受外邪、情绪激动、暴饮暴食、过度劳倦、妊娠、药物使用不当等。对于一些先天性心脏病者，可考虑手术治疗。患者应合理休息，适当减少活动，增加休息时间。对重度心力衰竭，尤其水饮射肺证者，应严格限制下床活动，体位以半卧位为宜。其他轻中度患者，可进行适当的康复运动训练，以增强体质，提高心脏代偿能力，改善生活质量。心力衰竭患者应避免情绪激动，注意心理卫生，重视精神调摄，避免不良刺激。饮食要清淡，以低盐、低脂肪、低胆固醇、低热量、多纤维素为宜，避免膏粱厚味，暴饮暴食。

第十二章 冠心病心绞痛

第一节 冠心病心绞痛的临床表现

心绞痛为冠心病最常见的临床类型,是由冠状动脉供血不足,心肌急剧的、暂时的缺血、缺氧所引起的临床综合征。主要表现为胸骨后或心前区疼痛,常放射至左臂内侧或咽喉、颈项,兼见胸闷、呼吸不畅、汗出等症。目前,将冠心病心绞痛分为稳定型心绞痛与不稳定型心绞痛2大类。多数慢性稳定型心绞痛患者的预后相对较好,研究显示平均年病死率为 2‰～3‰,每年非致死性心肌梗死发生率为 2‰～3‰。不稳定型心绞痛的预后相对较差。本病属于中医学的"胸痹心痛"范畴。

一、临床表现

(一)症状

典型的心绞痛症状有 5 个基本特征:疼痛部位、疼痛与运动的关系、疼痛特点、疼痛持续时间和疼痛对含服硝酸甘油的效果。多数患者能毫无困难地描述前两个特征,但对后 3 个特征的描述则含糊不清。有的患者表现为发作性心悸、出汗、呼吸困难等。许多心绞痛患者表现为胸部不适,可伴有气短、疲倦和衰弱的症状,甚至被其掩盖,而不像心绞痛。

1.疼痛部位

典型心绞痛位于胸骨后,可以向胸部两侧、两上臂(左侧常见)远至腕部、颈、腭部放射;也可发生在上腹至咽部之间的任何水平处,但极少在咽部以上;还可位于左肩或左臂,偶尔也可伴有右臂、下颌、下颈椎、上胸椎、左肩胛骨间或肩胛骨上区的疼痛,然而位于左腋下或左胸下者很少。最常见胸痛始于其中某一部位,然后仅向胸部中央放射,但有时完全与胸骨区无关。对于疼痛或不适感分布的范围,患者常需用整个手掌或拳头来指示,仅用一手指的指端来指示者极少。

2.疼痛与运动的关系

多数情况下,运动(或其他应急情况)时心肌氧耗增加,可以诱发心绞痛,并在休息后迅速缓解,情绪变化也可能作为一种强烈的诱发因素。静息性心绞痛的患者则往往无体力活动的诱因,提示冠状动脉张力发生变化。

3.疼痛性质

典型心绞痛发作时疼痛性质是压榨紧缩、压迫窒息、沉重闷胀性疼痛,而非刀割样尖锐痛或抓痛、短促的针刺样或触电样痛,或昼夜不停的胸闷感觉。其实也并非"绞痛"。在少数患者,可为烧灼感、紧张感或呼吸短促伴有咽喉或气管上方紧榨感。疼痛或不适感开始时较轻,逐渐剧增,然后逐渐消失,很少为体位改变或深呼吸所影响。

4.疼痛持续时间

体力活动诱发的心绞痛,通常在停止活动后 1～15 分钟,多数 3～5 分钟以内缓解(中间综合征除外)。情绪激动诱发的心绞痛,其缓解要慢于体力活动诱发者。静息心绞痛多与冠状动脉的动力性因素有关,常需要使用扩张冠脉的药物,持续时间可达 5～10 分钟。疼痛持续仅数秒钟,或不适感(多为闷感)持续整天或数天者均不似心绞痛。

5.疼痛对含服硝酸甘油的效果

舌下含服硝酸甘油片如有效,心绞痛应于 1～2 分钟内缓解(也有需 5 分钟的,要考虑到患者可能对时间的估计不够准确)。对卧位型心绞痛,硝酸甘油可能无效。在评定硝酸甘油的效应时,还要注意患者所用的药物是否已经失效或接近失效。如果含服硝酸甘油片 5 分钟后,疼痛不能缓解,要立即送往医院进一步检查,以防延误诊治。

(二)体征

心绞痛患者少有体征,多为原发病的体征,心绞痛发作时可以伴有心率增快、血压升高,严重时表情焦虑,甚至伴皮、肤湿冷、心音减弱、奔马律或心尖区的收缩期杂音。

二、理化检查

(一)评价危险因素的检查

血脂与血糖测定;高敏 C-反应蛋白(hs-CRP)测定,这是不稳定型心绞痛的高危因素;肌钙蛋白测定,其升高提示为高危患者;血红蛋白测定可判断慢性稳定型心绞痛;心脏血液供应平衡状态的评价;静息心电图及连续心电图监测(Holter);负荷运动试验,包括药物负荷试验、负荷超声心动图、负荷核素心肌显像。

(二)确定冠状动脉疾病的检查

评价冠状动脉病变的方法有多层螺旋 CT 血管内超声及冠状动脉造影。

第二节　冠心病心绞痛的发病机制

众所周知,对心脏予以机械性刺激并不引起疼痛,但心肌缺血与缺氧则引起疼痛。当冠状动脉的供血与心肌的需血之间发生矛盾,冠状动脉血流量不能满足心肌代谢的需要,引起心肌急剧的、暂时的缺血与缺氧时,即产生心绞痛。

在多数情况下,劳累诱发的心绞痛常在同一"心率×收缩压"值的水平上发生。

产生疼痛的直接因素,可能是在缺血、缺氧的情况下,心肌内积聚过多的代谢产物,如乳酸、丙酮酸、磷酸等酸性物质,或类似激肽的多肽类物质,刺激心脏内自主神经的传入纤维末梢,经 1～5 胸交感神经节和相应的脊髓段,传至大脑,产生疼痛感觉。这种痛觉反映在与自主神经进入水平相同脊髓段的脊神经所分布的皮肤区域,即胸骨后及两臂的前两侧与小指,尤其是在左侧,而多不在心脏解剖位置处。有人认为,在缺血区内富有神经供应的冠状血管的异常牵拉或收缩,可以直接产生疼痛冲动。

心绞痛的直接发病原因是心肌供血不足,而心肌供血不足主要缘于冠心病。有时候,其他类型的心脏病或失控的高血压也能够引起心绞痛。

第三节　冠心病心绞痛的分类

根据心绞痛的性质,心绞痛可以分为稳定型心绞痛、不稳定型心绞痛两种。

一、稳定型心绞痛

此型心绞痛出现上述典型的心绞痛症状,每次发作诱发因素疼痛部位、疼痛性质、休息或舌下含化硝酸甘油,疼痛能够很快缓解,可以出现典型的 ST-T 心电图改变,心肌酶正常或轻度升高,但是肌钙蛋白阴性或不升高。其发病机制是冠状动脉粥样硬化斑块是稳定性斑块,此种斑块导致冠状动脉的缩窄和硬化,进而导致经过冠脉的血流减少,从而引起冠脉供血不足,引起心绞痛发作。

二、不稳定型心绞痛

不稳定型心绞痛一词,指介于稳定型心绞痛与急性心肌梗死和猝死之间的临床状态,包括了初发型恶化型劳累性心绞痛和各型自发性心绞痛在内。其病理基础是在原有病变上发生冠状动脉内膜下出血、粥样硬化斑块破裂、血小板或纤维蛋白凝集、冠状动脉痉挛等。

(一)初发型劳累性心绞痛

简称初发型心绞痛。指患者过去未发生过心绞痛或心肌梗死,而现在发生由心肌缺血、缺氧引起的心绞痛(在 1～2 个月内)。有过稳定型心绞痛但已数月不发生心绞痛的患者再发生心绞痛时,有人也归入本型。

本型心绞痛的性质、可能出现的体征、心电图和 X 线等,发现与稳定型心绞痛相同,但心绞痛发作尚在 1～2 个月内。以后多数患者显示为稳定型心绞痛,但也可能发展为恶化型心绞痛,甚至心肌梗死。

(二)恶化型劳累性心绞痛

简称恶化型心绞痛,亦称进行型心绞痛。指原有稳定型心绞痛的患者,在 3 个月内疼痛的频率、程度、诱发因素经常变动,进行性恶化,患者的痛阈逐步下降,于是较轻的体力活动或情绪激动即能引起发作,故发作次数增加,疼痛程度较剧,发作的时限延长,可超过 10 分钟,用硝酸甘油后不能使疼痛立即或完全消除。发作时心电图示 ST 段明显压低与 T 波倒置,但发作后又恢复,且不出现心肌梗死的变化。

(三)自发性心绞痛

自发性心绞痛发作与心肌需氧量无明显关系,与劳累性心绞痛相比,疼痛持续时间一般较长,程度较重,且不易为硝酸甘油所缓解。包括 4 种类型。

1.卧位型心绞痛

亦称休息时心绞痛。指在休息时或熟睡时发生的心绞痛,其发作时间较长,症状也较重,发作与体力活动或情绪激动无明显关系,常发生在半夜,偶尔在午睡或休息时发作。疼痛常剧烈难忍,患者烦躁不安,起床走动。体征和心电图变化均较稳定型心绞痛明显,硝酸甘油的疗效不明显,或仅能暂时缓解。

2.变异型心绞痛

本型患者心绞痛的性质与卧位型心绞痛相似,也常在夜间发作,但发作时心电图表现不同,显示有关导联的 ST 段抬高,而与之相对应的导联中则 ST 段压低(其他类型心绞痛则除 aVR 及 VI 外各导联 ST 段普遍压低)。目前已有充分资料证明,本型心绞痛是由于在冠状动脉狭窄的基础上,该支血管发生痉挛,引起一片心肌缺血所致。

3.中间综合征

亦称冠状动脉功能不全。指心肌缺血引起的心绞痛发作历时较长,达 30 分钟到 1 小时以上,发作常在休息时或睡眠中发生,但心电图、放射性核素和血清学检查无心肌坏死的表现。本型疼痛性质是介于心绞痛与心肌梗死之间,常是心肌梗死的前奏。

4.梗死后心绞痛

在急性心肌梗死后不久或数周后发生的心绞痛。由于供血的冠状动脉阻塞,发生心肌梗死,但心肌尚未完全坏死,一部分未坏死的心肌处于严重缺血状态下又发生疼痛,随时有再发生梗死的可能。

第四节　冠心病心绞痛的诊断与鉴别诊断

一、诊断要点

心绞痛的诊断目前依然是依据症状学表现为主,根据美国心脏病学会和美国内科医师协会(ACC/ACP)2002 年稳定型心绞痛诊疗指南的建议。

根据典型的发作特点和体征,含用硝酸甘油后缓解,结合年龄和存在冠心病危险因素,除其他原因所致的心绞痛外,一般即可建立诊断。发作时心电图检查可见以 R 波为主的导联中,ST 段压低,T 波平坦或倒置(变异型心绞痛者则有关导联 ST 段抬高),发作过后数分钟内逐渐恢复。心电图无改变的患者可考虑做动态心电图和负荷试验。诊断有困难者,可做放射性核素检查,或考虑行选择性冠状动脉造影。血管内超声显像可显示管壁的病变,对诊断可能更有帮助,冠状动脉血管镜检查也可考虑。

不稳定型心绞痛发作时心电图有一过性 ST 段偏移和(或)T 波的倒置;如果心电图变化持续 12 小时以上,则提示发生无 ST 段抬高性心肌梗死。组织坏死的非特异性指标不同于心肌梗死患者,如无血白细胞计数升高和发热、心肌酶可无异常增高。肌钙蛋白 T 或 I 及 C 反应蛋升高是协助诊断和提示预后较差的指标。冠状动脉造影时发现 3 支血管病变者占 40%,2 支血管病变者占 20%,左冠状动脉主干病变者约占 20%,单支血管病变者约占 10%,没有明显血管梗阻者占 10%。

在我国,心绞痛发作时的表现常不典型,诊断需谨慎从事。国外也有学者强调心绞痛一词不完全代表痛,部分患者对心肌缺血、缺氧的感觉是痛以外的另一些感觉因而可能否认感觉疼痛。疼痛的性质、部位、时限、诱发因素及硝酸甘油的效应等几方面有助于临床上判别心绞痛。

二、鉴别诊断

胸痛患者需考虑多种疾病。稳定型心绞痛尤其需要与以下疾病进行鉴别。

(一)心脏神经官能症

心脏神经官能症患者常诉胸痛,但为短暂(几秒钟)的刺痛或较持久(几小时)的隐痛,患者常喜欢不时地深吸一大口气或做叹息性呼吸。胸痛部位多在左胸乳房下心尖部附近,或经常变动。症状多在疲劳之后出现,而不在疲劳的当时,做轻度活动反觉舒适,有时可耐受较重的体力活动而不发生胸痛或胸闷。含用硝酸甘油无效或在10多分钟后才"见效",常伴有心悸、疲乏及其他神经衰竭的症状。

(二)急性心肌梗死

急性心肌梗死患者疼痛部位与心绞痛相仿,但性质更剧烈,持续时间可达数小时,常伴有休克、心律失常及心力衰竭,并有发热,含用硝酸甘油多不能使之缓解。心电图中面向梗死部位的导联ST段抬高,并有异常Q波。实验室检查显示白细胞计数及血清学检查示肌酸磷酸激酶、门冬氨酸转氨酶、乳酸脱氢酶、肌红蛋白、肌凝蛋白轻链等增高,红细胞沉降率增快。

(三)X综合征

X综合征多为小冠状动脉舒缩功能障碍所致,以反复发作劳累性心绞痛为主要表现,疼痛亦可在休息时发生。发作时或负荷后心电图可示心肌缺血,核素心肌灌注可示缺损,超声心动图可示节段性室壁运动异常。但本病多见于女性,冠心病的易患因素不明显,疼痛症状不甚典型,冠状动脉造影阴性,左心室无肥厚表现,麦角新碱试验阴性,治疗反应不稳定而预后良好,则与冠心病心绞痛不同。

(四)肋间神经痛

肋间神经痛患者疼痛常累及1~2个肋间,但并不一定局限在前胸,为刺痛或灼痛,多为持续性而非发作性,咳嗽、用力呼吸和身体转动可使疼痛加剧,沿神经行径处有压痛,手臂上举活动时局部有牵拉疼痛,故与心绞痛不同。

(五)其他疾病引起的心绞痛

包括严重的主动脉瓣狭窄或关闭不全、风湿热或其他原因引起的冠状动脉炎、梅毒性主动脉炎引起冠状动脉口狭窄或闭塞、肥厚型心肌病、先天性冠状动脉畸形等,均可引起心绞痛,要根据其他临床表现来进行鉴别。

(六)不典型的心绞痛

还需与食管病变、膈疝、溃疡病、肠道疾病、颈椎病等所引起的胸、腹疼痛相鉴别。

第五节　冠心病心绞痛的并发症

一、心律失常

变异型心绞痛易引起心律失常的原因是冠状动脉痉挛,血管突然闭塞,心肌缺血及血流再灌注后形成复极不一致的折返和心肌电不稳定。缺血时间越长,ST段抬高越明显,越易发生心律失常。诱发冠状动脉痉挛的原因有大量吸烟,酗酒及感染等。因冠脉痉挛多发生于冠状动脉病变的基础上,所以应积极预防危险因素,如戒烟、降血脂、降血压、降血糖等。冠脉痉挛不但能诱发严重心律失常,而且可发生心肌梗死而导致猝死,临床上应该引起高度重视。普通心电图有时很难捕捉到心律失常,动态心电图及心电监护多能提供心律失常的证据。因此,对变异型心绞痛的患者初期要严密监测心电情况,早期发现恶性心律失常,及早处理,以防止猝死的发生。

二、心肌梗死

由于冠状动脉急性闭塞,血流中断,引起严重而持久的缺血性心肌坏死。临床表现呈突发性,剧烈而持久的胸骺疼痛,特征性心电图动态衍变及血清酶的增高,可发生心律失常、心力衰竭、休克等并发症,常可危及生命。约半数以上的急性心肌梗死患者在起病前1~2天或1~2周有前驱症状,最常见的是原有的稳定型心绞痛变为不稳定型,或继往无心绞痛,突然出现长时间心绞痛。

三、心力衰竭

也称"充血性心力衰竭"或"心功能不全"。心脏因疾病、过劳、排血功能减弱,以致排出量不能满足器官及组织代谢的需要。主要症状是呼吸困难、喘息、水肿等。心力衰竭分为左心衰竭和右心衰竭。左心衰竭主要表现为疲倦乏力,呼吸困难,初起为劳力性呼吸困难,最终演变为休息性呼吸困难,只能端坐呼吸。阵发性呼吸困难是左心衰竭的典型表现,多于熟睡之中发作,有胸闷、气急、咳嗽、哮鸣,特别严重的可演变为急性肺水肿而表现剧烈的气喘、端坐呼吸、极度焦虑和咳吐含泡沫的黏液痰(典型为粉红色泡沫样痰)、发绀等肺部淤血症状。右心衰竭主要表现为下肢水肿,颈静脉怒张,食欲缺乏,恶心呕吐,尿少,夜尿,饮水与排尿分离现象等。主要体征是肺底湿性啰音或全肺湿性啰音,肺动脉瓣第二音亢进,奔马律与交替脉,肝大,肝颈回流征阳性,X线检查以左心室或左心房增大为主。实验室检查则左心衰竭有臂舌时间延长,漂浮导管测定肺毛细血管楔压增高;右心衰竭有臂肺时间延长、静脉压明显增高。

第六节　中医辨证论治冠心病心绞痛

不同类型的心绞痛中标本虚实不同,稳定型心绞痛以本虚为主,主要为气阴两虚,病位在心、肾,标实以血瘀为多;而不稳定型心绞痛以痰浊瘀血痹阻心脉为主。

一、分证论治

(一)心血瘀阻证

1.症状

以心胸疼痛、痛有定处为主症,可兼见胸闷心悸、口唇暗红。

2.舌脉

舌质暗或有瘀斑,脉涩、结代。

3.证候分析

心血瘀阻,脉络不通,不通则痛,故见心胸疼痛,痛有定处;心血瘀阻,不能荣养心脏,故见胸闷、心悸;口唇暗红,舌质暗或有瘀斑,脉涩、结代,均为心血瘀阻之征。

4.治则

活血化瘀,通络止痛。

5.方药

丹参饮或桃红四物汤加减。药用:桃仁10g,丹参15g,川芎10g,赤芍10g,红花10g,生地黄15g,砂仁(后下)10g,檀香(后下)10g。

6.方义分析

方中桃仁、红花活血化瘀,通络止痛,生地黄、赤芍、川芎、丹参活血养血,砂仁、檀香芳香化气,活血化瘀。诸药合用,共奏活血化瘀、通络止痛之功。

7.加减

痛甚者,加延胡索10g,乳香10g,郁金12g,以行气止痛;兼气虚者,加党参15g,太子参12g,黄精15g,黄芪30g,以益气;兼气滞者,加柴胡12g,香附12g,紫苏梗12g,以行气。

(二)痰浊痹阻证

1.症状

以胸脘满闷、恶心为主症,可兼见胸痛隐隐、气短、纳呆腹胀等症。

2.舌脉

舌苔腻,脉滑或弦。

3.证候分析

痰浊盘踞,胸阳失展,胸脘满闷,兼见胸痛隐隐;气机痹阻不畅,故见气短。痰浊困脾犯胃,脾气不运,胃失和降,故见恶心、纳呆腹胀。苔腻,脉滑,均为痰浊壅阻之征。

4.治则

化痰泻浊,宣痹通阳。

5.方药

瓜蒌薤白半夏汤加减。药用:瓜蒌15g,薤白10g,法半夏10g,茯苓15g,陈皮10g,枳实10g,杏仁10g,甘草10g。

6.方义分析

方中瓜蒌开胸中痰结;半夏、枳实辛温行气而破痰结;薤白辛温通阳豁痰下气;茯苓、甘草健脾利水化饮。诸药合用,共奏化痰泻浊,宣痹通阳之功。

7.加减

兼热者,加黄连 9g,栀子 12g,滑石(包煎)9g,以清热;兼气滞者,加香附 12g,郁金 12g,以行气;痰浊重者,加薏苡仁 12g,泽泻 15g,以利湿;兼脾胃气虚者,重用茯苓 15g,白术 1g,党参 12g,以健脾益气;寒湿盛者,加白芥子 9g,干姜 6g,以散寒祛湿。

(三)阴寒凝滞证

1.症状

以心痛如绞、遇寒即发为主症,可兼见面青唇紫等症。

2.舌脉

舌质淡暗,苔薄,脉沉弦或迟。

3.证候分析

诸阳受气于胸中而转行于背,寒邪内侵致使阳气不运,气机阻痹,故见心痛如绞、遇寒即发。面青唇紫,舌质淡暗,苔薄,脉沉弦或迟,均为阴寒凝滞,阳气不运之候。

4.治则

温通心阳,开痹散结。

5.方药

瓜蒌薤白桂枝汤加减。药用:瓜蒌 10g,薤白 10g,桂枝 10g,荜茇 10g,高良姜 10g。

6.方义分析

方中瓜蒌开胸中痰结;薤白辛温通阳、豁痰下气;桂枝温阳化气通脉;荜茇、高良姜温中散寒。诸药合用,共奏温通心阳,开痹散结之功。

7.加减

兼瘀血者,加红花、桃仁、丹参各 12g,以活血;兼肾阳不足者,加巴戟天、淫羊藿各 12g,以温阳;寒邪较重者,改高良姜 12g,荜茇 12g,加细辛 3g,以散寒;兼心肺气虚者,加人参(单煎)、黄精各 12g,黄芪 30g,以益气。

(四)气阴两虚证

1.症状

以胸痛隐隐、气短乏力、心悸汗出为主症,兼有口干唇燥、眩晕耳鸣、五心烦热等症。

2.舌脉

舌质红,苔薄少津,脉细数或沉细。

3.证候分析

胸痹日久,气阴两虚,气虚则无以行血,阴虚则脉络不利,均可使血行不畅,气血瘀滞,故见胸痛隐隐。心脉失养,故见心悸。气虚故见短气、乏力。阴虚阳亢,故见眩晕耳鸣。阴虚于内,故见五心烦热。舌质红,苔薄少津,脉细数或沉细,均为气阴两虚之征。

4.治则

益气养阴,通络止痛。

5.方药

生脉散加减。药用:黄芪 30g,党参 10g,麦冬 10g,五味子 10g,当归 15g,红花 10g,三七粉(冲服)3g。

6.方义分析

方中党参、黄芪健脾益气,以助生化气血之源;麦冬、五味子滋养阴血;丹参、红花、三七活血化瘀,通络止痛。诸药合用,共奏益气养阴,通络止痛之功。

7.加减

兼失眠心烦,舌红少苔者,合用酸枣仁汤(酸枣仁、川芎、知母、茯苓、甘草)以宁心安神;兼胸脘满闷,咳唾痰浊,舌苔厚腻者,合用二陈汤(半夏、陈皮、茯苓、甘草)以化痰祛湿;兼肝郁气滞者,合用四逆散(柴胡、芍药、枳实、甘草)以理气解郁;瘀血重者,加乳香 10g,没药 10g,以活血化瘀。

(五)心肾阳虚证

1.症状

以胸痛、形寒肢冷为主症,可兼有神倦懒言、自汗乏力、小便清长、心悸怔忡等症。

2.舌脉

舌质淡胖,有齿痕,苔薄白,脉沉细或微。

3.证候分析

阳气虚衰,胸阳不运,气机痹阻,血行瘀滞,故见胸痛。心阳不振,故见心悸怔忡。肾阳虚衰,故见形寒肢冷,乏力,小便清长,神倦懒言。舌质淡胖,有齿痕,苔薄白,脉沉细或微,均为阳气虚衰,瘀血内阻之征。

4.治则

温补心肾。

5.方药

金匮肾气丸加减。药用:桂枝 10g,淡附片(先煎)10g,生地黄 12g,山茱萸 10g,牡丹皮 10g,茯苓 15g,泽泻 10g,三七粉(冲服)3g。

7.加减

水湿内盛者,加茯苓 30g,车前子(包煎)30g,以利水化湿;肾阳虚盛者,加巴戟天、淫羊藿、牛膝各 10g,以温补肾阳;痰瘀痹阻者,加瓜蒌、薤白、桃仁、红花各 12g,法半夏 6g,以祛痰化瘀。

二、总结

冠心病心绞痛的病机目前仍从"阳微阴弦"之说。阳微主要是指正气亏虚,包括气、血、阴、阳的虚损;阴弦主要指邪实,包括气滞、血瘀、痰浊热毒、阳亢等。慢性稳定型心绞痛的主要病机为气虚血瘀及痰浊痹阻胸阳,而不稳定型心绞痛患者中,痰瘀互阻、痰瘀化毒是重要的病机。冠心病心绞痛病位在心、肝,涉及脾、肾、胃诸脏腑。

第七节　冠心病心绞痛的其他治法

一、单方验方

(一)人参三七散

人参粉、三七粉各等份,每次 3～5g,每日 3 次,服用。适用于冠心病心绞痛气虚血瘀者。

（二）活血心痛散

乳香、没药、血竭、冰片各等份为散，每次 2～3g，每日 3 次，服用。

二、中成药

（一）复方丹参片

丹参、三七、冰片。活血化瘀，理气止痛。适用于心血瘀阻证心绞痛患者。饭后口服，每次 3～5 片，每日 3 次。

（二）银杏叶胶囊

银杏叶提取物。活血化瘀，通络止痛。适用于心血瘀阻证心绞痛患者。每次 2 粒，每日 3 次，口服。

（三）二陈丸

陈皮、半夏（制）、茯苓、甘草。燥湿化痰，理气和胃。适用于痰浊痹阻证心绞痛患者。每次 9g，每日 2 次，口服。

（四）冠心苏合丸

苏合香、冰片、乳香（制）、檀香、土木香。芳香开窍，理气止痛。适用于阴寒凝滞证心绞痛患者。每次 2 粒，每日 3 次，口服。

（五）苏合香丸

苏合香安息香、冰片、水牛角浓缩粉、麝香、檀香、沉香、丁香、香附、木香、乳香（制）、荜茇、白术、诃子肉、朱砂。芳香开窍，行气止痛。翻于阴寒凝滞证心绞痛患者。每次 3g，每日 1～2 次，口服。

（六）生脉饮

人参、麦冬、五味子。益气生津，敛阴止汗。适用于气阴两虚证心绞痛患者。每次 10～20 升，每日 3 次，口服。

（七）天王补心丹

人参（去芦）、玄参、丹参、茯苓、远志、桔梗、生地黄、当归（酒浸）、五味子、天冬、麦冬（去心）、柏子仁、酸枣仁（炒）。滋阴养血，补心安神。适用于气阴两虚证心绞痛患者。每次 1 丸，每日 3 次，口服。

（八）补心气口服液

黄芪、人参石菖蒲、薤白。补益心气，理气止痛。适用于气阴两虚证心绞痛患者。每次 10 毫升，每日 3 次，口服。

（九）通脉养心口服液

地黄、鸡血藤、麦冬、甘草、何首乌（制）、阿胶、五味子、党参、龟甲（醋制）、大枣、桂枝。补益心气，理气止痛。适用于气阴两虚证心绞痛患者。每次 10 毫升，每日 3 次，口服。

（十）金匮肾气丸

地黄、山药、山茱萸（酒炙）、茯苓、牡丹皮、泽泻桂枝、附子（炙）、牛膝（去头）、车前子（盐炙），辅料为蜂蜜。温补肾阳，化气行水。适用于心肾阳虚证心绞痛患者。每次 6g，每日 2～3 次，口服。

(十一)桂附理中丸

肉桂、附片、党参白术(炒)、炮姜、炙甘草。补肾助阳,温中健脾。适用于心肾阳虚证心绞痛患者。每次6克,每日2~3次,口服。

三、针灸

(一)体针

内关、膻中、间使、大陵、神门等穴,每次选取1~2穴,交替使用,实证针用泻法,虚证针用补法。

(二)灸法

可选内关、足三里、膻中穴,温和灸,每穴灸4~5分钟,以局部出现红晕为度,每日1次。

(三)耳针

取穴心、神门、皮质下、交感、肾、脑点、肝、脾、肾上腺,每次选取4穴用王不留行贴压。

第八节 冠心病心绞痛的康复与预后

一、预后

大多数患者,尤其是稳定型心绞痛患者,经治疗后症状可缓解或消失,充分的侧支循环建立后疼痛可长时间不发作。初发型心绞痛、恶化型心绞痛、卧位型心绞痛、变异型心绞痛和中间综合征的一部分患者可能发生心肌梗死,故又有人称之为"梗死前心绞痛"。

二、康复

在冠心病心绞痛治疗的过程中,还必须注意以下几点。

(一)戒烟

戒酒据医学调查表明,吸烟者心肌梗死和猝死的危险比不吸烟者高2倍。可见,吸烟对于心脏病患者来说危害无疑很大,因此烟当戒除是毋庸置疑的。饮酒不仅是心绞痛的诱因之一,也是诱发急性心肌梗死的重要原因。因此应当戒除。

(二)注意饮食

(1)少吃盐,盐的主要成分是氯化钠,长期大量的食用氯化钠,会使血压升高,血管内皮受损。心绞痛的患者每天的盐摄入量应控制在6g以下。

(2)少食富含脂肪、胆固醇的食物,减少热能的摄取。高脂饮食会增加血液黏稠度,使血脂增高。高脂血症是心绞痛的重要诱发原因之一。

(3)应当尽量减少食用油的量,油类也是形成脂肪的重要物质。但可以选择含不饱和脂肪酸的植物油代替动物油,每日的总用油量应限制在5~8茶匙。

(4)避免食用动物内脏,因为动物内脏含有丰富的胆固醇,如肝、心、肾等。

(5)多吃富含维生素和膳食纤维的食物,如新鲜蔬菜、水果、粗粮等,多吃海鱼和大豆有益于冠心病的防治。

(6)平时多吃有利改善血管的食物,如大蒜、洋葱、山楂、黑木耳、大枣、豆芽、鲤鱼等。

（7）尽量避免吃刺激性食物和胀气食物，如浓茶、咖啡、辣椒、咖喱等。

（8）注意少食多餐，切忌暴饮暴食。晚餐也不易吃的过饱，以免诱发急性心肌梗死。

（三）坚持锻炼

坚持适当的体育锻炼锻炼对心脏疾病的益处远远大于害处。但必须指出，要根据自身的具体病情进行力所能及的、适量的运动。

（四）心胸开阔

凡事泰然处之。切不要为一点儿小事，而大动肝火，要保持良好的心情和心态。

（五）劳逸结合

注意休息，平时注意劳逸结合，保证充足的睡眠。

（六）节制房事

心绞痛患者要节制房事，尤其在发作期间更当注意，以免因过度兴奋交感神经系统，诱发心绞痛加重，甚至诱发急性心肌梗死，危及生命。

第十三章 高血压病

第一节 高血压病的病因病机

高血压病是以体循环收缩压和(或)舒张压持续升高为主要表现的临床综合征,伴或不伴有多种心血管危险因素的综合征。根据发病原因不同,高血压病分为原发性和继发性2大类。原因不明者,称之原发性高血压,又称高血压病,占高血压患者的95%以上;在不足5%的患者中,血压升高是某些疾病的一种临床表现,有明确而独立的病因,称为继发性高血压。主要临床表现为头晕头痛,时发时止,或头重脚轻,耳鸣心悸,血压升高。本病属于中医学的"眩晕""头痛"等范畴。

高血压病是最常见的慢性病,是多种心、脑血管疾病的重要病因和危险因素,影响重要脏器,如心、脑、肾的结构与功能,最终导致这些器官的衰竭,迄今仍是心血管疾病死亡的主要原因之一。国内外的实践证明,高血压是可以预防和控制的疾病,降低高血压患者的血压水平,可明显减少脑卒中及心脏病事件,显著改善患者的生存质量。

一、中医认识

从高血压病的症候表现来看,其受病之脏主要属于肝的病变。肝脏的特性,古人描述:"肝为风木之脏,因有相火内寄,体阴用阳。其性刚,主动主升,全赖肾水以涵之,血液以濡之,肺金清肃下降之令以平之,中宫敦阜之土气以培之,则刚劲之质,得为柔和之体,遂其条达畅茂之性,何病之有?"(见《临证指南医案·肝风》)。足见肝脏之阴阳能相对的平衡则无病,而肝脏的阴阳得以平衡,又与其他各脏有密切的关系。

情志失节,心情失畅,恼怒与精神紧张,都足以伤肝,可出现肝阳过亢的高血压,肝阳过亢的继续发展,可以化风、化火而出现中风证候(脑血管意外)。肝阳过亢不已,可以伤阴伤肾,又进而出现阴阳两虚的证候。

肝与肾的关系最为密切,古人用母(肾)与子(肝)形容两者的关系。先天不足或生活失节而致肾阴亏虚,肾阴不足不能涵木引致肝阳偏亢,出现阴虚阳亢之高血压。其发展亦可引起阴阳俱虚的高血压或中风等证。

忧思劳倦伤脾或劳心过度伤心,心脾受损,一方面可因痰浊上扰,土壅木郁,肝失条达而成高血压;另一方面脾阴不足,血失濡养,肺失肃降,肝气横逆而成高血压。这一类高血压,往往兼见心脾之证。

二、西医认识

通常,高血压患病率随年龄增长而升高;女性在更年期前患病率略低于男性,但在更年期后迅速升高,甚至高于男性;高纬度寒冷地区患病率高于低纬度温暖地区,高海拔地区高于低海拔地区;与饮食习惯有关,盐和饱和脂肪摄入越高,平均血压水平和患病率也越高。

我国人群高血压流行有两个比较显著的特点：从南方到北方，高血压患病率呈递增趋势，可能与北方年平均气温较低及北方人群盐摄入量较高有关；不同民族之间高血压患病率也有一些差异，生活在北方或高原地区的藏族、蒙古族和朝鲜族等患病率较高，而生活在南方或非高原地区的壮族、苗族和彝族等患病率则较低，这种差异可能与地理环境、生活方式等有关，尚未发现各民族之间有明显的遗传背景差异。

高血压病是一种遗传因素和环境因素相互作用所致的疾病。据调查，我国人群高血压发病的重要危险因素有以下几点。

（一）高钠、低钾膳食

人群中，钠盐（氯化钠）摄入量与血压水平和高血压患病率呈正相关，而钾盐摄入量与血压水平呈负相关。摄入食盐多者，高血压发病率高，据统计摄入食盐<2g/日，几乎不发生高血压；3～4g/日，高血压发病率3％；4～15g/日，发病率15％；>20g/日发病率30％。减少每日摄入食盐量1g，平均血压下降1毫米汞柱，摄钠少于1495毫克者除高血压少见外，随年龄增长而血压上升的趋势也较不明显。世界卫生组织建议预防高血压的摄盐量应小于每日5g。钾可促进排钠，低钾时血浆钠/钾比值升高，可促使高血压。高钠、低钾膳食是我国大多数高血压患者发病最主要的危险因素。我国大部分地区，人均每天盐摄入量12～15g以上。在盐与血压的国际协作研究（INTERMAP）中，反映膳食钠/钾量的24小时尿钠/钾比值，我国人群在6以上，而西方人群仅为2～3。

（二）超重和肥胖

身体脂肪含量与血压水平呈正相关。人群中体重指数（BMI）与血压水平呈正相关，BMI每增加3千克/米^2，4年内发生高血压的风险，男性增加50％，女性增加57％。我国24万成人随访资料的汇总分析显示，BMI≥24千克/米^{2}者发生高血压的风险是体重正常者的3～4倍。身体脂肪的分布与高血压发生也有关。腹部脂肪聚集越多，血压水平就越高。腰围男性≥90厘米或女性≥85厘米，发生高血压的风险是腰围正常者的4倍以上。

（三）饮酒

过量饮酒是高血压发病的危险因素，人群高血压患病率随饮酒量增加而升高。虽然少量饮酒后短时间内血压会有所下降，但长期少量饮酒可使血压轻度升高；过量饮酒则使血压明显升高。如果每天平均饮酒>3个标准杯（1个标准杯相当于12g酒精，约合360g啤酒，或100g葡萄酒，或30g白酒），收缩压与舒张压分别平均升高3.5毫米汞柱与2.1毫米汞柱，且血压上升幅度随着饮酒量增加而增大。

（四）精神紧张

长期精神过度紧张也是高血压发病的危险因素，长期从事高度精神紧张工作的人群高血压患病率增加。

（五）吸烟

研究证明，吸一支烟后心率每分钟增加5～20次，收缩压增加10～25毫米汞柱。这是因为烟叶内含有尼古丁（烟碱）会兴奋中枢神经和交感神经，使心率加快，同时也促使肾上腺释放大量儿茶酚胺，使小动脉收缩，导致血压升高。尼古丁还会刺激血管内的化学感受器，反射性地引起血压升高。

长期大量吸烟还会促进大动脉粥样硬化,小动脉内膜逐渐增厚,使整个血管逐渐硬化。同时由于吸烟者血液中氧化碳血红蛋白含量增多,从而降低了血液的含氧量,使动脉内膜缺氧,动脉壁内脂的含氧量增加,加速了动脉粥样硬化的形成。因此,无高血压的人戒烟可预防了高血压的发生,有高血压的人更应戒烟。

(六)其他危险因素

包括缺乏体力活动、遗传、年龄与性别等。除了高血压外,心血管病危险因素还包括吸烟、血脂异常、糖尿病、肥胖等。

1.遗传

高血压病有明显的遗传倾向,据估计人群中至少 20%～40% 的血压变异是遗传决定的。流行病学研究提示,高血压发病有明显的家族聚集性。双亲无高血压、一方有高血压或双亲均有高血压,其子女高血压发生几率分别为 3%、28% 和 46%。单卵双生的同胞血压一致性较双卵双生同胞更为明显。本病属多基因复杂性疾病,目前尚无一个基因被确定为本病的易感基因,其发病可能有众多微效基因参与,并涉及基因-基因和基因环境的相互作用。

2.年龄与性别

高血压发病率有随年龄增长而增高的趋势,40 岁以上者发病率高。性别的平均患病率差别不大,但女性绝经期后患病率升高。

3.低体重婴儿

胎儿营养不良导致出生时体重偏低,此种低体重婴儿以后发生高血压病的几率增加,即使产后增加喂养亦不能改变其 8 岁时的血压水平,提示已经出现持久性的疾病标记。

第二节　高血压病的分类

高血压可分为原发性和继发性两类。原发性高血压是指病因尚未十分明确的高血压,又称高血压病。由其他已知疾病所致的血压升高,则称为继发性或症状性高血压。如根据年龄可分为老年人高血压和儿童高血压;以发病的急缓程度可分为急进型和缓进型高血压。

一、原发性高血压

是指以血压升高为主要临床表现的一种疾病,约占高血压患者的 95%。患者多在 40～50 岁发病,早期患者可无症状,可能在体检时发现。少数有头痛、头晕眼花、心悸及肢体麻木等症状。晚期高血压可在上述症状加重的基础上引起心、脑、肾等器官的病变及相应症状,以致发生动脉硬化、脑血管意外、肾脏病,并易伴发冠心病;临床上只有排除继发型高血压后,才可诊断为高血压病。

二、继发性高血压

是指在某些疾病中并发血压升高,仅仅是这些疾病的症状之一,故又称症状性高血压,占所有高血压患者的 1%～5%。对于青年人或体质虚弱的高血压患者,或高血压伴有明显的泌尿系统症状,或在妊娠后期、产后、更年期的高血压或伴有全身性疾病的高血压,均应考虑继发型高血压。如果引起高血压症状的原发病症能够治好,那么高血压就可以消失。

第三节　高血压病的临床表现

一、缓进型高血压病

多数此型高血压病患者无症状,有些伴有头痛头晕、头胀耳鸣、眼花健忘、注意力不集中、失眠烦闷、心悸乏力四肢麻木等症状。若血压长期高,则可出现脑、心、肾、眼底等器质性损害和功能障碍,并出现相应的临床表现,甚至发生脑卒中、心肌梗死。

二、急进型高血压病

其表现基本上与缓进型高血压病相似,但症状明显,如头痛剧烈病情严重,发展迅速,视网膜病变和肾功能很快衰竭,血压迅速升高,常于数月至 2 年内出现严重的脑、心、肾损害,发生脑血管意外、心力衰竭和尿毒症;并常有视物模糊和失明,最后因尿毒症而死亡,也可死于脑血管意外和心力衰竭。

三、高血压危重症

(一)高血压危象

剧烈头痛头晕、恶心呕吐、胸闷心悸、气急易怒、视物模糊、腹痛腹胀、尿频尿少、排尿困难等,有的伴随自主神经功能紊乱症状,如发热口干、出汗兴奋、皮肤潮红或面色苍白、手足发抖等;严重者,在伴有靶器官病变时,可出现心绞痛、肺水肿、肾衰竭高血压脑病等。一般历时短暂,控制血压后病情迅速缓解。

(二)高血压脑病

剧烈头痛头晕、恶心呕吐、烦躁不安,可呼吸困难或减慢,视力障碍、黑矇,抽搐,意识模糊,甚至昏迷,也可出现短暂性偏瘫、失语、偏身感觉障碍等。

第四节　高血压病的辅助检查

一、基本项目

血生化(钾、空腹血糖、血清总胆固醇、三酰甘油、高密度脂蛋白胆固醇、低密度脂蛋白胆固醇和尿酸、肌酐);全血细胞计数,血红蛋白和血细胞比容;尿液分析(尿蛋白、糖和尿沉渣镜检);心电图;糖尿病和慢性肾病患者应每年至少查一次尿蛋白。

二、推荐项目

24 小时动态血压监测(ABPM)、超声心动图、颈动脉和股动脉超声、餐后血糖(当空腹血糖≥6.1 毫摩/升或 110 毫克/分升时测量)、C 反应蛋白(高敏感)、尿清蛋白定量(糖尿病患者必查项目)、尿蛋白定量(用于尿常规检查蛋白阳性者)、眼底检查、胸片、脉搏波传导速度(PWV),以及踝臂血压指数(ABI)等。

三、选择项目

对怀疑继发性高血压患者,根据需要可以分别选择以下检查项目:血浆肾素活性、血和尿醛固酮、血和尿皮质醇、血和尿儿茶酚胺、血游离甲氧基肾上腺素(MN)及甲氧基去甲肾上腺素(NMN)、动脉造影、肾和肾上腺超声、CT 或 MRI、睡眠呼吸监测(怀疑睡眠呼吸暂停综合征者)等。对有并发症的高血压患者,进行相应的脑功能、心功能和肾功能检查。

第五节　血压测量方法

血压测量是评估血压水平、诊断高血压及观察降压疗效的主要手段。目前,在临床和人群防治工作中,主要采用诊室血压、动态血压及家庭血压 3 种方法。

一、诊室血压具体方法和要求

如下。

(1)选择符合计量标准的水银柱血压计,或者经过验证(BHS 和 AAMI、ESH)的电子血压计。

(2)使用大小合适的气囊袖带,气囊至少应包裹 80% 上臂。大多数成年人的臂围 25～35 厘米,可使用气囊长 22～26 厘米、宽 12 厘米的标准规格袖带(目前国内商品水银柱血压计的气囊的规格:长 22 厘米,宽 12 厘米)。肥胖者或臂围大者应使用大规格气囊袖带;儿童应使用小规格气囊袖带。

(3)测血压前,受试者应至少坐位安静休息 5 分钟,30 分钟内禁止吸烟或饮咖啡,排空膀胱。

(4)受试者取坐位,最好坐靠背椅,裸露上臂,上臂与心脏处在同一水平。如果怀疑外周血管病,首次就诊时应测量左、右上臂血压,以后通常测量较高读数一侧的上臂血压。特殊情况下可以取卧位或站立位。老年人、糖尿病患者及出现体位性低血压者,应加测站立位血压。站立位血压应在卧位改为站立位后 1 分钟和 5 分钟时测量。

(5)将袖带紧贴缚在被测者的上臂,袖带的下缘应在肘弯上 2.5 厘米处。将听诊器探头置于肱动脉搏动处。

(6)使用水银柱血压计测压时,快速充气,使气囊内压力达到桡动脉搏动消失后,升高 30 毫米汞柱,然后以恒定的速率(2～6 毫米汞柱/秒)缓慢放气。心率缓慢者,放气速率应更慢些。获得舒张压读数后,快速放气至零。

(7)在放气过程中仔细听取柯氏音,观察柯氏音第 I 时相(第一音)和第 V 时相(消失音)水银柱凸面的垂直高度。收缩压读数取柯氏音第 I 时相,舒张压读数取柯氏音第 V 时相。<12 岁以下儿童、妊娠妇女、严重贫血、甲状腺功能亢进、主动脉瓣关闭不全及柯氏音不消失者,可以柯氏音第 IV 时相(变音)为舒张压。

（8）血压单位在临床使用时采毫米汞柱（千帕），在我国正式出版物中注明毫米汞柱与千帕（kPa）的换算关系，1毫米汞柱＝0.133千帕。

（9）应相隔1～2分钟重复测量，取2次读数的平均值记录。如果收缩压或舒张压的2次读数相差5毫米汞柱以上，应再次测量，取3次读数的平均值记录。

（10）使用水银柱血压计测压读取血压数值时，末位数值只能为0、2、4、6、8，不能出现1、3、5、7、9，并应注意避免末位数偏好。

二、动态血压具体使用方法和指征

如下。

（1）使用经BHS、AAMI和（或）ESH方案验证的动态血压监测仪，并每年至少1次与水银柱血压计进行读数校准，采用Y或T型管与袖带连通，两者的血压平均读数应＜5毫米汞柱。

（2）测压间隔时间可选择15、20或30分钟。通常夜间测压间隔时间可适当延长至30分钟。血压读数应达到应测次数的80%以上，最好每个小时有至少1个血压读数。

（3）目前动态血压监测的常用指标是24小时、白天（清醒活动）和夜间（睡眠）的平均收缩压与舒张压水平，夜间血压下降百分率，以及清晨时段血压的升高幅度（晨峰）。

（4）24小时、白天与夜间血压的平均值反映不同时段血压的总体水平，是目前采用24小时动态血压诊断高血压的主要依据，其诊断标准包括：24小时＜130/80毫米汞柱，白天＜135/85毫米汞柱，夜间＜120/70毫米汞柱。动态血压监测也可用于评估降压疗效。主要观察24小时、白天和夜间的平均收缩压与舒张压是否达到治疗目标。

（5）夜间血压下降百分率（白天平均值－夜间平均值）/白天平均值。10%～20%为杓型；＜10%为非杓型。收缩压与舒张压不一致时，以收缩压为准。

（6）起床后2小时内的收缩压平均值减去夜间睡眠时的收缩压最低值（包括最低值在内1小时的平均值）为血压晨峰，≥35毫米汞柱为晨峰血压增高。

（7）通过计算24小时监测的收缩压与舒张压之间的关系，可评估大动脉的弹性功能，预测心血管事件特别是脑卒中风险。

（8）动态血压监测可诊断白大衣性高血压，发现隐匿性高血，压，检查顽固难治性高血压的原因，评估血压升高程度、短时变异和昼夜节律等。随着其价格的下降，动态血压监测将在临床工作中更广泛应用。

三、家庭血压

家庭血压监测需要选择合适的血压测量仪器，并进行血压测量知识与技能培训。

（1）使用经过验证的上臂式全自动或半自动电子血压计（BHS和AAMI、ESH）。

（2）家庭血压值一般低于诊室血压值，高血压的诊断标准为≥135/85毫米汞柱，与诊室血压的140/90毫米汞柱相对应。

（3）对于测量方案目前还没有一致方案。一般情况建议，每天早晨和晚上测量血压，每次测2～3遍，取平均值；血压控制平稳者，可每周1天测量血压。对初诊高血压或血压不稳定的高血压患者，建议连续家庭测量血压7天（至少3天），每天早晚各1次，每次测量2～3遍，取后6天血压平均值作为参考值。

（4）家庭血压的测量适用于一般高血压患者的血压监测；白大衣高血压的识别；难治性高血压的鉴别；评价长时间血压变异；辅助降压疗效评价；预测心血管风险及预后等。

（5）最好能够详细记录每次测量血压的日期、时间，以及所有血压读数，而不是只记录平均值。应尽可能向医生提供完整的血压记录。

（6）家庭血压监测是观察数日、数周，甚至数月、数年间长期变异情况的可行方法，未来可通过无线通讯与互联网为基础的远程控制系统实现血压的实时、数字化监测。

（7）对于精神高度焦虑患者，不建议自测血压。

第六节　高血压病的诊断与鉴别诊断

一、高血压分级诊断

将血压水平 120～139/80～89 毫米汞柱定为正常高值，是根据我国流行病学调查研究数据的结果确定。血压水平 120～139/80～89 毫米汞柱的人群，10 年后心血管风险比血压水平 110/75 毫米汞柱的人群增加 1 倍以上；血压 120～129/80～84 毫米汞柱和 130～139/85～89 毫米汞柱的中年人群，10 年后分别有 45％和 64％成为高血压患者。

人群中诊室血压水平呈连续正态分布，血压升高的划分并无明确界线，因此高血压的临床诊断标准是根据流行病学数据来确定的。以静息、非药物状态下 2 次或 2 次以上非同日多次重复血压测定所得平均值作为依据。目前我国采用 WHO/ISH 的标准，将高血压定义为：在未使用降压药物的情况下，非同日 3 次测量血压，收缩压≥140 毫米汞柱和（或）舒张压≥90 毫米汞柱，即诊断为高血压。收缩压≥140 毫米汞柱和舒张压≤90 毫米汞柱为单纯性收缩期高血压。此标准适用于男、女性，以及 18 岁以上任何年龄的成人。患者既往有高血压病史，目前正在使用降压药物，血压虽然低于 140/90 毫米汞柱，也诊断为高血压。根据血压升高水平，又进一步将高血压分为 1 级、2 级和 3 级。

若患者的收缩压与舒张压分属不同的级别时，则以较高的分级为准。单纯收缩期高血压也可按照收缩压水平分为 1、2、3 级。由于诊室血压测量的次数较少，血压又具有明显波动性，在不能进行 24 小时动态血压监测时，需要数周内多次测量来判断血压升高情况，尤其对于轻、中度血压升高。如有条件，应进行 24 小时动态血压监测或家庭血压监测。

二、高血压分层诊断

高血压患者按心血管风险水平分为低危、中危、高危和很高危 4 个层次。低危组、中危组、高危组和很高危组在随后的 10 年内发生一种主要心血管事件的危险性分别为：15％、15％～20％、20％～30％和≥30％。应当指出的是，这一危险评估主要来自国外资料，故较适用于欧美人群，如果简单的套用于我国人群，危险性将被高估。

对影响风险分层的内容修改部分亦参照《中国高血压防治指南》2010 年修订版。将糖耐量受损和（或）空腹血糖异常列为影响分层的心血管危险因素；将判定腹型肥胖的腰围标准改为：男性≥90 厘米，女性≥85 厘米。

三、鉴别诊断

临床上遇见高血压患者,首先要注意排除继发性高血压,所谓继发性高血压指的是病因明确的高血压,当查出病因并有效去除或控制病因后,作为继发症状的高血压可被治愈或明显缓解;继发性高血压在高血压人群中占 5%～10%;常见病因为肾实质性、内分泌性、肾血管性高血压和睡眠呼吸暂停综合征,由于精神心理问题而引发的高血压也时常可以见到。

引起高血压的常见疾病有以下几种。

(一)肾实质性高血压

病因为原发性或继发性肾脏实质病变,是最常见的继发性高血压之一,其血压升高常为难治性,是青少年患高血压急症的主要病因;常见的肾脏实质性疾病包括急慢性肾小球肾炎、多囊肾;慢性肾小管间质病变(慢性肾盂肾炎、梗阻性肾病);代谢性疾病肾损害(原发性高尿酸血症肾病、痛风性肾病、糖尿病肾病);系统性或结缔组织疾病肾损害(狼疮性肾炎、硬皮病);也少见于遗传性肾脏疾病(Liddle 综合征)、肾脏肿瘤(肾素瘤)等。

慢性肾小球肾炎继发高血压患者年龄较轻(20～30 岁),水肿和尿异常先于高血压,尿蛋白量多,镜检常见红细胞和管型,贫血常见,而合并左室肥厚少见,病情进展快,出现尿毒症。高血压病患者年龄多在 40 岁以上,在有明显蛋白尿前往往有 5 年以上高血压史,水肿和贫血少见,而合并左室肥厚较常见,蛋白尿多为轻度至中度,镜检尿液中有形成分少,红细胞管型则很少见,病程进展缓慢。肾穿刺病理检查有助于诊断本病。

慢性肾盂肾炎有轻度蛋白尿和高血压,多见于女性,有反复泌尿系感染史和症状,尿异常先于高血压,尿白细胞增多,抗感染治疗有效。静脉肾盂造影可见肾盂、肾盏扩张和畸形。多次清洁中段尿培养菌落计数≥105 个/毫升有助于确诊本病。糖尿病肾病早期出现微量清蛋白尿时,即可有血压轻度升高。随病情进展血压进一步升高,终末期肾衰竭阶段往往有严重的难治性高血压,后者又可加速糖尿病肾病的进展。患者均有多年糖尿病史,诊断糖尿病肾病的主要指标是微量清蛋白尿。原发性高尿酸血症先于高血压发生,可有痛风发作或痛风性关节炎。

1.肾实质性高血压的诊断

依赖于肾脏实质性疾病病史;蛋白尿、血尿及肾功能异常多发生在高血压之前或同时出现;体格检查往往有贫血貌、肾区肿块等。

2.常用的实验室检查

(1)一般生化检查:包括血、尿常规,以及血电解质(钠、钾、氯)、肌酐、尿酸、血糖、血脂的测定。

(2)24 小时尿蛋白定量或尿清蛋白/肌酐比值(ACR)、12 小时尿沉渣检查:如发现蛋白尿、血尿及尿白细胞增加,则需进一步行中段尿细菌培养、尿蛋白电泳、尿相差显微镜检查,明确尿蛋白、红细胞来源及排除感染。

(3)肾脏 B 超或肾脏 CT/MRI:肾脏 B 超可以了解肾脏大小、形态及有无肿瘤;如发现肾脏体积及形态异常,或发现肿物,则需进一步做肾脏 CT/MRI 以确诊并查病因。

(4)其他检查:应做眼底检查。必要时应在有条件的医院行肾脏穿刺及病理学检查,这是诊断肾实质性疾病的"金标准"。肾实质性高血压需与高血压引起的肾脏损害和妊娠高血压相鉴别,前者肾脏病变的发生常先于高血压或与其同时出现;血压水平较高且较难控制,易进展为恶性高血压;蛋白尿/血尿发生早、程度重、肾脏功能受损明显。妊娠20周内出现高血压伴蛋白尿或血尿,而且易发生先兆子痫或子痫、分娩后仍有高血压则多为肾实质性的高血压。

(二)内分泌性高血压

内分泌组织增生或肿瘤所致的多种内分泌疾病,由于其相应激素(如醛固酮、儿茶酚胺、皮质醇等)分泌过度增多,导致机体血流动力学改变而使血压升高。这种由内分泌激素分泌增多而致的高血压称为内分泌性高血压,也是较常见的继发性高血压,如能切除肿瘤,去除病因,高血压可被治愈或缓解。

1.原发性醛固酮增多症(原醛症)

原醛症是由于肾上腺自主分泌过多醛固酮,而导致水钠潴留、高血压、低血钾和血浆肾素活性受抑制的临床综合征。醛固酮瘤一般直径<1厘米,肾上腺CT采用2～3毫米连续薄层及造影剂增强扫描,仍会有40％～68％的误诊率。最近应用血浆醛固酮/肾素活性比来筛选,发现本病在高血压人群中发病率为3％～32％。常见原因是肾上腺腺瘤、单侧或双侧肾上腺增生,少见原因为腺癌和糖皮质激素可调节性醛固酮增多症(GRA)。以往将低血钾作为诊断的必备条件,认为原醛症在高血压中的患病率<1％,但近年的报告显示:原醛症在高血压中占5％～15％,在难治性高血压中接近20％,仅部分患者有低血钾。

高血压患者如伴以下情况,应采用醛固酮/肾素活性比筛选本病:早发高血压或血压水平较高,特别是血压>180/110毫米汞柱的患者;难治性高血压,特别是服用3种以上降压药物而血压不能达标的高血压;高血压伴无法解释的低血钾(血钾<3.5mmol/升)、应用利尿药后出现的低血钾,或有发作性肌无力、肌病、手足搐搦麻木甚至瘫痪而疑与低血钾有关;伴有肾上腺偶发瘤的高血压;多尿或夜尿增多、口渴、尿比重降低、碱性尿和蛋白尿;直系亲属有早发高血压和脑卒中病史;原醛症一级亲属中的高血压患者。

建议上述患者到有条件的医院做血浆醛固酮与肾素活性测定并计算比值(ARR)进行初步筛查,阳性者进一步做确诊试验;确诊本病国际公认的金标准仍是氟氢可的松抑制试验。疑为本病者口服氟氢可的松0.1毫克,每6小时1次,共4天,如立位血浆醛固酮<60皮克/分升,且同时满足下列条件,可做出确诊:立位血浆肾素活性<1纳克/(毫升·小时);血钾正常;血浆皮质酮浓度10AM时需低于8AM。可采用盐水输注试验,4小时静脉滴注0.9％氯化钠液,血浆醛固酮水平<6.75纳克/分升,可诊断为醛固酮分泌腺瘤。其他试验还包括口服盐负荷试验、卡托普利试验等。

2.嗜铬细胞瘤

嗜铬细胞瘤是一种起源于肾上腺嗜铬细胞的过度分泌儿茶酚胺,引起持续性或阵发性高血压和多个器官功能及代谢紊乱的肿瘤。嗜铬细胞瘤可起源于肾上腺髓质、交感神经节或其他部位的嗜铬组织。嗜铬细胞瘤90％以上为良性肿瘤,80％～90％嗜铬细胞瘤发生于肾上腺髓质嗜铬质细胞,右侧多于左侧,其中90％左右为单侧单个病变。起源肾上腺以外的嗜铬细胞瘤约占10％,交感神经节和体内其他部位的嗜铬组织也可发生此病。恶性嗜铬细胞瘤占5％～10％,可造成淋巴结、肝、骨、肺等转移。嗜铬细胞瘤间断或持续的释放儿茶酚胺激素作用于肾上腺素能受体后,可引起持续性或阵发性高血压,伴典型的嗜铬细胞瘤三联征,即阵发性"头痛、多汗、心悸",同样可造成严重的心、脑、肾血管损害;典型的发作可由于情绪改变(如兴奋、恐惧、发怒)而诱发。年轻人发生难以控制的高血压,应注意与本病相鉴别。本病如表现为持续性高血压,则较难与原发性高血压相区别。

肿瘤释放的大量儿茶酚胺入血,可导致高血压危象、低血压休克,以及严重心律失常等,称为嗜铬细胞瘤危象。但是,如果能早期、正确诊断并行手术切除肿瘤,是可治愈的一种继发性高血压。

(1)病史诊断:高血压为阵发性、持续性,或持续性高血压伴阵发性加重;压迫腹部、活动、情绪变化或排大、小便可诱发高血压发作;一般降压药治疗常无效。高血压发作时伴头痛、心悸、多汗三联症表现。高血压患者伴糖、脂代谢异常,腹部肿物。高血压患者手术或麻醉过程中血压异常波动。有家族遗传史。有肾上腺偶发瘤者。高血压伴有心血管、消化、泌尿、呼吸、神经等系统相关体征,但不能用该系统疾病解释的高血压患者,应进行嗜铬细胞瘤的临床评估及确诊检查。

(2)定位诊断:嗜铬细胞瘤的诊断依赖于肿瘤的准确定位和功能诊断。肾上腺 CT、MRI 可以发现肾上腺或腹主动脉旁交感神经节的肿瘤,敏感性为 90%～95%,特异性为 70%～80%。缺点是对肾上腺外嗜铬细胞瘤诊断的敏感性较低。而放射性核素碘标记的间碘苄胍(131I-MIBG)闪烁扫描弥补了 CT、MRI 的缺点,可显示,儿茶酚胺肿瘤及其转移病灶,有助于肾上腺外嗜铬细胞瘤、复发或转移肿瘤的发现和定位。

(3)功能诊断:嗜铬细胞瘤的功能诊断主要依赖于生化检测体液中的儿茶酚胺含量,其中包括肾上腺素、去甲肾上腺素和多巴胺及其代谢产物;间甲肾上腺素类物质(MNs)是儿茶酚胺的代谢产物,具有半衰期较长,不易产生波动,受药物影响小的优点,被认为其诊断价值优于儿茶酚胺的测定。

可疑为本病者,应采用高效液相色谱测定血浆中游离间甲肾上腺素和去甲变肾上腺素,此法检测嗜铬细胞瘤的敏感性很高(99%),特异性为 85%,阴性者基本可除外本病。可乐定抑制试验有助于进一步诊断。

3.库欣综合征

库欣综合征即皮质醇增多症,由肾上腺皮质分泌过量糖皮质激素(主要为皮质醇)所致。90%的库欣综合征患者有高血压。

(1)主要病因:分为 ACTH 依赖性或非依赖性库欣综合征两大类。前者包括垂体 ACTH 瘤或 ACTH 细胞增生(即库欣病)、分泌 ACTH 的垂体外肿瘤(即异位 ACTH 综合征);后者包括自主分泌皮质醇的肾,上腺腺瘤、腺癌或大结节样增生。

(2)诊断:建议伴有下述临床症状与体征的肥胖高血压患者进行库欣综合征临床评估及确诊检查:向心性肥胖、水牛背、锁骨上脂肪垫、满月脸、多血质、皮肤菲薄、淤斑、宽大紫纹、肌肉萎缩;高血压、低血钾、碱中毒;糖耐量减退或糖尿病;骨质疏松或有病理性骨折、泌尿系结石;性功能减退,男性阳痿,女性月经紊乱、多毛、不育等;儿童生长、发育迟缓;神经、精神症状;易感染、机体抵抗力下降。

(3)实验室诊断:24 小时尿游离皮质醇升高,如高于正常 2～3 倍有筛选意义;血游离皮质醇昼夜节律消失较清晨单次测定水平更有价值。小剂量地塞米松抑制试验,有助于本征的诊断。促肾上腺皮质激素释放激素兴奋试验结合地塞米松抑制试验诊断更为可靠,可减少单纯抑制试验中的假阳性或假阴性结果。影像学检查如 B 超、CT 和 MRI 均适用。肾上腺检查以 CT 薄层扫描为首选;对于垂体微腺瘤,蝶鞍 MRI 优于 CT,后者发现率仅为 60%;影像学检查如发现垂体有肿瘤、肾上腺有增生,有助于本征的诊断。

(三)肾动脉狭窄

肾动脉狭窄的根本特征是肾动脉主干或分支狭窄,导致易患肾缺血,肾素血管紧张素系统活性明显增高,引起高血压及肾功能减退。肾动脉狭窄是引起高血压和(或)肾功能不全的重要原因之一,患病率占我国高血压人群的 1%～3%。目前,动脉粥样硬化是引起我国肾动脉狭窄的最常见病因,据估计约为 70%,其次为大动脉炎(约 25%)及纤维肌性发育不良(约5%)。鉴于我国成人高血压患病率约达 18%,推测肾动脉狭窄的患病总数相当大。因此,安全准确地鉴别出肾动脉狭窄患者,并予以恰当的治疗具有十分重要的意义。

1.肾动脉狭窄定位诊断

目的包括明确病因、病变部位及程度,血流动力学意义,血管重建是否能获益。由于肾动脉狭窄的临床表现多无特异性,常依赖实验室检查做出诊断。可供选择的检查很多,但为了优化诊断流程,减少费用,仍需结合临床线索做进一步诊断性检查。其临床线索包括:恶性或顽固性高血压;原来控制良好的高血压失去控制;高血压并有腹部或肋脊角连续性或收缩期杂音;高血压合并血管闭塞病变(冠心病、颈部血管杂音、周围血管病变);无法用其他原因解释的血清肌酐升高;血管紧张素转换酶抑制剂或紧张素Ⅱ受体拮抗剂降压幅度非常大或诱发急性肾功能不全;与左心功能不匹配的发作性肺水肿;高血压并两肾大小不对称。肾萎缩或两侧肾脏大小不一或单侧肾缩小>1.5 厘米;突发的高血压,尤其女性 30 岁以前(病因为纤维肌性增生不良)或男性 50 岁以后(病因为动脉粥样硬化);不能解释的低钾血症。

2.功能诊断

如果线索越多,则肾动脉狭窄的可能性越大,但单凭临床线索做出正确诊断的可能性不到一半。目前有许多无创诊断方法,主要包括两方面:肾动脉狭窄的解剖诊断和功能诊断。经动脉血管造影目前仍是诊断肾动脉狭窄的金标准,用于确定诊断及提供解剖细节。如肾动脉主干或分支直径狭窄≥50%,病变两端收缩压差≥=20 毫米汞柱或平均压差≥10 毫米汞柱,则有血流动力学的功能意义。

(四)主动脉缩窄

主动脉狭窄系少见病,包括先天性主动脉缩窄及获得性主动脉狭窄。先天性主动脉缩窄表现为主动脉的局限性狭窄或闭锁,发病部位常在主动脉峡部原动脉导管开口处附近,个别可发生于主动脉的其他位置。获得性主动脉狭窄主要包括大动脉炎、动脉粥样硬化及主动脉夹层剥离等所致的主动脉狭窄。主动脉狭窄只有位于主动脉弓、降主动脉和腹主动脉上段才会引发临床上的显性高血压,升主动脉狭窄引发的高血压用临床上常规的血压测量难以发现,而肾动脉开口水平远端的腹主动脉狭窄一般不会导致高血压。

主动脉缩窄主要表现上肢高血压,而下肢脉弱或无脉,双下肢血压明显低于上肢(踝臂比值<0.9),听诊狭窄血管周围有明显血管杂音。在胸骨:上窝较显著。杂音有两种,即由主动脉阻塞所致的收缩晚期喷射性杂音和由侧支血管产生的较长的连续性杂音,两者均在背部最

清楚。如患者血压异常升高或伴胸部收缩期杂音,应怀疑本症存在。无创检查如多普勒超声、磁共振血管造影、计算机断层血管造影可明确狭窄的部位和程度。胸片上可有特征性主动脉结部的"3"字征。一般认为如果病变的直径狭窄≥50%,且病变远近端收缩压差≥20毫米汞柱,则有血流动力学的功能意义。

(五)阻塞性睡眠呼吸暂停低通气综合征

是指由于睡眠期间咽部肌肉塌陷,堵塞气道,反复出现呼吸暂停,或口鼻气流量明显降低,临床上主要表现为睡眠打鼾,频繁发生呼吸暂停的现象,可引起低氧、高碳酸血症,甚至心、肺、脑多脏器损害。可分为阻塞性、中枢性和混合性 3 型,以阻塞性睡眠呼吸暂停低通气综合征(OS-AHS)最为常见,占睡眠呼吸暂停低通气综合征的 80%～90%,是顽固性高血压的重要原因之一;已公认睡眠呼吸暂停低通气综合征使心血管疾病的发病率和病死率增加,也是引起高血压的独立危险因素,至少 30%的高血压患者合并 OSAHS,而 OSAHS 患者幅血压发生率高达 50%～80%,夜间血压至少上升 20～30 毫米汞柱,收缩压尤为明显,且 24 小时动态血压无昼夜节律变化。远远高于普通人群的 11%～12%。

用力呼吸暂停或终止时交感神经系统兴奋性增加,显著的低氧血症和高碳酸血症是导致血压升高的主要因素。睡眠呼吸暂停综合征的阻塞型患者血压可增加 20%,且高血压的程度和呼吸暂停的严重度相关,如不能有效治疗本症,则血压也难以控制。

1.诊断标准

患者每晚 7 小时睡眠中,呼吸暂停及低通气反复发作在 30 次以上和(或)呼吸暂停低通气指数≥5 次/小时;呼吸暂停是指口鼻气流停止 10 秒以上;低通气是指呼吸气流降低到基础值的 50%以下并伴有血氧饱和度下降超过 4%;多导睡眠监测是诊断 OSAHS 的"金标准";呼吸暂停低通气指数(AHI)是指平均每小时呼吸暂停低通气次数,依据 AHI 和夜间 SaO_2 值,分为轻、中、重度。轻度:AHI 5～20,最低 SaO_2≥86%;中度:AHI 21～60,最低 SaO_2 80%～85%;重度:AHI>60,最低 SaO_2<79%。

2.临床表现

(1)夜间打鼾:往往是鼾声—气流停止—喘气—鼾声交替出现,严重者可以憋醒。

(2)睡眠行为异常:可表现为夜间惊叫恐惧、呓语、夜游。

(3)白天嗜睡、头痛、头晕、乏力,严重者可随时入睡;部分患者精神行为异常,注意力不集中、记忆力和判断力下降、痴呆等。

(4)个性变化:烦躁、激动、焦虑。部分患者可出现性欲减退、阳痿。患者多有肥胖、短颈、鼻息肉,鼻甲、扁桃体及悬雍垂肥大。软腭低垂、咽腔狭窄、舌体肥大、下颌后缩及小颌畸形。OSAHS 常可引起高血压、心律失常、急性心肌梗死等多种心血管疾病。

(六)药物性高血压

药物所致的高血压也是继发性高血压的常见原因。一些药物不仅可使血压正常者血压升高;也可使原有高血压加重,诱发高血压危象,或成为难治性高血压;还可增加心脑血管病的发病率和病死率。通常所说的药物性高血压是指常规剂量的药物本身或该药物与其他药物之间发生相互作用而引起血压升高,当血压>140/90 毫米汞柱即考虑药物性高血压。主要包括以下几类药物。

1.肾上腺皮质激素类药物

包括糖皮质激素,如氢化可的松、可的松、泼尼松等;盐皮质激素,如去氢皮质酮,以及同化激素如丙酸睾酮和苯丙酸诺龙等。

2.非类固醇类抗感染药物

又称非甾体类抗感染药(NSAIDs)如阿司匹林、吲哚美辛(消炎痛)、布洛芬及对乙酰氨基酚等。

3.中草药类

如麻黄、苦柑、甘草。

4.避孕药

女用口服避孕药。

5.拟肾上腺素药物

如肾上腺素、去甲肾上腺素等。

6.单胺氧化酶抑制药

在应用单胺氧化酶抑制药的同时食用富含酪胺的食品,如奶酪、香蕉和扁豆,血压便可增高;如合用拟肾上腺素药物,甚至可诱发高血压危象。

7.三环类抗抑郁药

如丙咪嗪多塞平、阿米替林等。

8.重组红细胞生成素

其他还有可卡因、苯丙胺、选择性食物补充剂。原则上,一旦确诊高血压与用药有关,应该停用这类药物,换用其他药物或者采取降压药物治疗。

第七节 评估靶器官损害

高血压患者靶器官损伤(心、脑、肾或血管等)的识别,对于评估患者心血管风险,早期积极治疗具有重要意义。在从高血压到最终发生心血管事件的整个疾病过程中,亚临床靶器官损伤是极其重要的中间环节。采用相对简便、花费较少、易于推广的检查手段,在高血压患者中检出无症状性亚临床靶器官损害是高血压诊断评估的重要内容。

一、心脏

心电图检查可以发现左心室肥厚、心肌缺血、心脏传导阻滞或心律失常。近来有报道,aVL 导联 R 波电压与左心室重量指数密切相关,甚至在高血压不伴有心电图左心室肥厚时,也可以预测心血管事件的发生。胸部 X 线检查,可以了解心脏轮廓、大动脉及肺循环情况。超声心动图,在诊断左心室肥厚和舒张期心力衰竭方面优于心电图。必要时采用其他诊断方法:心脏磁共振成像(MRI)和磁共振血管造影(MRA),计算机断层扫描冠状动脉造影(CTA),心脏同位素显像,运动试验或冠状动脉造影等。

二、血管

颈动脉内膜中层厚度(IMT)和粥样斑块可独立于血压水平预测心血管事件。大动脉硬度增加预测并评估心血管风险的证据日益增多。多项研究证实,脉搏波传导速度(PWV)增快是心血管事件的独立预测因素。踝/臂血压指数(ABI),能有效筛查外周动脉疾病,评估心血管风险。

三、肾脏

肾脏损害主要根据血清肌酐升高,估算的肾小球滤过率(GFR)降低或尿清蛋白排出量(UAE)增加。微量清蛋白尿,已被证实是心血管事件的独立预测因素。高血压患者尤其合并糖尿病的,应定期检查尿清蛋白排泄量,24小时尿清蛋白排泄量或晨尿清蛋白/肌酐比值为最佳,随机尿清蛋白/肌酐比值也可接受。估算的肾小球滤过率(eGFR)是一项判断肾脏功能的简便而且敏感的指标,可采用"肾脏病膳食改善试验(MDRD)"公式,或者我国学者提出的MDRD改良公式来计算。eGFR降低与心血管事件发生之间存在着强相关性。血清尿酸水平增高,对心血管风险可能也有一定预测价值。

MDRD公式:GFR=170(血肌酐)$^{0.999}$×(年龄)$^{0.76}$×(人血尿素氮)$^{0.170}$×(人血清蛋白)$^{0.318}$×(0.762 女性)

MDRD简化公式:GFR=186.3(血肌酐)$^{1.154}$×(年龄)$^{0.203}$×(0.742 女性)

肾脏病饮食改良研究简化公式:GFR(ml/min/1.73m^2)=30849(血肌酐)$^{1.154}$×(年龄)$^{0.203}$×性别系数(男性系数为1.0,女性系数为0.742)×(血肌酐单位为微摩/升)

四、眼底

视网膜动脉病变可反映小血管病变情况。常规眼底镜检查的高血压眼底改变,按Keith-Wagener和Backer4级分类法,3级或4级高血压眼底对判断预后有价值。高分辨率眼底成像系统有望成为检查眼底小血管病变的工具。

Ⅰ级:视网膜动脉痉挛。

Ⅱ级:A:视网膜动脉轻度硬化;B:视网膜动脉显著硬化。

Ⅲ级:Ⅱ级加视网膜病变(出血或渗出)。

Ⅳ级:Ⅲ级加视神经盘水肿。

五、脑

头颅MRA或CTA有助于发现腔隙性病灶或脑血管狭窄、钙化和斑块病变。经颅多普勒超声(TCD)对诊断脑血管痉挛、狭窄或闭塞有一定帮助。认知功能的筛查评估主要采用我国目前应用的修订版简易智能精神状态量表(MMSE)。

第八节　中西医结合治疗高血压病

一、降压的目标水平和降压达标的意义

(一)降压治疗的益处

高血压的并发症如脑卒中、急性心肌梗死和肾病等主要由于血压升高所致。一项包括61

个大样本的临床试验结果表明,血压每降低 2 毫米汞柱,可使脑卒中和缺血性心脏病的发病风险分别降低 10% 和 7%。高血压患者可从积极的降压治疗中获益。

(二)降压的目标水平

高血压患者降压的目标为<140/90 毫米汞柱。伴不同临床状况的特殊人群,其降压目标水平应有所不同,如糖尿病肾病者血压应<130/85 毫米汞柱,但是当尿蛋白>1 克/日时,最佳目标应≤125/75 毫米汞柱。这些目标水平的设定,并非人为的或经验性的,而是来自许多大样本临床试验的结果,高血压患者经过治疗达到目标水平,就能够最大限度地降低高血压所致心脑血管病和肾脏病的发病率、致残率和病死率,改善预后。换言之,降压达标是有充分的循证医学证据的,犯成为现代高血压防治的一个重要和基本的理念。

(三)正确实施降压达标

需要纠正若干不恰当的认识。血压并非降得越低越好,一些研究表明,舒张压低于 70 毫米汞柱会使冠心病、心肌梗死发生率反而增加,收缩压低于 120 毫米汞柱心肌梗死也会显著增加,尤其在老年人中。因此,血压的目标阈值应以患者能够耐受,不会出现靶器官灌注不足表现为基本原则。血压也并非降得越快越好,大多数慢性高血压病患者应在数周内使血压逐渐降至目标水平,年轻、病程较短的单纯性高血压病患者降压速度可以快一点,但老年人、病程长或已有靶器官损害或并发症的患者降压必须和缓,以在 2～3 个月内达标为宜,过于快速降压,可兴奋交感神经系统,刺激动脉压力感受器,使心率加快,还可导致冠状动脉和脑血管供血不足。

二、非药物治疗

(一)戒烟

吸烟所致的加压效应使高血压并发症(如脑卒中、心肌梗死和猝死)的危险性显著增加,并降低或抵消降压治疗的疗效,加重脂质代谢紊乱,降低胰岛敏感性,减弱内皮细胞依赖性血管扩张效应和增加左心室肥厚的倾向。戒烟对心血管的益处,任何年龄组 1 年后即可显示出来。

(二)戒酒或限制饮酒

戒酒和减少饮酒可使血压显著降低,适量饮酒仍有明显加压反应者及体瘦者应戒酒。

(三)减轻和控制体重

体重减轻亦可增加降压药物疗效。减轻体重可能降低交感神经系统的活性、改善胰岛素的敏感性,并间接降低盐敏感性,因而对血压控制有益。减轻体重的方法是减少每天摄入的热能及适量增加体力活动。体重减轻 10%,收缩压可降低 6.6 毫米汞柱。超重 10% 以上的高血压患者,体重减少 5 千克,血压便明显降低,且有助于改善伴发的危险因素,如糖尿病、高脂血症、胰岛素抵抗和左心室肥厚等。

(四)合理膳食

钠摄入每天应少于 2.4g(相当于氯化钠 6g)。多食用含钾丰富的水果(如香蕉、橘子)和蔬菜(如油菜、苋菜、香菇、大枣等),以增加钾的摄入。要减少膳食中的脂肪,适量补充优质蛋白质。

(五)增加体力活动

适度体力活动可使高血压患者血压下降达 11/6 毫米汞柱,且此种血压下降独立于体重减轻。中老年高血压,患者可选择步行、慢跑、上楼梯、骑车等。运动强度宜因人而异,可采用心率监测法,运动时心率不应超过最大心率(170~180 次/分)的 60%~85%。每天适度运动、每次持续 30~60 分钟,比每周 2~3 次剧烈运动更为有效。

(六)减轻精神压力、保持心理平衡

长期精神压力和情绪抑郁既是导致高血压,又是降压治疗效果欠佳的重要原因。应对患者做耐心的劝导和心理疏导,鼓励其参加体育、文化和社交活动。

三、基本的降压药物和初始选择

基本的降压药物有 5 类:利尿药、β受体阻滞药、钙通道阻滞药(CCB)、血管紧张素转换酶抑制药(ACEI)和血管紧张素Ⅱ受体阻滞药(ARB)。研究表明,这 5 类药物均具有良好的降压作用,且在相当的剂量下具有相似的降压效果(包括降压的幅度)。高血压对靶器官(心、脑、肾等)的损害,以及高血压所致严重并发症,如脑卒中和急性心肌梗死,甚至死亡均主要因为持续的血压升高。因此,任何一类降压药物在降低血压、达到目标水平后,均对靶器官发挥保护作用,同时也可使患者获得改善预后的益处,包括降低病死率和心脑血管事件的发生率。从这个意义上讲,对于高血压患者而言,降压是硬道理,只要能够把血压降下来,无论采用哪一种降压药物(单用或联合应用),患者都必定获益,而降压是患者获益的最主要原因。不伴其他临床状况的高血压患者可酌情选用上述 5 类中的任何一种作为初始降压药物,但对于一些有危险因素、靶器官损害或合并临床状况的高血压患者,应优先考虑选择某种降压药物,称之为此类患者的强制性适应证。此种强制性适应证的推荐应用,来自大样本临床试验获得的证据及长期临床实践积累的经验。

四、辨证论治

高血压病的发生主要缘于七情六欲过度、饮食劳伤及年老体衰,病位在心、肝、脾、肾,病性有实有虚,也有虚实夹杂者。

(一)肝火上炎证

1.症状

以头晕胀痛、面红目赤、烦躁易怒为主症,兼见耳鸣如潮、胁痛口苦、便秘溲黄等症。

2.舌脉

舌红,苔黄,脉弦数。

3.证候分析

肝火上炎,循经上扰,故见头晕胀痛,面红目赤,耳鸣,烦躁易怒;旁及两胁,则见胁痛;口苦、便秘、溲黄均为肝火上炎之象;苔黄,脉弦数亦为肝火上炎之征。

4.治则

清肝泻火。

5.方药

龙胆泻肝汤减木通。药用:龙胆草 6g,柴胡 12g,泽泻 12g,车前子(包煎)9g,生地黄 9g,当归 3g,栀子 9g,黄芩 9g,甘草 6g。

6.方义分析

方中龙胆草大苦大寒,上泻肝胆实火,下清下焦湿热,为本方泻火除湿两擅其功的君药。

黄芩、栀子具有苦寒泻火之功,在本方配伍龙胆草,为臣药。泽泻、车前子清热利湿,使湿热从水道排除。肝主藏血,肝经有热,本易耗伤阴血,加用苦寒降湿,再耗其阴,故用生地黄、当归滋阴养血,以使标本兼顾。方用柴胡,是为引诸药人肝胆而设,甘草有调和诸药之效。综观全方,是泻中有补,补中有滋,以使火降热清,湿浊分清,循经所发诸证乃可相应而愈。

7.加减

头痛,头晕甚者,加石决明(先煎)30g、珍珠母(先煎)30g,以平肝潜阳;目赤耳鸣,头痛偏甚者,加菊花10g、蝉蜕9g、决明子9g、夏枯草9g,以平肝熄风;急躁易怒,胁肋灼痛甚者,加白芍9g、香附6g、川楝子12g,以理气止痛;大便不爽,舌苔黄腻者,加胆南星6g、黄连9g,以清热化痰;心烦,小便黄,舌红,口舌生疮者,加穿心莲15g、石膏(先煎)30g;大便秘结者,加当归龙荟丸(当归、龙胆草、栀子、黄连、黄柏、黄芩、芦荟、大黄、木香、麝香、青黛)3g,或加柏子仁9g、瓜蒌仁15g;目赤耳鸣,头痛偏甚者,加牛膝30g、乳香10g。

(二)痰湿内阻证

1.症状

以头重如裹为主症,兼见胸脘痞闷、纳呆恶心、呕吐痰涎、身重困倦、少食多寐等症。

2.舌脉

苔腻,脉滑。

3.证候分析

痰湿内阻,蒙蔽清阳,且湿性重浊,故见头重如裹,身重困倦;痰气交阻,浊阴不降,故胸脘痞闷、呕吐痰涎;痰湿中阻,脾失健运,胃失和降,故见少食、纳呆恶心;苔腻,脉滑均为痰湿内阻之征。

4.治则

化痰祛湿,和胃降浊。

5.方药

半夏白术天麻汤加减。药绷:半夏10g,白术15g,天麻10g,陈皮10g,茯苓10g,甘草6g,钩藤(后下)15g,珍珠母(先煎)30g,郁金10g。

6.方义分析

方中以半夏燥湿化痰,降逆止呕,以天麻化痰熄风,而此头眩,二者合用,为治风痰眩晕头痛的要药,李杲云:"足太阴痰厥头痛,非半夏不能疗,眼黑头眩,风虚内作,非天麻不能除"。故本方以此2味为君药。以白术为臣,健脾燥湿,与半夏、天麻配伍,祛湿化痰。佐以茯苓健脾渗湿,与白术相合,尤能治痰之本;陈皮理气化痰,加用钩藤、珍珠母、郁金以平肝、清肝。佐以甘草和中而调药性。诸药合用,共奏化痰祛湿,和胃降浊之功。

7.加减

胸痹心痛者,加丹参9g,延胡索9g,瓜蒌12g,薤白9g,以活血通痹;眩晕较甚者,加代赭石(先煎)30g,竹茹12g,生姜6g,旋覆花(包煎)12g,以化痰;脘闷,食欲缺乏者,加砂仁(后下)6g,豆蔻(后下)12g,焦三仙各10g,以健胃;耳鸣重听者,加石菖蒲9g,葱白9g,以研窍;烦热呕恶,胸闷气粗,舌质红,苔黄腻者,加天竺黄12g,黄连6g,以清热化痰;身重麻木甚者,加胆南星6g,白僵蚕9g,以化痰通络。

（三）瘀血内阻证

1.症状

以头痛如刺、痛有定处为主症,兼见胸闷心悸、手足麻木、夜间尤甚等症。

2.舌脉

舌质暗,脉弦涩。

3.证候分析

瘀血内阻头部经络,故见头痛如刺,痛有定处。瘀血内阻,胸阳痹阻,故见胸闷心悸。瘀阻肢体经络,故见手足麻木。舌质暗,脉弦涩,亦为瘀血内阻之征。

4.治则

活血化瘀,通络止痛。

5.方药

通窍活血汤加减。药用:地龙9g,当归9g,川芎5g,赤芍6g,桃仁12g,红花9g,白芷9g,石菖蒲6g,老葱5g,全蝎3g。

6.方义分析

方中地龙、全蝎、桃仁、红花活血化瘀,通络止痛;赤芍、当归、川芎养血活血;白芷散风寒,行气血,以除头痛身疼;老葱引诸药上行头部。诸药合用,共奏活血化瘀,通络止痛之功。

7.加减

兼神疲乏力,少气自汗者,加黄芪10g,党参12g,以益气行血;兼畏寒肢冷,感寒加重者,加附子(先煎)3g,桂枝6g,以温经活血。

（四）阴虚阳亢证

1.症状

以眩晕、耳鸣、腰酸膝软、五心烦热为主症,兼见头重脚轻、口燥咽干、两目干涩等症。

2.舌脉

舌红,少苔,脉细数。

3.证候分析

肝肾阴虚于下,故见腰膝酸软;肝阳上亢于上,故见眩晕、耳鸣、头重脚轻;肝开窍于目,肝肾阴虚,故见两目干涩;五心烦热、口干咽燥,舌红,少苔,脉细数,均为阴虚内热之征。

4.治则

平肝潜阳,清火熄风。

5.方药

天麻钩藤饮加减。药绷:天麻9g,钩藤(后下)12g,石决明(先煎)18g,牛膝12g,杜仲9g,桑寄生9g,黄芩9g,栀子9g,茯神9g,夜交藤9g,益母草9g。

6.方义分析

方中天麻、钩藤、石决明均有平肝熄风之效,用以为君。栀子、黄芩清热泻火,使肝经之热不致偏亢,是为臣药。益母草活血利水;牛膝阴血下行,配合杜仲、桑寄生能补益肝肾;夜交藤、茯神安神定志,俱为佐使药。诸药合用,共奏平肝潜阳,清火熄风之功。

7.加减

肝火上炎,口苦目赤,烦躁易怒者,酌加龙胆草 10g,牡丹皮 9g,夏枯草 9g,以清肝火;目涩耳鸣,腰膝酸软,舌红少苔,脉弦细数者,加枸杞子 12g,制何首乌 9g,生地黄 9g,麦冬 6g,玄参6g,以补肝肾;目赤便秘者,加大黄(后下)3g,芒硝(冲服)6g,或用当归龙荟丸(当归、龙胆草、栀子、黄连、黄柏、黄芩、芦荟、大黄、木香、麝香、青黛)以通腑泄热;眩晕剧烈,兼见手足麻木或震颤者,加羚羊角粉(冲服)0.6g,龙骨(先煎)15g,牡蛎(先煎)15g,全蝎 3g,蜈蚣 3g,以镇肝熄风,清热止痉。

(五)肾精不足证

1.症状

以心烦不寐、耳鸣腰酸为主症,兼见心悸健忘、失眠梦遗、口干口渴等症。

2.舌脉

舌红,脉细数。

3.证候分析

肾开窍于耳,腰为肾之府,肾精不足,故见耳鸣腰酸;肾阴不足,肾阳易动,以致肾失封藏之职,故见梦遗;肾精不足,心肾不交,故见心烦不寐,失眠;口干口渴为肾阴不足之象;舌红,脉细数均为肾精不足之征。

4.治则

滋养肝肾,益精填髓。

5.方药

左归丸加减。药用:熟地黄 24g,山茱萸 12g,山药 12g,龟板胶(烊化)12g,枸杞子 12g,菟丝子 12g,鹿角胶(烊化)12g,牛膝 12g。

6.方义分析

方中重用熟地黄滋肾以填真阴;枸杞子益精明目;山茱萸涩精敛汗。龟、鹿二胶为血肉有情之品,鹿胶偏于补阳,龟胶偏于滋阴,两胶合力,沟通任督二脉,益精填髓,有补阴中包含"阳中求阴"之义。菟丝子配牛膝,强腰膝,健筋骨。山药滋益脾肾。诸药共收滋肾填阴,育阴敛阳之效。

7.加减

五心烦热,潮热颧红,舌红少苔,脉细数者,加鳖甲(先煎)12g,知母 9g,黄柏 6g,牡丹皮9g,地骨皮 12g,以滋阴降火;兼见失眠,多梦,健忘者,加阿胶(烊化)12g,鸡蛋黄 1 枚,酸枣仁12g,柏子仁 12g,以交通心肾,养心安神;四肢不温,形寒怕冷,精神萎靡,舌淡脉沉者,可用右归丸(熟地黄、山药、山茱萸、枸杞子、鹿角胶、菟丝子、杜仲、当归、肉桂、制附子),或酌加巴戟天12g,淫羊藿 9g,肉桂 6g,以温补肾阳,填精益髓;兼下肢水肿,尿少者,加桂枝 9g,茯苓 12g,泽泻 9g,以通阳利水;兼便溏,腹胀食少者,可加白术 15g,茯苓 12g,以补脾健胃。

(六)气血两虚证

1.症状

以眩晕时作、短气乏力、口干心烦为主症,兼见面白、自汗或盗汗、心悸失眠、纳呆、腹胀便溏等症。

2.舌脉

舌淡,脉细。

3.证候分析

气血两虚,不能荣养头面,故见眩晕时作,面白;气虚,劳则气耗,故见气短乏力;卫气不足,故见自汗或盗汗;血不养心,故见心悸失眠,口干心烦;血不养脾,脾失健运,故见纳呆、腹胀便溏;舌淡,脉细均为气血两虚之征。

4.治则

补益气血,调养心脾。

5.方药

归脾汤加减。药用:党参9g,白术9g,黄芪12g,当归9g,龙眼肉12g,大枣10g,茯神9g,远志6g,酸枣仁12g,炙甘草10g,生姜10g,木香10g。

6.方义分析

方中以党参、黄芪、白术、甘草、生姜、大枣甘温补脾益气;当归甘辛温养肝而生心血;茯神、酸枣仁、龙眼肉甘平养心安神;远志交通心肾而定志宁心;木香理气醒脾,以防益气补血药滋腻滞气,有碍脾胃运化功能。故本方为养心与益脾并进之方,亦即益气与补血相融之剂。诸药合用,共奏补益气血,调养心脾之功。

7.加减

兼纳少神疲,便溏,脉象无力者,可合用补中益气汤(黄芪、白术、陈皮、党参、柴胡、升麻、甘草、当归);自汗出,易于感冒者,当重用黄芪24g,加防风9g,浮小麦12g,以固表止汗;腹泻或便溏,腹胀纳呆,舌淡胖,边有齿痕者,当归宜炒用,加薏苡仁12g,白扁豆12g,泽泻9g,以健脾利湿;兼形寒肢冷,腹中隐痛者,脉沉,加桂枝6g,干姜3g,以温中助阳;血虚较甚,面色白,唇舌色淡者,加阿胶(烊化)12g,紫河车粉(冲服)3g,以填精补血;兼心悸怔忡,少寐健忘者,加柏子仁12g,合欢皮9g,夜交藤15g,以养心安神。

(七)冲任失调证

1.症状

妇女月经来潮或更年期前后出现头痛、头晕为主症,兼见心烦、失眠、胁痛、全身不适等症,血压波动。

2.舌脉

舌淡,脉弦细。

3.证候分析

冲任失调,气血、阴精不足,月经来潮之后,气血阴精更亏,清窍失养,故见头痛、头晕;血不养肝,故见胁痛;血不养心,心不藏神,故见心烦,失眠;舌淡,脉弦细,亦为冲任不调之征。

4.治则

调摄冲任。

5.方药

二仙汤加减。药用:仙茅9g,淫羊藿9g,当归9g,巴戟天9g,黄柏9g,知母9g,白芍12g,丹参30g,益母草30g,车前子(包煎)30g。

6.方义分析

方中仙茅、淫羊藿、巴戟天温补肾阳,当归、丹参养血活血,白芍、益母草、车前子养阴利尿,黄柏、知母清热,反佐温阳药物之热。诸药合用,共奏调摄冲任之功。

7.加减

烘热,汗出者,加黄芪 15g,牡丹皮 20g,浮小麦 15g,以益气清热固表;若心悸,乏力,气短者,加党参 15g,麦冬 12g,五味子 6g,以益气宁心;失眠、心烦者,加黄连 6g,阿胶(烊化)9g,肉桂 3g,酸枣仁 30g,以交通心肾,养血安神;悲伤欲哭,情绪低落者,加浮小麦 30g,大枣 9g,甘草 10g,香附 6g,郁金 9g,柴胡 12g,以养心解郁。

五、中成药

(一)泻青丸

龙胆草、大黄、防风、羌活、川芎、当归、栀子。清肝泄热。适用于高血压证属肝火,上炎者。每次 1 丸,每日 3 次,口服。

(二)当归龙荟丸

当归(酒炒)、龙胆草(酒炒)、芦荟、青黛、栀子、黄连(酒炒)、黄芩(酒炒)、黄柏(盐炒)、大黄(酒炒)、木香、麝香。清泄肝胆实火。适用于高血压证属肝火上炎者。每次 20 丸,每日 1 次,口服。

(三)眩晕宁片

泽泻、白术、茯苓、陈皮、半夏(制)、女贞子、墨旱莲、菊花、牛膝、甘草。健脾利湿,滋肾平肝。适用于高血压证属痰湿内阻者。每次 4～6 片,每日 3～4 次,口服。

(四)心脉通片

当归、决明子、钩藤、牛膝、丹参、葛根、槐花、毛冬青、夏枯草、三七。活血化瘀,通脉养心。适用于高血压证属瘀血内阻者。每次 4 片,每日 3 次,口服。

(五)心安宁片

葛根、山楂制何首乌、珍珠粉。养阴宁心,化瘀通络。适用于高血压证属瘀血内阻者。每次 6～8 片,每日 3 次,口服。

(六)清脑降压片

黄芩、夏枯草、槐米、磁石(煅)、牛膝、当归、地黄、丹参、水蛭、钩藤、决明子、地龙、珍珠母。平肝潜阳,清脑降压。适用于高血压证属阴虚阳亢者。每次 4～6 片,每日 3 次,口服。

(七)脑立清胶囊

磁石、熟酒曲、冰片、牛膝、珍珠母、酒曲、薄荷、代赭石、半夏(制)、猪胆汁。平肝潜阳,醒脑安神。适用于高血压证属阴虚阳亢者。每次 3 粒,每日 2 次,口服。

(八)健脑补肾丸

人参、鹿茸、狗鞭、肉桂、金樱子、杜仲(炭)、当归、远志(甘草水制)、酸枣仁(炒)、龙骨(煅)、牡蛎(煅)、金牛草、牛蒡子(炒)、川牛膝、金银花、连翘、蝉蜕、山药、砂仁、茯苓、白术(麸炒)、桂枝、甘草、白芍(酒炒)、豆蔻。辅料为滑石粉、红氧化铁。健脑补肾,益气健脾,安神定志。适用于高血压证属肾精不足者。每次 15 粒,每日 2 次,口服。

（九）益龄精

制何首乌、女贞子（酒蒸）、菟丝子（酒蒸）、金樱子肉、稀莶草（蜜酒蒸）、桑葚、川牛膝（酒蒸）。补肝肾，平肝阳，益精髓。适用于高血压证属肾精不足者。每次 10 毫升，每日 2～3 次，口服。

（十）龟鹿补肾胶囊

龟板胶（炒）、鹿角胶（炒）、熟地黄、制何首乌、金樱子（蒸）、覆盆子（蒸）、菟丝子（炒）、淫羊藿（蒸）、锁阳（蒸）、续断（蒸）、炙黄芪、狗脊（蒸）等 16 味。补肝肾，壮筋骨，益气血。适用于高血压证属肾精不足者。每次 2～4 粒，每日 2 次，口服。

六、针刺

（一）体针

主穴百会、曲池、合谷、太冲、三阴交。肝火上炎者，加风池、行间穴；痰湿内阻者，加丰隆、足三里穴；瘀血内阻者，加血海、膈俞穴；阴虚阳亢者，加太溪、肝俞穴；阴阳两虚者，加关元、肾俞穴。实证针用泻法，虚证针用补法。

（二）耳针

取穴皮质下、降压沟、脑、心、肾、神门、交感、肝、内分泌、眼、心。每次选取 3～4 穴，毫针轻刺激或王不留行贴压，每日 1 次，两耳交替。

七、按摩

按揉风池、太阳穴及耳穴，抹额及掐内关、神门、合谷、足三里穴，可助降压和消除症状。

八、食疗

（一）各种茶疗

1.绿茶和菊花茶

绿茶可以是龙井等，菊花应为甘菊、杭白菊最佳，各用 3g，泡茶饮用。每日 3 次。也可加金银花、甘草同煎，代茶饮用，有平肝明目、清热解毒之特效。对高血压、动脉硬化有食疗作用。

2.山楂茶

山楂所含的成分可以助消化、扩张血管、降低血糖、降低血压。经常饮用山楂茶，对高血压有食疗作用。每天数次用鲜嫩山楂果 1～2 枚泡茶饮用。

3.槐花茶

将槐树花蕾摘下晾干，用开水浸泡后当茶饮用，每天数次，对高血压患者有独特的治疗效果。

4.葛根茶

葛根有改善脑部血液循环的作用，对因高血压引起的头痛、眩晕、耳鸣及腰腿痛有食疗功效。将葛根洗净，切成薄片，每天 30g，加水煮沸后当茶饮用。

5.莲芯茶

莲子中间青绿色的胚芽，其味极苦，但却有降压去脂之效。用莲芯 12g，沸水冲泡后代茶饮用，早晚各饮 1 次，除了能降低血压外，还有清热、安神、强心之特效。

6.决明子茶

决明子有降血压、降血脂、清肝明目等功效。每天用 35～40g 决明子泡水代茶数次饮用。

有治疗高血压的食疗作用。

7.玉米须茶

玉米须有很好的降血压功效,泡茶饮用每天数次,每次 25～30g。在临床上,应用玉米须治疗因肾炎引起的高血压疗效尤为明显。

8.荷叶茶

荷叶的浸剂和煎剂有扩张血管、清热解暑及降血压的功效。荷叶还是减脂去肥的良药。治疗高血压的饮用方法是:用鲜荷叶半张洗净,切碎,加适量水煮沸,放凉后即可代茶饮用。

(二)紫灵芝汤

将紫灵芝适量切成碎片,放入锅中,加清水适量,文火炖 2 小时,取汤加蜂蜜,早晚各服用 1 次,可降血压。

(三)煮鸡蛋

煮熟鸡蛋,将鸡蛋清剥出吃了,将鸡蛋黄放入碗里,研碎,加适量醋,搅匀后吃下去。长期服用,可以降低血压。

(四)胡萝卜粥

用鲜胡萝卜 120g,切碎,同粳米 100g,煮粥食用。

(五)芹菜粥

芹菜连根 120g,粳米 250g。将芹菜洗净,切成 6 分长的段,粳米淘净。将芹菜、粳米放入锅内,加清水适量,用武火煮沸后转用文火炖至米烂成粥,再加少许食盐和味精,搅匀即成。

(六)大蒜粥

大蒜 30g,放入沸水中煮 1 分钟后捞出,再取粳米 100g,放入煮蒜水中煮成稀粥后,重新放入大蒜再煮一会儿食用。

(七)荷叶粥

新鲜荷叶 1 张,粳米 100g,冰糖少许。将鲜荷叶洗净煎汤,再用荷叶汤同粳米、冰糖煮粥。早晚餐温热食。

(八)葛根粉粥

葛根粉 30g,粳米 100g,同煮为粥,作为早餐食用。

(九)菊花粥

菊花末 15g,粳米 100g。菊花摘去蒂,上笼蒸后,取出晒干或阴干,然后磨成细末,备用。粳米淘净放入锅内,加清水适量,用武火煮沸后,转用文火煮至半成熟,再加菊花细末,继续用文火煮至米烂成粥。每日 2 次,晚餐食用。

(十)绿豆海带粥

绿豆、海带各 100g,大米适量。将海带切碎与其他 2 味同煮成粥。可长期当晚餐食用。

(十一)醋泡花生仁

生花生仁浸泡醋中,5 日后食用,每天早上吃 10～15 粒,有降压、止血及降低胆固醇作用。

(十二)糖醋蒜

糖、醋浸泡 1 个月以上的大蒜瓣若干,每天吃 6 瓣蒜,并饮其糖醋汁 20 毫升,连服 1 个月,适用于顽固性高血压。

(十三)罗布麻五味子茶

罗布麻叶 6g,五味子 5g,冰糖适量。沸水冲泡代茶饮。常饮此茶可降压,改善高血压症状,并可防治冠心病。

(十四)何首乌大枣粥

何首乌 60g,加水煎浓汁,去渣后加粳米 100g,大枣 3～5 枚,冰糖适量,同煮为粥,早晚食之,有补肝肾、益精血、乌发、降血压之功效。

(十五)淡菜荠菜汤

淡菜、荠菜或芹菜各 10～30g,每日煮汤喝,15 日为 1 个疗程,对降压有效。

(十六)胡萝卜汁

取生胡萝卜适量,榨汁备用。每天约需胡萝卜汁 1000 毫升,分次饮服。医学研究证明,高血压患者饮胡萝卜汁,有明显的降压作用。

九、运动疗法

(一)运动目的

(1)调整大脑皮质的兴奋与抑制过程及改善机体主要系统的神经调节功能。

(2)降低毛细血管、微动脉及小动脉的张力,调节血液循环,降低血压。

(3)降低血黏度,提高血液流变性,改善微循环,增强物质代谢的氧化还原和组织内的营养过程。

(4)改善机体和血液循环的代偿功能,帮助和恢复患者的一般全身状况。

(5)减轻应激反应,稳定情绪,舒缓心身紧张,消除焦虑状态。

(二)运动的种类和方法

高血压病康复体育的运动类型选择要以有氧代谢运动为原则。较适合高血压病康复体育的运动种类和方法有气功、太极拳、医疗体操、步行、健身跑、有氧舞蹈、游泳、娱乐性球类、郊游、垂钓等。

1.养生功

以放松功较好,也可酌用站桩功、强壮功和动功等。练功原则强调"松""静""降"。要求配合意念和简单的动作。意念的部位宜低于心脏位置,如丹田、涌泉穴等。呼吸宜用顺呼吸法,不宜采用停闭呼吸法。要适当延长呼气,以提高迷走神经的兴奋性。动作宜采用大幅度的有松有紧、有张有弛的上下肢及躯干的交替和联合运动,切忌持续性紧张的长时间等长收缩运动。养生功练习每天至少 1 次,每次 30～45 分钟。

2.太极拳

由于太极拳动作柔和,肌肉放松且多为大幅度活动,思绪宁静从而有助于降低血压。高血压患者练完一套简化太极拳后,收缩压可下降 1.3～2.7 千帕(10～20 毫米汞柱),长期练习太极拳的老年人安静时收缩压的平均值约比同年龄组老年人低 2.7 千帕左右。

3.步行

步行可按每分钟 70～90 步开始,每小时步行 3～4 千米的速度,持续 10 分钟。主要适用于无运动习惯的高血压病患者作为一种适应性锻炼过程,以后可逐渐加快步速或在坡地上行走。国内应用医疗步行(平地行走加上下小山坡)治疗高血压取得较好疗效。

其方法举例如下:1600 米平路,用 15 分钟走完 800 米,中途休息 3 分钟。2000 米平路,用 18 分钟走完 1000 米,中途休息 3～5 分钟。2000 米路程中有两段各长 100 米,斜度 5～10 度的短坡,用 20～25 分钟步行 1000 米,休息 3～5 分钟,继续用 7～8 分钟,走完 500 米平路,休息 3 分钟然后用 20～30 分钟上山,中间可适当休息。上山后休息 5～10 分钟,然后下山。

4.健身跑

在进行健身跑前要做心电图运动试验,以检查心功能和血压对运动的反应性。高血压患者的健身跑不要求一定的速度,运动的频度可根据个人对运动的反应和适应程度,采用每周 3 次或隔日 1 次,或每周 5 次等不同的间隔周期。一般认为每周低于 2 次效果不明显。若每天运动,则每次运动总量不可过大,如果运动后第二天感觉精力充沛,以无不适感为度。高血压病运动处方运动种类:快走与慢跑的速度:120 步/分(约 7 千米/小时＝2 米/秒)。

5.缓慢上下自家楼梯或蹬功率车

强度时间:50% 最大摄氧量(VO_{2max})、心率为 120 次/分或最大忍受力的 50%,每次 60 分钟,约消耗 1255 千焦(300 千克)。频度运动总量:每周 3 次,持续 20 周,累计运动时间达到 1000 分钟以上,具体可以参照以下方法。

(1)隔日 1 次,每次 60 分钟,周计为 180 分钟。

(2)每日 1 次,每次 30 分钟(星期日休息)。

(3)隔日 1 次,每次 30 或 60 分钟交替,周计 180 分钟。

十、临床体会

高血压是临床上常见病、多发病,依其临床表现不同,而属于中医学"头痛""眩晕"范畴。临床上要注意以下情况。

(一)引经药的应用

临床治疗高血压引起之头痛,除根据辨证论治原则外,还可根据头痛的部位,参照经络循行路线,选择引经药,可以提高疗效。例如,太阳头痛,选用姜活、蔓荆子、川芎;阳明头痛,选用葛根、白芷、知母;少阳头痛,选用柴胡、黄芩、川芎;厥阴头痛,选用吴茱萸、藁本;少阴头痛,选用独活。

(二)虫类药的应用

部分慢性头痛,病程长,易反复,经年难愈,患者可表现为头部刺痛,部位固定,面色暗滞,舌暗脉涩等症,治疗时可在辨证论治的基础上,选配全蝎、蜈蚣、白僵蚕、地龙、地鳖虫等虫类药,以祛瘀通络,解痉定痛,平肝熄风,可获良效。虫类药可入汤剂煎服,亦可研细末冲服,因其多有小毒,故应合理掌握用量,不可过用。以全蝎为例,入汤剂多用 3～5g,研末吞服用 1～2g,散剂吞服较煎剂为佳,蝎尾功效又较全蝎为胜。亦可将全蝎末少许置于痛侧太阳穴,以胶布固定,可止痛。

(三)真头痛佚名

首见于《难经》,在《难经·六十难》中对真头痛有如下描述:"人连脑者,名真头痛"。后世王肯堂对此亦有精辟论述:"天门真痛,上引泥丸,旦发夕死,夕发旦死。脑为髓海,真气之所聚,卒不受邪,受邪则死不治"。说明真头痛起病急暴,病情危重,预后凶险,若抢救不及时,可迅速死亡。真头痛常见于现代医学中因颅内压升高而导致的以头痛为主要表现的各类危重病症,如高血压危象、蛛网膜下隙出血、硬膜下出血等。临证当辨别病情,明确诊断,多法积极救治。

(四)警惕"眩晕乃中风之渐"

高血压患者以眩晕为主要表现的,在临床上也较为多见,其病变以虚实夹杂为主,其中因肝肾阴亏,肝阳上亢而导致的眩晕最为常见,此型眩晕若肝阳暴亢,阳亢化风,可夹痰夹火,窜走经隧,患者可以出现眩晕头胀,面赤头痛,肢麻震颤,甚则昏倒等症状,当警惕有发生中风的可能。必须严密监测血压、神志、肢体肌力、感觉等方面的变化,以防病情突变。还应嘱咐患者忌恼怒急躁,忌肥甘醇酒,按时服药,控制血压,定期就诊,监测病情变化。

第九节　高血压病的康复及预防

一、限制钠盐

每日食盐量应逐渐减至 6g 以下(包括烹调用盐及其他食物中所含钠折合成食盐的总量)。临床试验表明,高血压患者每日食盐量由原来的 10.5g,降低到 4.7～5.8g,可使收缩压平均降低 4～6 毫米汞柱。咸(酱)菜、腐乳、咸肉(蛋)等腌制品含钠均较高,应尽量少吃或不吃。

二、限酒高浓度的酒精

会导致动脉硬化,加重高血压。长期大量饮酒者限制酒精摄入量时,其血压水平明显降低。

三、选用优质蛋白质食物

高血压患者可适当吃鱼,特别是深海鱼和大豆及豆制品(如豆腐、豆腐干、豆腐皮等)。经动物实验证实,鱼类蛋白质含丰富的蛋氨酸和牛磺酸,能使尿钠排出量提高,抑制钠盐对血压的影响。鲑鱼、金枪鱼、鲱鱼、鲭鱼、比目鱼等含有丰富的有助于降低血压的 w-3 脂肪酸,即 DHA 和 EPA。同时,鱼类的脂肪含高级多不饱和脂肪酸,有降低血胆固醇作用,能预防血栓形成。大豆是植物蛋白,对心血管病有很好的保护作用,有防止中风和降低血胆固醇的作用。

四、多吃新鲜蔬菜和水果

每天吃新鲜蔬菜不少于 300g,水果 200g。蔬菜和水果中含有丰富的 B 族维生素和维生素 C,可以满足每日人体的需要量。此外,新鲜的蔬菜和水果还可补充钙、钾、镁、碘、锌等矿物质元素,有助于降压。

(一)多吃新鲜蔬菜

最近的一项研究发现,膳食中镁的摄入量与血压水平呈负相关,即摄入镁越多,血压降得越低。黄豆、番茄酱、菠菜、比目鱼和小扁豆等富含钾的食物可降低血压。现代研究表明:即便是一个小马铃薯,也含有大量的钾,其中的地骨皮胺可使血压降低,番茄中也含有少量的地骨皮胺。麦片、糙米、杏仁、榛子、利马豆、菠菜和牛奶等富含镁的食物,有利于控制血压,可以降低中风和妊娠高血压综合征的发病率。芹菜可以使血管平滑肌放松、血管扩张,进而调节血压。菠菜、豆类、芦笋等富含叶酸的食物可降低患高血压的风险。核桃、亚麻子、豆腐、大豆、菜籽油等含有丰富的 a 亚麻酸,有助于降低血压。

(二)多吃新鲜水果

1.橘子

含大量维生素 C、葡萄糖等 10 多种营养素。对慢性肝炎引起的高血压,蜜橘可以提高肝脏解毒作用,加速胆固醇转化,防止动脉硬化。

2.山楂

能扩张血管,降低血压、胆固醇。

3.香蕉

含淀粉、果胶、维生素 A、B 族维生素、维生素 C、维生素 E 等物质。

4.柿子

柿子品种甚多,约含 10 余种营养素。柿子辅助治疗高血压痔疮出血、动脉硬化的效果受到人们的重视。

5.苹果

含苹果酸、维生素 A、B 族维生素、维生素 C 等 10 多种营养素。常吃苹果有益于嗜盐过多的高血压患者。

6.菠萝

从菠萝汁中提出的蛋白水解酶,临床上用作抗水肿和抗类风湿。常食菠萝能加强体内纤维蛋白的水解作用。

7.鲜梅

富含苹果酸、琥珀酸,有降压、安眠、清热生津作用。

8.甜瓜

有清热除烦、生津健胃、消除胀满的作用。

9.西瓜

对高血压有良好的治疗作用。

10.荸荠

含粗蛋白、钙、磷、铁、维生素 C 等多种营养物质。药用鲜荸荠有良好的降压和化痰作用。

五、中午小睡

工作了一上午的高血压病患者在吃过午饭稍稍活动后,应小睡一会儿,一般以半小时至一小时为宜,老年人也可延长半小时。无条件平卧入睡时,可仰坐在沙发上闭目养神,使全身放松,这样有利于降压。

六、晚餐宜少

晚餐宜吃易消化食物,应配些汤类,不要怕夜间多尿而不敢饮水或进粥食。进水量不足,可使夜间血液黏稠,促使血栓形成。

七、娱乐有节

睡前娱乐活动要有节制,这是高血压病患者必须注意的一点,如下棋、打麻将、打扑克,要限制时间,一般以 1~2 小时为宜,要学习控制情绪,坚持以娱乐健身为目的,不可计较输赢,不可过于认真或激动,否则会导致血压升高。看电视也应控制好时间,不宜长时间坐在电视屏幕前,也不要看内容过于刺激的节目,否则会影响睡眠。

八、睡前泡脚

按时就寝,养成上床前用温水泡脚的习惯,然后按摩双足心,促进血液循环,有利于解除一天的疲乏。尽量少用或不用安眠药,力争自然入睡,不养成依赖催眠药的习惯。

九、缓慢起床

早晨醒来不要急于起床,应先在床上仰卧,活动一下四肢和头颈部,伸一下懒腰,使肢体肌肉和血管平滑肌恢复适当张力,以适应起床时的体位变化,避免引起头晕。然后慢慢坐起,稍微活动几次上肢,再下床活动,这样血压不会有太大波动。

十、减少房事

缩短房事时间,40岁以上更宜节制。

十一、保持大便畅通

排便时勿要用力屏气。大便干时,可以服用乳果糖口服液、酚酞片或大黄苏打片、通便灵等药物,保持大便通畅。

十二、宜居环境

工作环境和居住房间的色调最好是绿色、蓝色等冷色调,它能使情绪安稳不易发生冲动。

十三、合理用药和合理停药

坚持长期合理服药,勤测血压,及时调整剂量,巩固疗效。不宜骤然停药,以免引起血压升高。

十四、降压要缓慢

高血压患者宜逐渐降压。对无并发症的患者,要求使血压降至140/90毫米汞柱左右。过度降压可使脑、心、肾供血不足导致进一步缺血,轻者头晕,重者导致缺血性脑中风和心肌梗死。

第十四章 高脂血症

第一节 高脂血症的分类与分型

高脂血症是指由于脂肪代谢或运转异常致使血液中的总胆固醇（TC）、低密度脂蛋白胆固醇（LDLC）、三酰甘油（TG）等升高的病症。其中主要是指高胆固醇血症和高三酰甘油血症。经大量的流行病学、临床和实验研究证实，高脂血症是动脉硬化的首要危险因素，与冠心病、脑血管病的发病有直接关系。本病属于中医学"痰浊""血瘀""胸痹""眩晕""肥胖"范畴。

一、分类
通常根据引起血脂增高的原因分为原发性和继发性两类。

（一）原发性高脂血症
是由于遗传基因缺陷所致，多有家族遗传倾向。

（二）继发性高脂血症
因系统性疾病所致者称为继发性高脂血症，可引起血脂升高的疾病主要有糖尿病、甲状腺功能减退、肝肾疾病、糖原贮积症、系统性红斑狼疮、骨髓瘤、急性卟啉病等。此外，某些药物如利尿药、β受体阻滞药、糖皮质激素等，也可引起继发性血脂升高。临床所见的高脂血症多数同时合并有高血压、糖尿病、肥胖、冠心病等（代谢综合征）。血脂异常与不良生活方式、饮食习惯和年龄的增长有关。

二、分型

（一）WHO 分型
WHO 建议将高脂血症分为以下 6 型。

1. Ⅰ型高脂蛋白血症

主要是血浆中乳糜微粒浓度增加所致。将血浆置于 4℃ 冰箱中过夜，见血浆外观顶层呈"奶油样"，下层澄清。测定血脂主要为三酰甘油升高，胆固醇水平正常或轻度增加，此型在临床上较为罕见。

2. Ⅱ型高脂蛋白血症

又分为Ⅱa 型和Ⅱb 型。

（1）Ⅱa 型高脂蛋白血症：血浆中 LDLC 水平单纯性增加。血浆外观澄清或轻微混浊。测定血脂只有单纯性胆固醇水平升高，而三酰甘油水平则正常，此型临床常见。

（2）Ⅱb 型高脂蛋白血症：血浆中极低密度脂蛋白胆固醇（VLDL）和 LDLC 水平增加。血浆外观澄清或轻微混浊。测定血脂见胆固醇和三酰甘油均增加。此型临床相当常见。

3. Ⅲ型高脂蛋白血症

又称为异常 β 脂蛋白血症，主要是血浆中乳糜微粒残粒和 VLDL 残粒水平增加，其血浆外观混浊，常可见一模糊的"奶油样"顶层。血脂测定显示血浆中胆固醇和三酰甘油浓度均明显增加，且两者升高的程度大致相当。此型在临床上很少见。

4.Ⅳ型高脂蛋白血症

血浆 VLDL 增加，血浆外观可以澄清也可以混浊，主要视血浆三酰甘油升高的程度而定，一般无"奶油样"顶层，血浆三酰甘油明显升高，胆固醇水平可正常或偏高。

5.Ⅴ型高脂蛋白血症

血浆中乳糜微粒和 VLDL 水平均升高，血浆外观有"奶油样"顶层，下层混浊，血浆三酰甘油和胆固醇均升高，以三酰甘油升高为主。

(二)基因分型

基因缺陷所致的血脂谱异常症多具有家族聚集性，有明显的遗传倾向，称为家族性高脂血症，其中以家族性混合型高脂血症最为多见。此外，较少见的家族性高脂血症包括家族性多基因性高胆固醇血症、家族性高 TG 血症、家族性胆固醇酯转运蛋白缺陷症、家族性卵磷脂胆固醇酰基转移酶缺陷症、家族性高 β 脂蛋白血症、家族性高脂蛋白(a)血症等。

第二节　高脂血症的发病机制

一、原发性高脂血症

其发病机制未明，但与脂代谢相关基因缺陷和获得性因素有关。

(一)脂代谢相关基因缺陷

与脂代谢有关的基因发生突变可导致脂蛋白降解酶活性降低，脂蛋白结构或受体缺陷使脂蛋白的清除减少，分解减慢，或脂蛋白的合成增加等。

(二)获得性因素

主要包括高脂肪饮食与高热能饮食、肥胖、增龄和不良生活习惯等。

二、继发性高脂血症

引起血浆脂蛋白水平升高的疾病很多.无论是脂蛋白的产生或由组织排泌入血浆过多，还是清除或从血浆中移去减少，均可导致一种或多种脂蛋白在血浆中过度堆积。继发性高脂血症主要见于：①高脂肪饮食；②体重增加；③增龄；④雌激素缺乏；⑤系统性疾病，如糖尿病、甲状腺功能减退症、胆管疾病、肾脏疾病、慢性酒精中毒等；⑥药物，如糖皮质激素、噻嗪类利尿药和 β 受体阻滞药。

第三节　高脂血症的病因病机

中医学文献中尚无"血脂异常"和"脂蛋白异常血症"及一些并发症的病名，但有其相关的论述。如《素问·通评虚实论篇》载："凡治消瘅、仆击，偏枯痿厥，气满发逆，甘肥贵人，则膏粱之疾也";《素问·经脉别论篇》载:"食气入胃,散精于肝,淫气于筋。食气人胃,浊气归心,淫精于脉,脉气流经,经气归于肺,肺朝百脉,输精于皮毛。毛脉合精,行气于府,府精神明,留于四脏,气归于权衡"。"饮人于胃,游溢精气,上输于脾,脾气散精,上归于肺,通调水道,下输膀胱,水精四布,五经并行"。《灵枢·营卫生会》载:"人受气于谷,谷人于胃,以传于肺,五脏六腑,皆以受气,其清者为营,浊者为卫,营在脉中,卫在脉外"。《灵枢·五癃津液别》载:"五谷之津液和合而为膏者,内渗入于骨空,补益脑髓而下流于阴股"。《类经·藏象类》载:"故通于土气,虽若指脾而言,而实总结六腑者,皆仓廪之本,无非统于脾气"。

因此,本病属于中医学"痰浊""血瘀""胸痹""眩晕""肥胖"范畴。其产生与肝、脾、肾三脏关系最为密切,而尤以脾、肾为要。其病机是在脏腑之气虚衰基础上,过食肥甘,好坐好静,七情劳伤等形成正虚邪实之证,并以正虚为本,痰瘀为标,属本虚标实之证。

一、病因

(一)饮食不节

因偏食、恣食肥甘厚味或嗜酒成癖,以致脾胃受损运化失健,聚湿生痰,痰从浊化,诚如《儒门事亲》所曰:"夫膏粱之......酒食所伤,胀闷痞满,酢心"。

(二)情志失调

脾主运化水湿,输布水谷精微,思虑伤脾,脾虚气结,升降失司,津液不能输布,酿聚为痰;又肝胆之疏泄功能与脂质代谢关系更为密切,盖胆为中精之府,能净脂化浊,若忧郁恼怒损及肝胆,以致疏泄失度,清浊难分,胆气郁遏则清净无权,脂浊难化以致脂质代谢紊乱。

(三)素体脾虚

素体脾虚,不能运化水湿,湿凝成痰,痰从浊化,熬而成脂,变生本证。

(四)年迈体虚

肾为先天之本,主藏精,主五液。禀赋不足或因年老,肾气渐衰,肾阳虚则不能鼓动五脏之阳,火怀生土,可衍生痰饮脂浊,肝肾阴虚可滋生内热,灼津炼液酿而成痰,熬而成脂,遂成本症。

二、病机

病理变化为素体脾虚,痰湿内盛,运化不利,致脂浊郁积。或阳盛之体,胃火素旺,恣食肥甘,致痰热壅积,化为脂浊。或痰积日久,人络成瘀,而使痰瘀滞留。或年高体虚,脏气衰减,肝肾阴虚,阴不化血,反为痰浊,痰积血瘀,亦可化为脂浊,滞留体内而为病。

高血脂是为病理产物,亦是致病因素,统属中医学"痰"的病理范畴,但痰的含义甚广,高脂血症仅是痰症中的一部分,不能认为凡痰症皆有高脂血症的存在,二者的区别在于痰在机体内无处不到,而高脂血症仅存在血脉之中。痰有广义、狭义、有形、无形之分,而高血脂可通过检测来确定,是为狭义有形之痰。且血脂系阴精所化,具有黏稠、沉着之性,若血脂过高,则更加黏腻,沉着,又不同于正常之油脂,故可归纳其为"清从浊化,脂由痰生"之病机。

(一)黄色瘤

高脂血症患者可因过多的脂质沉积在局部组织而形成黄色瘤。通常表现为局限性皮肤隆凸,颜色可为黄色、橘黄色或棕红色,多呈结节、斑块或丘疹等形状,质地柔软。根据瘤的形态与发生部位不同,可分为扁平黄色瘤、掌皱纹黄色瘤、结节性黄色瘤、疹性黄色瘤、结节疹性黄色瘤及肌腱黄色瘤等。各种黄色瘤的病理改变基本相似。真皮内有大量吞噬脂质的巨噬细胞(泡沫细胞),又称为黄色瘤细胞。早期常伴有炎症细胞,晚期可发生成纤维细胞增生。有时可见核呈环状排列的多核巨细胞。冷冻切片用猩红或苏丹红进行染色,可显示泡沫细胞内含有胆固醇和胆固醇酯。

(二)动脉粥样硬化

早期动脉粥样硬化可见泡沫细胞堆积于动脉管壁内。随着病程进展,动脉管壁则形成纤维化斑块,并使管腔缩窄。动脉粥样硬化斑块破裂和斑块破裂后的血栓形成是导致心血管事件的病理基础。

(三)内脏器官脂质沉积

异常增多的脂质沉积在肝脏和脾脏,导致其体积增大,镜下可见大量的泡沫细胞。此外,骨髓中亦可见类泡沫细胞。

第四节　高脂血症的病理

一、黄色瘤

高脂血症患者可因过多的脂质沉积在局部组织而形成黄色瘤。通常表现为局限性皮肤隆凸,颜色可为黄色、橘黄色或棕红色,多呈结节、斑块或丘疹等形状,质地柔软。根据瘤的形态与发生部位不同,可分为扁平黄色瘤、掌皱纹黄色瘤、结节性黄色瘤、疹性黄色瘤、结节疹性黄色瘤及肌腱黄色瘤等。各种黄色瘤的病理改变基本相似。真皮内有大量吞噬脂质的巨噬细胞(泡沫细胞),又称为黄色瘤细胞。早期常伴有炎症细胞,晚期可发生成纤维细胞增生。有时可见核呈环状排列的多核巨细胞。冷冻切片用猩红或苏丹红进行染色,可显示泡沫细胞内含有胆固醇和胆固醇酯。

二、动脉粥样硬化

早期动脉粥样硬化可见泡沫细胞堆积于动脉管壁内。随着病程进展,动脉管壁则形成纤维化斑块,并使管腔缩窄。动脉粥样硬化斑块破裂和斑块破裂后的血栓形成是导致心血管事件的病理基础。

三、内脏器官脂质沉积

异常增多的脂质沉积在肝脏和脾脏,导致其体积增大,镜下可见大量的泡沫细胞。此外,骨髓中亦可见类泡沫细胞。

第五节　高脂血症的临床表现

高脂血症的临床表现主要包括两个方面:①脂质在真皮内沉积所引起的黄色瘤,临床较少见;②脂质在血管内皮沉积所引起的动脉粥样硬化,为动脉硬化的首要危险因素。动脉粥样硬化容易产生冠心病、脑血管病和周围血管病等。此外,少数患者可因乳糜微粒栓子阻塞胰腺的毛细血管导致胰腺炎。由于动脉粥样硬化的发生和发展需要相当长的时间,多数高脂血症患者并无任何症状和异常体征发现,不少人是由于其他原因进行,血液生化检验时才被确诊的。继发高脂血症有原发病的临床表现。

肥胖、高血压、胰岛素抵抗和代谢综合征是高脂血症的主要危险因素。脂质在血管内皮沉积导致的心脑血管病和周围血管病是高脂血症的临床后果。

第六节　高脂血症的实验室检查

一、血脂检查

诊断主要依靠实验室检查,其中最主要的是测定血浆(清)总胆固醇和三酰甘油的浓度。血浆外观检查可判断血浆中有无乳糜微粒存在。将血浆放置于 4℃ 冰箱中过夜,然后观察血浆的外观。如果见到"奶油样"顶层,表明血浆中乳糜微粒含量较高。脂蛋白电泳可分为乳糜微粒及 α、β、前 β 带等 4 类脂蛋白。电泳时乳糜微粒滞留在原位,而 α、β、前 β 带分别相当于HDL、LDL 和 VLDL。

二、特殊检查

可进行基因 DNA 突变检测,或分析脂蛋白,受体相互作用及脂蛋白酯酶、肝脂酶、胆固醇酯化酶等的活性。

第七节　高脂血症的诊断依据

根据《中国成人血脂异常防治指南》的标准,血清 TC、TG、HDL-C、LDLC 的正常值、升高值分别为:①血清 TC。正常值<5.18 毫摩/升(200 毫克/分升),5.18～6.19 毫摩/升(200～239 毫克/分升)为边缘性升高,≥6.22 毫摩/升(240 毫克/分升)为升高;②血清 LDLC。正常值<3.37 毫摩/升(130 毫克/分升),3.37～4.12 毫摩/升(130～159 毫克/分升)为边缘性升高,≥4.14 毫摩/升(160 毫克/分升)为升高;③血清 HDLC。正常值≥1.04 毫摩/升(40 毫克/分升),≥1.55 毫摩/升(60 毫克/分升)为升高,<1.04 毫摩/升(40 毫克/分升)为降低;④血清 TG。正常值<1.70 毫摩/升(150 毫克/分升),1.70～2.25 毫摩/升(150～199 毫克/分升)为边缘性升高,≥2.26 毫摩/升(200 毫克/分升)为升高。

根据病史、体征和血脂测定可确立诊断。根据血清 TC、血清 TG、血清 HDL-C、血清 LDLC 检测数值的不同,高脂血症分为以下 4 类。

一、高胆固醇血症

血清 TC 水平增高,TG 不升高。

二、高三酰甘油血症

血清 TG 水平增高，TC 不升高。

三、混合型高脂血症

血清 TC 和 TG 水平增高。

四、低高密度脂蛋白血症

血清 HDLC 水平降低。原发性血脂谱异常要进行病因诊断，需进行相关基因与 LDL 受体分析、酶活性或其他特殊检查才能确诊。例如，家族性载脂蛋白 B100 缺陷症和 Ⅱ 型高脂蛋白血症可分别通过 apo-B、apo-E 基因突变分析确诊，家族性脂酯酶缺陷症需进行肝素注射后的脂蛋白酯酶活性测定才能确诊。

第八节　高脂血症的鉴别诊断

引起胆固醇升高的原发性因素主要是家族性高胆固醇血症和家族性载脂蛋白 B100 缺陷症，而继发性因素主要有甲状腺功能减退与肾病综合征；引起三酰甘油升高的原发性因素主要是家族性高三酰甘油血症、脂蛋白酯酶缺陷症、家族性载脂蛋白 CI 缺陷症和特发性高三酰甘油症，而继发性因素主要是糖尿病、酒精性高脂血症和雌激素治疗等。常见的继发性高脂血症见于糖尿病、甲状腺功能减退、垂体性矮小症、肢端肥大症、神经性厌食、脂肪营养不良、肾病综合征、尿毒症、胆管阻塞、系统性红斑狼疮和免疫球蛋白病等。由于这些疾病的临床表现明显，故其鉴别一般无困难。

第九节　中西医结合治疗高脂血症

血脂和血脂谱异常与动脉粥样硬化的关系密切，治疗的目的是纠正血脂谱异常，尽量降低心脑血管病的发病风险。根据《中国成人血脂异常防治指南》的标准和血脂谱异常的危险分层，确定治疗的个体化目标。一般危险性越大，调脂治疗的要求越高。

一、一般治疗

主要包括纠正不良生活方式、控制体重和戒烟等。

二、饮食治疗

控制饮食可使血浆胆固醇降低 5%～10%，同时有助于减肥，并使调脂药物发挥出最佳效果。饮食治疗的目标是达到或接近标准体重，消除肥胖。

（1）人体中的脂类大部分从食物中来，所以高脂血症的人饮食应有节制，主食之中应搭配部分粗粮，副食品以鱼类、瘦肉、豆及豆制品、各种新鲜蔬菜、水果为主。少食精制食品、甜食、奶油、巧克力等。

（2）海带、紫菜、木耳、金针菇、香菇、大蒜、洋葱等食物有利于降低血脂和防治动脉粥样硬化，可以常吃。饮牛奶宜去奶油，不加糖。蛋类原则上每日不超过 1 只，烹调时避免油炒、油煎。

（3）烹调食物用素油，少吃油煎食物。少吃花生，因其中含油甚多，但可以食用核桃肉、瓜子仁、果仁等。

（4）胆固醇过高者应少食蛋黄、肉类（特别是肥肉）、动物内脏、鸡皮、鸭皮、虾皮、鱼子、脑等含胆固醇量高的食物。三酰甘油过高者要忌糖、忌甜食，并应限制总食量。

（5）饮食治疗应持之以恒。

三、辨证论治

高脂血症主要由于饮食不节，过食肥甘厚味，加之脾失健运，肝失疏泄，水聚痰饮，痰浊不化，痰瘀结聚，变生脂膏；老年肾虚，五脏衰减，更易发为本病。本病本虚标实，涉及肝、脾、肾三脏。应以健脾化湿，行气化痰，活血祛瘀，补益肝肾为治疗原则。

（一）湿热蕴结证

1.症状

头晕，口干，口苦，肥胖，疲乏，烦热，便干，尿赤。

2.舌脉

舌红，苔黄腻，脉弦滑。

3.证候分析

湿热蕴结，津不上承，加之胃火伤津，故见口干；肝胆湿热，循经上扰，故见头晕，口苦；恣食肥甘厚腻，痰热壅积，则形体肥硕；湿遏热伏，郁蒸于内，故见烦热；热蕴肠道，故见便干；膀胱湿热，气化不利，故见尿赤；舌红，苔黄腻，脉弦滑，亦为湿热蕴结之征。

4.治则

清热利湿。

5.方药

龙胆泻肝汤加减。药用：龙胆草 6g，黄芩 9g，生地黄 15g，栀子 9g，川木通 6g，柴胡 9g，当归 9g，车前子（包煎）9g，泽泻 9g。

6.方义分析

方中龙胆草大苦大寒，上泻肝胆实火，下清下焦湿热，为本方泻火除湿两擅其功的君药。黄芩、栀子具有苦寒泻火之功，在本方配伍龙胆草，为臣药。泽泻、木通、车前子清利湿热，使湿热从水道排除。肝主藏血，肝经有热，本易耗伤阴血，加用苦寒燥湿之品，再耗其阴，故用生地黄、当归滋阴养血，以使标本兼顾。方中柴胡，是为引诸药入肝胆而设，甘草有调和诸药之效。综观全方，是泻中有补，利中有滋，以使火降热清，湿浊分清，循经所发诸症乃可相应而愈。

7.加减

湿重者，加茵陈（后下）15g，薏苡仁 15g，以清热化湿。

（二）痰湿内阻证

1.症状

胸脘满闷，胃纳呆滞，头晕身重，大便不畅。

2.舌脉

舌苔白腻,脉濡滑。

3.证候分析

痰湿内阻,胸阳被遏,故见胸脘满闷;湿性重浊,故见头晕身重;痰湿内阻,脾失健运,胃失和降,故见胃纳呆滞;痰湿内阻,影响胃肠蠕动功能,故见大便不畅;舌苔白腻,脉濡滑,为痰湿内阻之征。

4.治则

化痰祛湿。

5.方药

温胆汤加减。药用:法半夏9g,陈皮9g,茯苓15g,枳实9g,竹茹9g,白术9g,胆南星6g,生姜10g,大枣10g,甘草10g。

6.方义分析

方中法半夏为君,降逆和胃,燥湿化痰;以竹茹、胆南星为臣,清热化痰,止呕除烦;枳实行气消痰,使痰随气下;佐以陈皮理气燥湿。茯苓健脾渗湿,俾湿去痰消。使以生姜、大枣、甘草益脾和胃而协调诸药。诸药合用,共奏化痰祛湿之功。

7.加减

若出现心烦、苔黄腻等湿邪化热者,胆南星加量至10g,加以黄连6g,黄芩10g,以清化湿热。

(三)痰瘀结滞证

1.症状

头晕身重,胸胁胀闷,肢麻或偏瘫,口干纳呆,大便不爽,眼睑处或有黄色瘤。

2.舌脉

舌质暗红或紫暗,有瘀斑,脉弦滑或细涩。

3.证候分析

久有痰积,人络致瘀,痰瘀滞留,可见眼睑处黄色瘤;痰瘀痹阻胸胁脉络,则胸胁胀闷;人于脑络则头晕胀痛;滞于经脉,则肢麻或偏瘫。痰湿内阻,脾失健运,胃失和降,故见口干纳呆;痰瘀蕴结于肠道,肠道功能失常,故见大便不爽;舌质暗红或紫暗,有瘀斑,脉弦滑或细涩,均为痰瘀结滞之征。

4.治则

化痰行瘀。

5.方药

二陈汤合血府逐瘀汤加减。药用:陈皮9g,半夏9g,茯苓15g,柴胡9g,枳实9g,赤芍、白芍各15g,生地黄9g,当归9g,川芎9g,桃仁9g,红花9g。

6.方义分析

方中二陈汤燥湿化痰,血府逐瘀汤活血化瘀。两方合用,共奏化痰行瘀之功。

7.加减

血瘀重者,加三棱9g,莪术9g,以破血化瘀。

(四)脾虚湿盛证

1.症状

倦怠乏力,腹胀纳呆,头晕身重,食欲缺乏,大便溏薄。

2.舌脉

舌质淡胖,边有齿痕,脉濡缓。

3.证候分析

脾胃虚弱,运化无力,加之痰湿中阻,故见腹胀纳呆;痰浊上扰,故见头晕;脾主四肢肌肉,湿性重浊,脾为湿困,流注肢体,故见身重,倦怠乏力;痰湿内盛,胃弱脾虚,则食欲缺乏,便溏;舌质淡胖,边有齿痕,脉濡缓,为脾虚湿盛之征。

4.治则

健脾利湿。

5.方药

胃苓汤加减。药绷:苍术 9g,陈皮 9g,厚朴 9g,紫苏叶 6g;茯苓 15g,猪苓 9g,车前子(包煎)15g,泽泻 9g。

6.方义分析

方中苍术苦温性燥,最善除湿运脾;厚朴、茯苓行气化湿,消胀除满;陈皮、紫苏叶理气化滞;猪苓、车前子、泽泻祛利水湿。诸药合用,共奏健脾利湿之功。

7.加减

脾虚甚者,加黄芪 15g,白术 9g,益气健脾;湿重者,加薏苡仁 15g,以健脾化湿。

(五)肝肾阴虚证

1.症状

体瘦而血脂高,腰膝酸软,口燥咽干,头晕耳鸣,两眼昏花,健忘,右胁隐痛,手足心热,失眠。

2.舌脉

舌质红,少苔,脉弦细。

3.证候分析

年高体弱,肝肾不足,阴不化精,反酿痰浊,留滞体内,则体瘦而血脂高;腰为肾之府,肝肾阴虚,故见腰膝酸软;阴虚于下,清阳不升,脑失充养,则头晕、耳鸣、目花、健忘;右胁为肝经循行部位,肝阴亏虚,故见右胁隐痛;肾阴亏虚,不能上济于心,心火独亢,心神受扰而失眠;阴虚生内热,故见口燥咽干,手足心热;舌质红,少苔,脉弦细,亦为肝肾阴虚之征。

4.治则

滋补肝肾。

5.方药

一贯煎合杞菊地黄丸加减。药用:当归 9g,生地黄 9g,枸杞子 9g,山药 9g,茯苓 15g,山茱萸 6g,泽泻 9g,牡丹皮 9g,菊花 6g,北沙参 9g。

6.方义分析

方中一贯煎偏于滋补肝阴,杞菊地黄丸偏于滋补肾阴。两方合用,共奏滋补肝肾之功。

7.加减

阴虚津伤者,加葛根 9g,黄精 9g,以益阴生津。

(六)脾肾阳虚证

1.症状

腰膝酸软,畏寒肢冷,脘痞腹胀,夜尿频多,大便不实。

2.舌脉

舌质淡,苔薄白,脉沉迟。

3.证候分析

脾肾阳虚,不能温阳腰膝、肢体,故见腰膝酸软,畏寒肢冷;脾阳虚弱,不能运化,故见脘痞腹胀;肾阳虚弱,不主二便,故见夜尿频多,大便不实;舌质淡,苔薄白,脉沉迟,为脾肾阳虚之征。

4.治则

补肾健脾。

5.方药

右归丸合参苓白术散加减。药用:熟地黄 9g,枸杞子 9g,杜仲 9g,菟丝子 9g,肉桂 6g,山药 9g,附子(先煎)9g,白扁豆 15g,党参 15g,茯苓 15g,白术 9g。

6.方义分析

方中参苓白术散偏于温补脾阳,右归丸偏于温补肾阳。两方合用,共奏补肾健脾之功。

7.加减

阳虚甚者,加仙茅、淫羊藿各 10g,以温补肾阳。

四、中成药

(一)桑葛降脂丸

桑寄生、葛根、山药、大黄、山楂、丹参、红花等。补肾健脾,通下化瘀,清热利湿。适用于高脂血症属湿热蕴结者。每次 4g,每日 3 次,口服。

(二)脂可清胶囊

葶苈子、山楂、茵陈蒿、黄芩泽泻、大黄、木香等药。宣通导滞,通络散结,消痰渗湿。适用于高脂血症属痰湿内阻者。每次 2～3 粒,每日 3 次,口服。

(三)血脂灵片

泽泻、决明子、山楂、制何首乌。活血降浊,润肠通便。适用于高脂血症属痰湿内阻者。每次 4～5 片,每日 3 次,口服。

(四)月见草油乳

含 10% 月见草油的口服乳剂。祛风除湿,化痰泄浊。适用于高脂血症属痰湿内阻者。每次 10 毫升,每日 2 次,口服。

(五)山庄降脂片

决明子、山楂、荷叶。清热活血,降浊通便。适用于高脂血症属痰瘀结滞者。每次 8 片,每日 3 次,口服。

(六)通脉降脂片

笔管草、川芎、荷叶、三七、花椒。降脂化浊,活血通脉。适用于高脂血症属痰瘀结滞者。每次 4 片,每日 3 次,口服。

(七)丹曲降脂丸

是海南省三亚市中医院刘德喜院长的经验方,药物组成:丹参、红花、薏苡仁、焦山楂、神曲、甘草等。降脂化浊,活血通脉。适用于高脂血症属痰瘀结滞者。每次 6g,每日 3 次,口服。

(八)健脾降脂颗粒

南山楂、泽泻、丹参、党参、灵芝、远志。健脾化浊,益气活血。适用于高脂血症属脾虚湿盛者。每次 10g,每日 3 次,口服。

(九)脂必妥胶囊

红曲。活血化瘀、健脾消食。适用于高脂血症属脾虚湿盛者。每次 1 粒,每日 2 次,口服。

(十)绞股蓝总苷片

绞股蓝总苷。养心健脾,益气和血,除痰化瘀。适用于高脂血症属脾虚湿盛者。每次2～3片,每日 3 次,口服。

(十一)益多酯片

制何首乌、山楂、枸杞子、决明子、黄精。补益肝肾,养血明目。适用于高脂血症属肝肾阴虚者。每次 5 片,每日 3 次,口服。

(十二)玉金方胶囊

人参、海马、制何首乌干浸膏、黄精干浸膏、猕猴桃原汁、干粉猪脑粉、盐酸普鲁卡因、苯甲酸偏重亚硫酸钾、B 族维生素、维生素 E、磷酸三钙、维生素 C。补益元气,滋补肝肾,调和气血。适用于高脂血症属肝肾阴虚者。每次 2 粒,每日 3 次,口服。

(十三)制何首乌颗粒

制何首乌等。补肝肾,益精血。适用于高脂血症属肝肾阴虚者。每次 14g,每日 2 次,口服。

(十四)丹田降脂丸

丹参、田毗、川芎、泽泻、人参、当归、首乌、黄精。益气通脉,活血化瘀,健脾化浊,滋养肝肾;适用于高脂血症属脾肾阳虚者。每次 1～2g,每日 2 次,口服。

五、单方验方

(1)决明子 30g,沸水泡后代茶饮,每日饮量 500 毫升以上。

(2)泽泻 30g,沸水泡后代茶饮,每日饮量 500 毫升以上。

(3)山楂 30g,切片,沸水泡后代茶饮,每日饮量 500 毫升以上。

(4)鲜蘑菇 250g,青心 500g,可加调料适量,翻炒至熟食用,血脂高者可经常选用。

(5)冬笋 300g,荠菜 150g,可加调料适量,翻炒至熟食用,血脂高者可经常选用。

(6)芹菜 250g,香菇 50g,可加调料适量,翻炒至熟食用,血脂高者可经常选用。

六、针刺

(一)体针

取穴内关、郄门、间使、神门、通里、合谷、曲池、足三里、丰隆、阳陵泉、三阴交、肺俞、厥阴俞、心俞、督俞、公孙、太白、曲泉、中脘、鸠尾。每次选取 3～5 穴,交替使用,每日针 1 次,留针 20～30 分钟。

(二)耳针

取饥点、口、肺、脾、内分泌、直肠下段等穴,或取敏感点,用短毫针刺或用王不留行、白芥子贴压。

(三)推拿

揉内关穴,先先后右;揉屋翳、渊腋、辄筋等穴,重点揉左侧,每穴揉 30 次;摩神堂穴,运膏肓俞穴各 50 次;肾虚者,加揉三阴交、涌泉穴;失眠便秘者,揉天突、膻中穴,每日 2～3 次。

七、运动疗法

(一)选择合适的运动项目

根据自身情况,选择长距离步行或远足、慢跑、骑自行车、体操、太极拳、气功、游泳、爬山、乒乓球、羽毛球、网球、迪斯科健身操及健身器等。

(二)掌握运动强度

运动时心率为本人最高心率的 60％～70％,相当于 50％～60％的最大摄氧量。一般 40 岁心率控制在 140 次/分;50 岁 130 次/分;60 岁以上 120 次/分以内为宜。

(三)适当的运动频率

中老年人,特别是老年人由于机体代谢水平降低,疲劳后恢复的时间延长,因此运动频率可视情况增减,一般每周 3～4 次为宜。

(四)合适的运动时间

每次运动时间控制在 30～40 分钟,下午运动最好,并应坚持长年运动锻炼。

(五)控制体重

积极参加运动锻炼,并坚持不懈,以利于脂肪的消耗。总之,要根据自身年龄、心率来选择适宜自己的运动项目,亦可以根据运动交换表来选择运动项目。

八、降脂中药研究进展

我国在降血脂中药的研究方面进行了大量的工作,发现了若干有降脂活性的天然成分。除了辨证论治研究以外,认为有一定效用的药物大体归纳如下。

(一)抑制胆固醇在体内合成

一些中药通过影响脂肪的分解,减少合成胆固醇的原料乙酰辅酶 A 的生成来抑制内源性脂质的合成。例如,泽泻含三萜类化合物,可减少合成胆固醇原料乙酰 CoA 的生成;山楂水煎剂可增加肝细胞微粒体及小肠黏膜匀浆中胆固醇生物合成限速酶活力;西洋参叶皂苷 PQS 可降低血中脂质、抑制过氧化脂质生成;何首乌可降低肝细胞中三磷腺苷酶活性,降低琥珀酸脱氢酶(SDH)、葡萄糖 6-磷酸酶活性,影响胆固醇合成;阿魏酸浓度依赖性地抑制大鼠肝脏甲戊酸 5-焦磷脱羟酶,从而抑制肝脏合成胆固醇。绞股蓝总苷可使脂肪组织细胞合成分解产生的游离脂肪酸减少 28％左右,使进入细胞合成中性脂肪的葡萄糖降低 50％左右。

(二)抑制胆固醇在肠道吸收

中药主要通过以下途径抑制脂类吸收入体内:一是某些中药含有蒽醌类化合物,蒽醌类成分能够刺激胃肠道蠕动,促进肠内胆固醇等脂质的排泄,以减少其吸收。如大黄、草决明、生何首乌、决明子等。二是利用植物胆固醇抑制肠腔内固醇的水解和肠壁内游离固醇的再酯化,竞争性地占据微胶粒内胆固醇的位置,影响胆固醇与肠黏膜接触的机会,以妨碍其吸收,如蒲黄、藻类等。蒲黄含植物固醇,其固醇类物质和胆固醇结构相似,可在肠道竞争性抑制外源性胆固醇的吸收,使胆固醇经肠道排出增加;金银花可降低肠内胆固醇吸收;茵陈蒿可使内脏脂肪沉着减少,主动脉壁胆固醇减少;槐花可有效降低肝、主动脉、血液中胆固醇含量,增加胆固醇蛋白复合物稳定性;三七可阻止胆固醇的吸收;酸枣仁可抑制胆固醇在血管壁堆积;苜蓿子纤维在肠内与胆固醇的有关胆盐结合有利于血脂降低。三是通过不能利用的多糖类和胆盐结合形成复合物,阻碍微胶粒的吸收而减少胆固醇的吸收。枸杞子总多糖有显著降低高脂血症家兔血清 TC、TG 和升高 HDL 的作用。

(三)促进体内脂质的转运和排泄

由于脂类不溶于水,必须与载脂蛋白结合成溶解度较大的脂蛋白复合体才能在血液中运转,所以脂蛋白、载脂蛋白在脂类代谢中具有重要作用。研究发现,许多中药能影响血脂分布转运和清除,如甘草酸能使 TC 的代谢和排泄增加,血 TC 中水平下降;泽泻有阻止类脂质在血清内滞留或渗透到动脉内壁的能力,促进血浆中 TC 的运输和清除。采用放射性示踪法证明,人参皂苷可促进高脂血症大鼠血中 14C-胆固醇放射性能下降,粪中 14C-胆汁酸和14C-胆固醇的排泄增加 2 倍,有利于胆固醇的转化、分解和排泄;柴胡皂苷可使大鼠粪便中胆汁酸及胆固醇增加,并可促进血中胆固醇的转运;而老山云芝多糖通过刺激清道夫受体途径而整体发挥降脂作用;月见草子通过增加血清卵磷脂胆固醇酰基转移酶活性,促进高密度脂蛋白胆固醇亚类 HDL3-C 向 HDL2C 转化,加速胆固醇消除,改善血脂代谢紊乱;茶叶可降低脂肪酶活性,促进肾上腺素诱致的脂解酶活性,促进不饱和脂肪酸的氧化,从而促进脂质的分解和消除;加喂大蒜素的高胆固醇血症家兔主动脉 cAMP 含量维持在正常水平,在局部组织中调节脂质代谢;茶叶多糖能与脂蛋白酯酶结合,提高活力,并能促进动脉壁的脂蛋白酯酶人血,以及降低该酶对抑制剂如 NaCl 的敏感性,而调节脂质代谢;黄芩对酒精诱导的高血脂具有降低血中 TG 的作用,黄芩苷能提高 HDL-C 水平,黄酮成分可以抑制肾上腺素、去甲肾上腺素和多巴胺诱导的脂肪细胞的脂解作用。

我国各地在这方面做了观察的药物还有橡胶种子油、荷叶、桐叶、三七、白僵蚕、桑寄生、茶树根海藻、明矾、绿豆、龙井绿茶、蘑菇等单味药,以及多种复方。有的实验还观察到带鱼鳞油及蜂胶有降血脂作用。国外研究证明,香菇、姜黄、洋葱、大蒜和其他植物含磺胺酸、果胶及其多糖、豆类及大豆蛋白、褐藻等具有降血脂作用。我国有关科研实验证明了姜黄的作用;南京九七医院及重庆医学院分别从临床和动物实验证实大蒜精油的降血脂作用。日本观察到防风通圣散和防己黄芪汤分别对实证及虚证肥胖人有减肥和降血脂效果。

降脂中成药的研究有较大的进展,其中以血脂康为代表。血脂康是我国开发研制的具有他汀类降脂作用的中药,是以大米为原料,用现代科技手段模拟古代红曲生产工艺,经红曲霉发酵而得到的特制红曲的提取物,富含羟甲基戊二酰辅酶 A(HMG-CoA)还原酶抑制剂(洛伐他汀)、多种不饱和脂肪酸和人体必需氨基酸,以及甾醇和少量黄酮等多种有效成分,是一种有效成分明确,作用机制清楚,疗效稳定,安全有效,不良反应小的纯天然中药。动物实验表明,血脂康能降低高胆固醇饮食家兔血清 TC 与 LDL-C 水平及中度降低血清 TG 水平,降低主动脉粥样硬化斑块面积与主动脉总面积比值,减少高胆固醇饮食家兔血管内皮细胞超微结构损伤,抑制高胆固醇饮食家兔主动脉弓血管平滑肌细胞由收缩型向合成型转变,抑制其向内膜迁移的趋势,以及抑制脂质在肝脏沉积等。

第十节　高脂血症的康复及预防

对人体来说,高脂血症的危害很大。大量研究已证实:血脂过高是加速动脉粥样硬化多个因素中的最危险(易患)因素。高脂血症是脑卒中冠心病、心肌梗死、心脏猝死等的危险因素。此外,高脂血症也是促进高血压、糖耐量异常、糖尿病的一个重要危险因素。高脂血症还可导致脂肪肝、肝硬化、胆石症、胰腺炎、眼底出血、失明、周围血管疾病、跛行、高尿酸血症。因此,平时预防高脂血症就显得非常重要,应该从以下几点来预防。

一、限制高脂肪食品

严格选择胆固醇含量低的食品,如蔬菜、豆制品、瘦肉、海蜇等,尤其是多吃含纤维素多的蔬菜,可以减少肠内胆固醇的吸收。不过,不能片面强调限制高脂肪的摄入,因为一些必需脂肪酸的摄入对身体是有益的。适量的摄入含较多不饱和脂肪酸(控制饱和脂肪酸)的饮食是合理的。各种植物油类,如花生油、豆油、菜籽油等均含有丰富的多不饱和脂肪酸,而动物油类,如猪油、羊油、牛油则主要含饱和脂肪酸。食物的胆固醇全部来自动物油食品,蛋黄、动物内脏、鱼子和脑等,这些含胆固醇较高的食物,应忌用或少用。

二、改变做菜方式

做菜少放油,尽量以蒸、煮、凉拌为主。少吃煎炸食品。

三、限制甜食

糖可在肝脏中转化为内源性三酰甘油,使血浆中三酰甘油的浓度增高,所以应限制甜食的摄入。

四、减轻体重

对体重超过正常标准的人,应在医生指导下逐步减轻体重,以每月减重 1～2 千克为宜。降体重时的饮食原则是低脂肪、低糖、足够的蛋白质。

五、加强体力活动和体育锻炼

体力活动不仅能增加热能的消耗,而且可以增强机体代谢,提高体内某些酶,尤其是脂蛋白酯酶的活性,有利于三酰甘油的运输和分解,从而降低血中的脂质。

六、戒烟,限酒

适量饮酒,可使血清中高密度脂蛋白明显增高,低密度脂蛋白水平降低。因此,适量饮酒可使冠心病的患病率下降。酗酒或长期饮酒,则可以刺激肝脏合成更多的内源性三酰甘油,使血液中低密度脂蛋白的浓度增高引起高胆固醇血症。因此,中年人还是以不饮酒为好。嗜烟者冠心病的发病率和病死率是不吸烟者的 2～6 倍,且与每日吸烟支数呈正比。

七、避免过度紧张

情绪紧张、过度兴奋,可以引起血中胆固醇及三酰甘油含量增高。凡有这种情况,可以应用小剂量的镇静药(遵医嘱)。

八、药物治疗

通过上述方法仍不能控制的高脂血症患者,应加用药物治疗。应根据患者血脂化验结果及肝肾功能情况决定使用何种降脂药物。

第十五章　室性早搏

第一节　室性早搏的病因

室性早搏，又称室性期前收缩，是由房室结以下异位起搏点提前产生的心室激动，是一种最常见的心律失常。可触发室性心动过速和室性扑动或颤动。患者以自感胸闷、心悸、心跳间歇为主诉，脉结或代为临床特征。本病属于中医学的"心悸""怔忡"范畴。

一、病因

室性早搏常见的原因有以下几种。

（一）各种器质性心脏病

如冠心病急性心肌缺血或陈旧性心肌梗死、心脏瓣膜病引起的心室扩张或肥厚、风湿性心脏病、心肌炎和心肌病、高血压性心室肥厚、先天性心脏病外科修补术后、二尖瓣脱垂患者，以及各种原因引起的心力衰竭。

（二）可见于心脏结构和功能正常者

心脏结构和功能正常的患者也常发生室早，常起源于在右心室流出道、左心室流出道或主动脉窦、左心室间隔部。紧张、焦虑、疲劳、饮酒是常见的诱因。正常人发生室性早搏的机会随年龄的增长而增加。

（三）药物作用

如抗心律失常药物（如洋地黄、奎尼丁等）的致心律失常作用，三环类抗抑郁药物的不良反应，某些抗生素（如红霉素）也可引起室性期前收缩。

（四）电解质紊乱

如严重低钾或低镁血症。

（五）其他因素

机体处于应急状态（如麻醉、手术、缺血、缺氧），精神因素，左室假腱索，过量烟、酒、咖啡等，均可使心肌受到机械、电、化学性刺激而发生室性早搏。

第二节　室性早搏的临床表现

一、症状

部分偶发性、较轻的室性期前收缩没有明显不适或仅有原发疾病的症状。频发室性期前收缩有心悸不适、心跳停顿、咽喉牵拉不适等。部分患者还可以出现头晕、乏力、胸闷，甚至昏厥；长期频发室性期前收缩可引起心脏扩大和心功能不全的临床表现。

二、体征

心脏听诊可闻及提前出现的心搏，其后有较长的间歇；室早的第二心音减弱或消失，仅能听到第一心音；室性期前收缩引起桡动脉搏动减弱或消失。

第三节　室性早搏的心电图特点

一、体表心电图

(一)室性期前收缩的典型特征

室性期前收缩的典型特征为提前出现的宽大畸形的 QRS 波群，时限多超过 0.12 秒，其前没有相关的 P 波，ST 段和 T 波常与 QRS 波群主波方向相反，代偿间歇完全。

(二)频发室性期前收缩

常呈现联律，最多见的表现为二联律，即每个窦性心搏后出现一个室性期前收缩，也可为三联律或四联律，即表现 2～3 个窦性心搏后出现一个室性期前收缩。室性期前收缩可单个出现，也可连续两个出现，称为成对或连发室性期前收缩。室性期前收缩出现在两个窦性心搏之间，其后无代偿间歇，则称为插入性或间位性室性期前收缩。起源于相同部位的室性期前收缩在同一导联上形态相同，称为单形性或单源性室性期前收缩，同一导联形态不同者提示室性期前收缩为多源性，或称为多形性

(三)单源性室性期前收缩

其配对间期常相同，配对间期很短（≤300 毫秒）或发生在前一心搏的 T 波之上（Ron T 现象），尤其是伴有急性心肌缺血时，易触发恶性心动过速或心室颤动。

(四)室性心动过速或心室颤动

室性期前收缩可触发室性心动过速或心室颤动，这类室早常称为恶性室性期前收缩，易发生在急性心肌缺血、严重心功能不全、严重电解质紊乱（低钾、低镁）、心脏骤停复苏后等危重情况下，多表现为成对、成串或短阵室性心动过速，或频发、多源室性期前收缩。

二、动态心电图

动态心电图可客观评价室性期前收缩的数量、表现形式，是否触发心动过速，以及与患者临床症状的关系。

第四节　室性早搏的诊断

根据症状和心脏听诊可初步诊断室性期前收缩，心电图表现是确诊依据。部分偶发或间断发作的室性期前收缩，需记录动态心电图以协助诊断。其诊断要点为以下几个方面。

(1)室性早搏可见于正常人及各种心脏病患者;药物中毒,电解质紊乱,应激状态,精神因素,过量烟、酒、咖啡易诱发。

(2)患者有心悸不适,部分患者可无自觉症状。

(3)听诊有心搏提前,其后有较长的间歇;桡动脉搏动减弱或消失。

(4)心电图可见提前出现的宽大畸形的 QRS 波群,时限>0.12 秒,其前无 P 波,其后有完全性代偿间期,T 波方向与 QRS 波群主波方向相反。

第五节　室性早搏的辨证论治

病位在心,发病与脾、肾、肺、肝功能失调有关,病性总属本虚标实,临床表现多为虚实夹杂。

一、分证论治

(一)气阴两虚证

1.症状

以心悸怔忡、五心烦热、气短乏力为主症,兼见头晕口干、失眠多梦等症。

2.舌脉

舌红,少苔,脉细数兼结代。

3.证候分析

气阴两虚,不能荣养心脏,故见心悸怔忡;心不主神,故见失眠多梦;气虚,故见气短乏力;阴虚生内热,故见五心烦热,阴虚,津不上承,故见口干;气阴两虚,精微不能上荣头部,故见头晕;舌红,少苔,脉细数,均为气阴两虚之征。

4.治则

益气养阴,宁心安神。

5.方药

生脉散加味。药用:党参 10g,麦冬 10g,五味子 10g,黄芪 30g,炙甘草 6g,生地黄 10g,当归 12g,苦参 10g。

6.方义分析

方中党参、黄芪补气;生地黄、麦冬养阴,五味子酸甘化阴;当归养血活血,以求津血同源;生地黄、苦参清热,以除阴虚所生的内热。诸药合用,共奏益气养阴,宁心安神之功。

7.加减

兼见胸痛舌暗者,加郁金、丹参各 12g,以活血通脉;兼见心虚胆怯、少寐多眠者,加酸枣仁 10g,珍珠母(先煎)30g,以镇惊宁心安神;兼见胸闷者,加紫苏梗、郁金各 12g,以宽胸理气。

(二)心阳不振证

1.症状

以心悸怔忡、形寒肢冷为主症,兼见胸闷气短、面色苍白、畏寒喜温,或伴心痛等症。

2.舌脉

舌淡,苔白,脉沉迟或结代。

3.证候分析

心阳不振,心失温养,故心悸怔忡。胸中阳气不足,故胸闷气短。心阳虚衰,血液运行迟缓,肢体失于温煦,故形寒肢冷、面色苍白、畏寒喜温;阳虚生内寒,寒主痛,故见心痛;舌淡,苔白,脉沉迟或结代均为心阳不振所致。

4.治则

温补心阳。

5.方药

桂枝甘草龙骨牡蛎汤加减。药用:桂枝 10g,炙甘草 10g,龙骨(先煎)20g,牡蛎(先煎)20g,附子(先煎)12g,党参 12g,丹参 12g,木瓜 10g。

6.方义分析

方中桂枝、附子、甘草温补心阳;龙骨、牡蛎安神定悸;党参、丹参益气活血,以防心阳不振,运血无力,而致瘀血内生;木瓜酸甘化阴,以求阴阳平衡。诸药合用,共奏温补心阳之功。

7.加减

瘀血明显者,加当归、赤芍各 12g,三七粉(冲服)3g,以活血通脉;心阳虚甚,上凌于心者,加茯苓 30g,白术、泽泻各 12g,以健脾利水。

(三)心脉瘀阻证

1.症状

以心悸怔忡、心前区刺痛、入夜尤甚为主症,兼见面色紫暗、唇甲发绀等症。

2.舌脉

舌质紫暗或有瘀斑,脉涩或结代。

3.证候分析

心脉瘀阻,心失所养,故心悸怔忡;心络挛急,故见心前区刺痛;入夜则血瘀更甚,心脉不通,故见心前区刺痛,入夜尤甚;舌质紫暗或有瘀斑,脉涩或结代,面色紫暗、唇甲发绀,均为瘀血蓄积,心阳阻遏之征。

4.治则

活血化瘀,通脉止痛。

5.方药

桃仁红花煎加减。药用:桃仁 10g,红花 10g,丹参 12g,赤芍 12g,川芎 10g,延胡索 12g,香附 12g,青皮 12g,生地黄 12g,当归 12g,龙骨(先煎)30g,牡蛎(先煎)30g,三七粉(冲服)3g。

6.方义分析

方中桃仁、红花、丹参、赤芍、川芎、三七活血化瘀;延胡索、香附、青皮理气通脉;生地黄、当归养血和血;龙骨、牡蛎镇静安神。诸药合用,共奏活血化瘀,通脉止痛之功。

7.加减

兼气虚者,去青皮、香附,加人参(单煎)、黄芪、黄精各 12g,以补气益气;兼阳虚者,加淫羊藿 12g,附子(先煎)12g,肉桂 6g,以温经通阳;心悸不宁,失眠多梦,加炒酸枣仁 10g,远志 15g,

以养心安神。

(四)肝气郁结证

1.症状

以心悸怔忡、胸闷胁胀、情绪变化可诱发或加重为主症,兼见嗳气叹息、心烦失眠、大便不畅等症。

2.舌脉

舌质暗红,苔薄黄,脉弦或结代。

3.证候分析

气行则血行,肝气郁结,气机郁滞,不能运血,导致瘀血内生,瘀阻心脉,故见心悸怔忡;肝气郁结,肝失调达,疏泄不利,气阻络痹,故见胸闷胁胀,情绪变化可诱发或加重;肝气郁结,肝气犯胃,故见嗳气叹息;母病及子,肝气郁结,导致心神不安,故见心烦失眠;肝气郁结,肝不疏泄,胃肠运行无力,故见大便不畅;舌质暗红,苔薄黄,脉弦或结代,均为肝气郁结之征。

4.治则

疏肝解郁,调畅气机。

5.方药

柴胡疏肝散加减。药用:柴胡 10g,枳壳 10g,白芍 12g,当归 10g,郁金 10g,川芎 10g,香附 10g,炙甘草 8g,玫瑰花 6g,陈皮 6g,薄荷 10g。

6.方义分析

方中柴胡疏肝木以解郁,白芍敛肝阴以止血,玫瑰花和血活血,川芎化凝血以归肝,枳壳破滞气,陈皮利中气,香附、郁金调气解气郁,薄荷解郁疏肝,甘草缓中以调和诸药。诸药合用,共奏疏肝解郁,调畅气机之功。

7.加减

兼见气郁化火者,加黄芩、栀子、牡丹皮各 10g,以清热泻火;兼见气滞血瘀者,加丹参、赤芍、延胡索各 12g,以活血通脉;兼见肝气犯胃者,加代赭石(先煎)20g,陈皮 12g,姜半夏 6g,以和胃降逆;兼见肝脾不和者,加白术、茯苓、党参各 12g,以健脾扶土。

(五)痰湿阻滞证

1.症状

以心悸怔忡、胸脘胀满为主症,兼见口黏纳呆、大便黏而不爽等症。

2.舌脉

舌质暗红,苔白厚腻或黄腻,脉滑。

3.证候分析

痰湿阻滞心脉,痹阻不通,故见心悸怔忡;痰湿阻滞,脾失健运,故见胸脘胀满,口黏纳呆;大便黏而不爽,苔白厚腻或黄腻,脉滑,均为痰湿阻滞之征。

4.治则

燥湿健脾,化痰通络。

5.方药

瓜蒌薤白半夏汤合温胆汤加减。药用:瓜蒌 30g,薤白 10g,法半夏 10g,陈皮 10g,枳实

10g,竹茹 10g,茯苓 10g,白术 10g,党参 10g。

6.方义分析

方中瓜蒌宽胸化痰;法半夏燥湿化痰;枳实、陈皮理气化痰;茯苓、白术健脾化痰;党参益气健脾以化痰,竹茹清热化痰;薤白理气宽胸。诸药合用,共奏燥湿健脾,化痰通络之功。

7.加减

兼湿郁化热,口苦,苔黄腻者,加苦参、黄芩各 12g,以清热燥湿;兼眩晕头重如裹者,加佩兰、广藿香各 10g,以芳香化浊;瘀血明显,舌质紫暗者,加丹参、赤芍各 12g,以活血通脉。

二、总结

本病病机既有先天禀赋不足、饮食劳倦或情志所伤,亦有因感受外邪或药物中毒所致。证候多为虚实相兼,虚者为脏腑气血阴阳亏虚,心神失养;实者多为痰饮、瘀血阻滞心脉和火邪上扰心神致心脉不畅,心神不宁。

第六节　室性早搏的其他治法

一、中成药

(一)稳心颗粒

党参、黄精、三七、琥珀、甘松。益气养阴,定悸复脉,活血化瘀。适用于室性早搏证属气阴两虚者或心脉瘀阻者。每次 9g,每日 3 次,冲服。

(二)生脉胶囊

党参、黄芪、五味子。益气养阴,生津止汗。适用于室性早搏证属气阴两虚者。每次 3 粒,每日 3 次,口服。

(三)复心宁胶囊

组成不详。温补心阳,活血止痛。适用于室性早搏证属心阳不振者。每次 4 粒,每日 3 次,口服。

(四)血府逐瘀口服液

桃仁、红花、当归川芎、生地黄、赤芍、牛膝、柴胡、枳壳、桔梗、甘草。活血化瘀,行气止痛。适用于室性早搏证属心脉瘀阻者。每次 10 毫升,每日 3 次,口服。

(五)舒肝止痛丸

柴胡、当归、黄芩、白芍、赤芍、香附(醋制)、郁金、木香、延胡索(醋制)、白术(炒)、半夏(制)、川楝子等18味。疏肝理气,和胃止痛。适用于室性早搏证属肝气郁结者。每次 4.5g,每日 3 次,口服。

(六)温胆宁心颗粒

中医研究院广安门医院根据高荣林主任医师经验方研制的院内制剂,组成不详。益气健脾,化痰安神。适用于室性早搏证属痰湿阻滞者。每次 6g,每日 2 次,口服。

二、针刺

(一)体针

主穴内关、神门、心俞、厥阴俞、巨阙、膻中。气阴两虚者,加百会、太溪穴;心阳不振者,加关元、足三里穴;心脉瘀阻者,加曲泽、膈俞穴;肝气郁结者,加行间、太冲穴;痰湿阻滞者,加丰隆穴。实证针用泻法,虚证针用补法。

(二)耳针

取穴心、交感、神门、枕。发作期采用毫针轻刺激,每日1次,两耳交替;症状缓解后可用王不留行贴压,每2～3换1日次,两耳交替。

三、推拿

选穴:内关、神门、足三里、心俞、肝俞、厥阴俞、肾俞。患者坐位或仰卧位,术者用拇指抵住穴位,用力揉捻各1分钟。

第七节　室性早搏的康复及预后

偶发单源性室性期前收缩,其预后取决于原发心脏疾病。无器质性心脏病的频发室性期前收缩,尤其是超过2万次/24小时,可引起心脏扩大,控制室性期前收缩后,心脏结构可恢复正常;器质性心脏病伴有心功能不全者,室性期前收缩是心脏性猝死的危险因素。

第十六章　心肌炎

第一节　心肌炎病因与发病机制

心肌炎是指心肌中有局限性或弥散性的急性、亚急性或慢性炎症病变。可分为感染性和非感染性两大类。前者由细菌、病毒、螺旋体、立克次体、真菌、原虫、蠕虫等感染所致；后者包括过敏或变态反应性心肌炎，如风湿病及理化因素或药物所致的心肌炎等。病毒性心肌炎是指由嗜心性病毒感染引起的，以心肌非特异性间质性炎症为主要病变的心肌炎。各种病毒都可引起心肌炎，其中以引起肠道和上呼吸道感染的病毒最多见，是感染性心肌炎最常见的类型。病毒性心肌炎呈全球性分布，发展中国家居多，各年龄均可发病，儿童和 40 岁以下成年人多见。本病患者的临床表现差别很大，轻者可无症状，重者可心力衰竭，甚至猝死。一般表现为心慌、胸闷、气短，甚至出现心律失常。本病属于中医学的"心悸""胸痹""怔忡"等范畴。

其发病机制主要有病毒直接作用和免疫反应两种。目前认为病毒性心肌炎发病早期以病毒直接作用为主，以后则以免疫反应为主。

一、发病机制

主要包括：①急性或持续性病毒感染所致直接心肌损害；②病毒介导免疫损伤，以 T 细胞免疫为主；③多种致炎细胞因子和一氧化氮等介导的心肌损害和微血管损伤等。按免疫发病机制可将病毒性心肌炎病程分为 3 个阶段。

(一)第一阶段病毒感染阶段

病毒进入靶细胞并触发免疫反应。病毒通过呼吸道和(或)消化道入侵，潜伏于外周淋巴器官的免疫细胞中，暂时逃脱免疫监视，继而转运到心脏，随后通过共同受体相关信号通路激活免疫应答。一旦启动免疫应答便进入第二阶段。

(二)第二阶段自身免疫反应阶段

自身反应性 T 细胞、细胞因子和交叉反应抗体发挥重要作用。

1.自身反应性 T 细胞

病毒感染心肌后，通过细胞介导的免疫途径触发 T 细胞。T 细胞识别出病毒感染的心肌细胞，通过细胞因子或穿孔素介导的溶细胞作用破坏心肌细胞。

2.细胞因子

细胞因子是参与调节免疫应答的重要因子，在心肌炎发病过程中 TNF a、IL-1 和 IL-6 等发挥重要作用。其作用方式由 T 细胞反应类型及自身免疫反应持续程度决定。

3.交叉反应抗体

因病毒抗原与心肌自身蛋白有相同或相似的抗原表位，如柯萨奇病毒和链球菌 M 蛋白与心肌自身肌球蛋白、层粘连蛋白及 β1 肾上腺素能受体具有相同或相似的抗原表位，使得针对心肌成分的自身免疫性抗体持续存在。

（三）第三阶段扩张型心肌病阶段

心肌炎由于一些重塑机制导致扩张型心肌病。除病毒直接引起心肌细胞破坏外，病毒介导的体液和细胞免疫应答在心肌重塑和进行性心力衰竭过程中发挥主要作用。

二、病因

30余种病毒可致病，如柯萨奇病毒、埃可病毒、巨细胞病毒、流感病毒、肝炎病毒、腺病毒、人免疫缺陷病毒、风疹病毒、脑炎病毒和单纯疱疹病毒等，以柯萨奇病毒最常见。

第二节　心肌炎的病理

病理改变缺乏特异性，心肌苍白、无光泽，急性者可见局灶性出血点。心肌损伤为主者可见心肌细胞坏死、变性和肿胀，间质损害为主者可见心肌纤维间及血管周围结缔组织炎性细胞浸润，累及瓣膜时可见赘生物，偶见附壁血栓和心包积液。

第三节　心肌炎的临床表现

一、症状

约半数患者发病前1～3周多有发热、全身酸痛、倦怠感、咽痛，或恶心、呕吐、腹泻等病毒感染前驱症状，也有部分患者原发病症状轻而不显著。患者常诉胸闷、心前区隐痛、心悸、乏力、恶心、头晕等症状。临床上诊断的心肌炎中，90%左右以心律失常为主诉或首见症状，其中少数患者可由此而发生昏厥或阿斯综合征，极少数患者发病后发展迅速，出现心力衰竭、心源性休克。可分为以下5型。

（一）亚临床型

病毒感染后无自觉症状，心电图示ST-T改变、房早和室早，数周后心电图改变消失或遗留心律失常。

（二）轻症自限型

病毒感染1～3周后出现轻度心前区不适、心悸，无心脏扩大及心力衰竭表现。心电图示ST-T改变期前收缩，CK-MB和心脏cTnT或cTnI升高，经治疗可逐渐恢复。

（三）隐匿进展型

病毒感染后有一过性心肌炎表现，数年后心脏逐渐扩大，表现为扩张型心肌病。

（四）急性重症型

病毒感染后1～2周内出现胸痛、心悸和气短等症状，伴心动过速、奔马律、心力衰竭，甚至心源性休克。病情凶险，可于数日内因泵衰竭或严重心律失常死亡。

(五)猝死型

多于活动中猝死,死前无心脏病表现;尸检证实急性病毒性心肌炎。

二、体征

(一)心脏增大

轻者心脏浊音界不增大,一般有暂时性心脏浊音界增大,不久即恢复。心脏扩大显著反映心肌炎广泛而严重。

(二)心率改变

心率增速,与体温不相称,或心率异常缓慢,均为病毒性心肌炎的可疑征象。

(三)心音改变

心尖区第一音减低或分裂,心音呈胎心样。心包摩擦音的出现表示存在心包炎。

(四)杂音

心尖区可能有收缩期吹风样杂音或舒张期杂音,前者为发热、贫血、心腔扩大所致,后者因左室扩大造成的相对性二尖瓣狭窄。杂音响度都不超过 3 级。心肌炎好转后即消失。

(五)心律失常

心律失常极常见,各种心律失常都可出现,以房性与室性期前收缩最常见,其次为房室传导阻滞。此外,心房颤动、病态窦房结综合征均可出现。心律失常是造成猝死的原因之一。

(六)心力衰竭

重症弥散性心肌炎患者可出现急性心力衰竭,属于心肌泵血功能衰竭,左右心同时发生衰竭,引起心排出量过低。

(七)心源性休克

危重患者可出现面色灰白、大汗淋漓、四肢湿冷、脉搏细速、血压下降等心源性休克表现。

第四节　心肌炎的理化检查

一、血液常规及血清酶学检查

白细胞计数可升高,急性期血沉可增快。部分患者血清心肌酶增高(血清 CK MB、cTnT、cTnI、LDH 和 AST 升高),以心肌肌钙蛋白 I 的定性测定或肌钙蛋白 T 的定量测定、心肌肌酸磷酸激酶(CKMB)的定量测定最有特异性。

二、病毒学检查

临床中常用咽拭子或粪便或心肌组织分离病毒,检测血清特异性抗病毒抗体滴度,心肌活检标本免疫荧光法找到特异抗原或在电镜下发现病毒颗粒,聚合酶链反应从粪便、血清、心肌组织中检测病毒 RNA。

三、心电图

心电图具有多样性和多变性特点,但是特异性低。急性期心电图改变几乎可以出现所有类型的异常心电图,最常见的有 ST-T 改变、异位心律和传导阻滞。慢性心肌炎除上述心电图改变外,多数有房室扩大或肥厚心电图表现,部分有心包炎、心包积液的相应心电图表现。

四、超声心动图

超声心动图改变在轻重病例间差异很大,轻者可完全正常,重者则有明显的形态和功能上的异常改变。主要表现为:心肌收缩功能异常;心室充盈异常;区域性室壁运动异常;心脏扩大,以左室扩大常见,多数属轻度扩大。对此类心脏扩大超声心动图较 X 线检查更为敏感。病毒性心肌炎心脏扩大经治疗后,多数逐渐恢复正常。因此,进行动态的超声心动图随诊观察对病毒性心肌炎病程变化的了解具有一定价值。

五、心内膜心肌活检(EMB)

这是一种有创性的检查方法。由于心肌炎的灶性分布造成误差及形态学诊断依据的长期不统一,其可靠性约为 50%,目前用 EMB 标本检测病毒 RNA 已视为一种重要手段,但由于设备、技术、社会传统等因素的影响,EMB 尚未广泛开展。活动性心肌炎的病理诊断主要依据 Dallas 诊断要点。在急性病毒性心肌炎存活者,组织学上可表现为痊愈或演进成特发性扩张性心肌病的病理特征。虽然心内膜活检资料并不一定会改变治疗方案,但可以明确诊断,提供详细的预后信息。

六、胸部 X 线

1/4 患者心脏不同程度扩大,可见肺淤血或肺水肿征象。

七、放射性核素心肌显像

[111]In 单克隆抗肌球蛋白抗体心肌显像,对心肌坏死的检测敏感性较高(100%),但特异性较差(58%)。

八、磁共振成像

可清晰显示心脏解剖结构和急性炎症的心肌水肿情况。磁共振心肌显像可见病变区心肌对比增强。

第五节　心肌炎的分期

病毒性心肌炎可分为 4 期。

一、急性期

指新近发病,临床症状明显而多变,病程在 6 个月以内。

二、恢复期

临床症状和心电图改变等逐渐好转,但尚未痊愈,病程一般在 6 个月以上。

三、慢性期

部分患者临床症状反复或迁延不愈,实验室检查有病情活动的表现者,病程多在 1 年以上。

四、后遗症期

患心肌炎时间久，临床已无明显症状，但遗留较稳定的心电图异常，如室性早搏、房室或束支传导阻滞、房室交界区性心律失常等。

第六节　心肌炎的并发症

一、扩张型心肌病

扩张型心肌病是以心脏极度扩大、顽固性心力衰竭、恶性心律失常为主要表现的一种心肌疾病，治疗较为困难，预后不佳。30～50 岁最多见，男多于女，起病缓慢，可有无症状的心脏扩大许多年，或表现各种类型的心律失常，逐渐发展，出现心力衰竭。5 年病死率 35％，10 年病死率 70％，平均存活时间为 3 年。

二、急性心力衰竭

最常见的是急性左心衰竭所引起的急性肺水肿。患者常突然感到极度呼吸困难，端坐呼吸，恐惧表情，烦躁不安、频频咳嗽，咳大量白色或血性泡沫状痰液，严重时可有大量泡沫样液体由鼻涌出，面色苍白，口唇发绀，大汗淋漓，四肢湿冷，两肺满布湿啰音，心脏听诊可有舒张期奔马律，脉搏增快，可呈交替脉。血压下降，严重者可出现心源性休克。

三、心源性休克

心源性休克是指由于心脏功能极度减退，导致心输出量显著减少并引起严重的急性周围循环衰竭的一种综合征。其病因以急性心肌梗死最多见，严重心肌炎、心肌病、心脏压塞严重心律失常或慢性心力衰竭终末期等均可导致本症。本病病死率极高，国内报道为70％～100％，及时、有效的综合抢救可望增加患者生存的机会。

第七节　心肌炎的诊断要点

一、病史与体征

在上呼吸道感染、腹泻等病毒感染后 3 周内出现心脏表现，如出现不能用一般原因解释的感染后严重乏力、胸闷头晕(心排出量降低)、心尖第一心音明显减弱、舒张期奔马律、心包摩擦音、心脏扩大、充血性心力衰竭或阿斯综合征等。

二、诊断

下述感染后 3 周内出现下列心律失常或心电图改变者。

(1)窦性心动过速、房室传导阻滞、窦房阻滞或束支阻滞。

(2)多源、成对室性早搏，自主性房性或交界性心动过速，阵发或非阵发性室性心动过速，心房或心室扑动或颤动。

(3)两个以上导联 ST 段呈水平型或下斜型下移≥0.05 毫伏或 ST 段异常抬高或出现异常 Q 波。

三、心肌损伤的参考指标

病程中血清肌钙蛋白 I 或肌钙蛋白 T(强调定量测定)CK MB 明显增高。超声心动图示心腔扩大或室壁活动异常和(或)核素心功能检查证实左室收缩或舒张功能减弱。

四、病原学依据

(一)穿刺检测

在急性期从心内膜、心肌、心包或心包穿刺液中检测出病毒、病毒基因片段或病毒蛋白抗原。

(二)病毒抗体

第二份血清中同型病毒抗体滴度较第一份血清升高 4 倍(2 份血清应相隔 2 周以上)或一次抗体效价≥640 者为阳性,≥320 者为可疑阳性(如以 1:32 为基础者则宜以 256 为阳性,128 为可疑阳性,根据不同实验室标准做决定)。

(三)病毒特异性

IgM≥1:320 者为阳性(按各实验室诊断要点,须在严格质控条件下)。如同时有血中肠道病毒核酸阳性者更支持有近期病毒感染。

注:同时具有上述 1 或 2 中任何一项,3 中任何两项,在排除其他原因心肌疾病后临床上可诊断急性病毒性心肌炎。如同时具有 4 中的第一项者可从病原学上确诊急性病毒性心肌炎;如仅具有 4 中的第 2、3 项者,在病原学上只能拟诊为急性病毒性心肌炎。如患者有阿斯综合征发作、充血性心力衰竭伴或不伴心肌梗死样心电图改变、心源性休克,急性肾衰竭、持续性室性心动过速伴低血压发作或心肌心包炎等在内的一项或多项表现,可诊断为重症病毒性心肌炎。如仅在病毒感染后 3 周内出现少数早搏或轻度 T 波改变,不宜轻易诊断为急性病毒性心肌炎。

对难以明确诊断者,可进行长期随访,有条件时可做心内膜心肌活检,进行病毒基因检测及病理学检查。

第八节　心肌炎的鉴别诊断

在考虑病毒性心肌炎诊断时,应除外 β 受体功能亢进、甲状腺功能亢进症、二尖瓣脱垂综合征及影响心肌的其他疾患,如风湿性心肌炎、中毒性心肌炎、冠心病、结缔组织病、代谢性疾病,以及克山病(克山病地区)等。

一、甲状腺功能亢进(简称甲亢)

甲状腺功能亢进是较常见的内分泌疾病。本病多见于女性。可分原发性甲亢、继发性甲亢、高功能腺瘤 3 种。患者有消瘦、易出汗、食量过多、情绪易激动、失眠等症状。甲状腺可呈弥散性肿大伴突眼,心悸气急,心率超过 100 次/分,第一心音亢进,脉压增大,心律失常,心脏扩大致心力衰竭等。

二、二尖瓣脱垂综合征

二尖瓣脱垂综合征是二尖瓣在收缩期向左心房脱垂(突入左房),伴或不伴有二尖瓣关闭不全,临床表现:多数患者无症状,也可有心悸、胸痛、气急、乏力、昏厥或猝死,有收缩中晚期喀喇音伴或不伴有收缩期杂音。发病率在 5%～10%,本病在青年人中女性多于男性(2:1),在中、老年人则男女发病率相似,儿童也可发病。最常见于 30～60 岁,本病无特效治疗,但预后多良好。

三、中毒性心肌炎

中毒性心肌炎是指毒素或毒物所致的心肌炎症,除白喉、伤寒、菌痢等感染性疾病外毒素、内毒素对心肌损害外,某些生物毒素,如蛇毒、毒蕈、河豚、乌头等,以及某些药物或化学物质,如奎尼丁、奎宁、依米丁、锑剂、有机磷、有机汞、砷、一氧化碳、铅、阿霉素等,均可引起心肌损害产生中毒性心肌炎。中毒性心肌炎往往是全身中毒的一部分重要表现,病情危重或并发严重心功能不全和心律失常者,病死率高,及时、有效地抢救往往能够挽救患者生命。

四、冠心病

冠心病指由于冠状动脉循环功能器质性的改变,引起冠状动脉血流和心肌需求之间的不平衡,而导致的心肌缺血性损害的一种心脏病。绝大部分冠状动脉粥样硬化性病变致使管腔狭窄,小部分系冠状动脉痉挛所致,冠状动脉痉挛可发生在冠状动脉粥样硬化基础上,也可发生在正常冠状动脉。本病多见于 40 岁以上男性与绝经期后的女性,脑力劳动者较多。主要危险因素为高血压、高脂血症、糖尿病、吸烟、冠心病家族史等。

第九节　心肌炎的治疗

一、一般治疗

急性期应卧床休息,一般卧床 2 周,3 个月内不参加重体力活动;严重心律失常和(或)心力衰竭者需卧床 4 周,6 个月内不参加重体力活动,进食易消化、富含维生素和蛋白质的食物;出现心功能不全者,需吸氧并限制钠盐摄入。

二、抗病毒治疗

(1)α 干扰素能抑制病毒复制并调节免疫功能。可用 α 干扰素 100～300 万单位,肌内注射,每日 1 次,2 周为 1 个疗程。

(2)黄芪等中药也具保护心肌、抗病毒和调节免疫作用,可用黄芪注射液 20 毫升加入 5% 葡萄糖注射液 250 毫升中,静脉滴注,每日 1 次,2 周后改为口服黄芪治疗。

(3)其他中草药如板蓝根、连翘、大青叶、虎杖等,初步实验研究认为可能对病毒感染有效。

(4)细菌感染是病毒性心肌炎的条件因子,病毒感染后易合并细菌感染,应早期酌情使用抗生素。

三、辨证论治

(一)热毒侵心证

1.症状

发热身痛,鼻塞流涕,咽痒喉痛,咳嗽咳痰或腹痛泄泻,肌痛肢楚,继之心悸惕动,胸闷。

2.舌脉

舌质红,苔薄黄或腻,脉细数或结代。

3.证候分析

热毒袭表,卫表不合,肺窍不利,故见鼻塞流涕,咽痒喉痛,肌痛肢楚;正邪相争于卫表,故见发热身痛;热毒袭肺,肺气失宣,故见咳嗽咳痰;肺与大肠相表里,热毒袭肺,影响大肠通降功能,故见腹痛腹泻;热毒侵心,心神被扰,故见心悸惕动,胸闷气短;舌质红,苔薄黄或腻,脉细数或结代,均为热毒侵心之征。

4.治则

清心解毒。

5.方药

银翘散加减。药用:金银花 10g,连翘 10g,大青叶 10g,太子参 10g,麦冬 10g,生地黄 10g,炙甘草 10g。

6.方义分析

方中金银花、连翘、大青叶清热解毒;太子参、麦门冬、生地黄益气清热养阴,以防热毒耗气伤阴;炙甘草调和诸药。诸药合用,共奏清心解毒之功。

7.加减

热甚者,加石膏(先煎)30g,知母 10g,黄芩 6g,以清热除烦;脾虚湿热者,加黄连 6g,白芍 10g,茯苓 10g,木香 10g,以健脾利湿;胸闷痛者,加丹参 15g,桃仁 12g,降香 10g,以活血止痛;心悸怔忡者,加炒酸枣仁 15g,柏子仁 10g,以宁心定悸。

(二)阳虚气脱证

1.症状

起病急骤,喘息心悸,倚息不得卧,口唇发绀,烦躁不安,自汗不止,四肢厥冷。

2.舌脉

舌质淡白,脉微欲绝。

3.证候分析

毒邪较甚,侵入人体后,导致人体阳虚气脱,或素体阳虚之人,感受邪毒后,引起阳气虚脱,阴守于内,阳脱于外,故见喘息心悸,倚息不得卧,烦躁不安,自汗不止;阴阳不相顺接,故见四肢厥冷;气为血帅,阳气虚脱,不能运血,瘀血内生,故见口唇青紫;舌质淡白,脉微欲绝,为阳虚气脱之征。

4.治则

回阳救逆,益气固脱。

5.方药

参附龙牡汤加减。药用:生晒参(单煎)10g,附子(先煎)10g,炙甘草 10g,牡蛎(先煎)10g,

丹参 30g,茯苓 10g。

6.方义分析

方中生晒参大补元,附子大补阳气,牡蛎重镇固脱,三药合用,急益气、回阳、固脱;丹参养血活血,茯苓健脾益气,共为臣药;炙甘草调和诸药,是为佐使。诸药合用,共奏回阳救逆,益气固脱之功。

7.加减

阳虚较甚者,加桂枝 10g,仙茅 15g,淫羊藿 15g,以温通心肾;阳虚水泛者,加桂枝 10g,益母草 15g,猪苓 15g,以温阳利水。

(三)肺气不足证

1.症状

气短乏力,胸闷隐痛,自汗恶风,咳嗽,反复感冒。

2.舌脉

舌淡红,苔薄白,脉细无力。

3.证候分析

肺气不足,肺失宣降,故见咳嗽;宗气不足,呼吸功能减弱,故见气短乏力;肺气虚弱,不能宣发卫气于肌表,腠理不密,卫表不固,故见自汗恶风;防御功能降低,易受外邪侵袭,而见反复感冒;心肺同居于胸中,肺气不足,影响于心,心气不足,不能荣养胸部,故见胸闷隐痛;舌淡红,苔薄白,脉细无力,亦为肺气不足之征。

4.治则

益气清肺,固护卫气。

5.方药

参苏饮加减。药用:太子参 10g,紫苏叶 10g,法半夏 10g,葛根 10g,木香 10g,陈皮 10g,茯苓 10g,枳壳 10g,前胡 10g,桔梗 10g,甘草 10g。

6.方义分析

方中太子参补益肺气;紫苏叶、葛根、前胡、桔梗宣散风寒,解肌发表;法半夏、陈皮、茯苓燥湿化痰,理气健脾;枳壳行气醒脾;甘草调和诸药。诸药合用,共奏益气清肺,固护卫气之功。

7.加减

气虚甚者,加黄芪 15g,白术 15g,以益气;兼阴虚者,加麦冬 15g,五味子 15g,生地黄 15g,以养阴。

(四)痰湿内阻证

1.症状

胸闷憋气,头重目眩,脘痞纳呆,口黏恶心,咳吐痰涎。

2.舌脉

苔白腻或白滑,脉滑。

3.证候分析

痰湿内阻,胸阳被遏,故见胸闷憋气;痰湿内阻,脾失健运,故见脘痞纳呆,口黏恶心,咳吐痰涎;痰湿内阻,清阳不能升清与头目,故见头重目眩;苔白腻或白滑,脉滑,亦为痰湿内阻之征。

4.治则

祛湿化痰,温通心阳。

5.方药

瓜蒌薤白半夏汤加减。药用:瓜蒌 10g,法半夏 10g,陈皮 10g,枳壳 10g,茯苓 10g,薤白 10g,甘草 10g,桂枝 10g,胆南星 6g,石菖蒲 10g。

6.方义分析

方中瓜蒌涤痰散结;薤白辛温通阳,宽胸散结;法半、夏、陈皮、茯苓、胆南星、石菖蒲燥湿化痰;桂枝通阳散寒,降逆平冲;枳壳消痞除满;甘草调和诸药。诸药合用,共奏祛湿化痰,温通心阳之功。

7.加减

兼热者,加黄连 5g,滑石 10g,以清热;痰浊重者,加薏苡仁 15g,泽泻 15g,以利湿;兼脾胃气虚者,加白术 15g,党参 15g,以健脾。

(五)气滞血瘀证

1.症状

心区刺痛,痛有定处,胸闷胁胀,心烦易怒,唇色紫暗。

2.舌脉

舌质暗红或有瘀斑、瘀点,脉弦涩。

3.证候分析

肝气郁滞,故见胸闷胁胀;瘀血内阻心脉,故见心区刺痛,痛有定处;肝气郁滞,郁而化火,故见心烦易怒;唇色紫暗,舌质暗红或有瘀斑、瘀点,脉弦涩,亦为气滞血瘀之征。

4.治则

疏肝理气,活血化瘀。

5.方药

柴胡疏肝散加血府逐瘀汤加减。药用:柴胡 10g,枳壳 10g,茯苓 10g,陈皮 10g,红花 10g,当归 10g,生地黄 10g,川芎 10g,赤芍 10g,川楝子 10g,延胡索 10g。

6.方义分析

方中柴胡、川楝子、延胡索、枳壳疏肝理气;当归、红花、川芎、生地黄、赤芍清热活血;茯苓、陈皮理气健脾。诸药合用,共奏疏肝理气,活血化瘀之功。

7.加减

气滞重者,加香附 10g,郁金 10g,以理气;气郁化火者,加黄芩 10g,栀子 10g,以清热;血瘀重者,加丹参 15g,三七粉(冲服)3g,以化瘀。

(六)阴虚火旺证

1.症状

心悸不宁,五心烦热,潮热盗汗,失眠多梦,颧红口干。

2.舌脉

舌红,少苔,脉细数。

3.证候分析

阴虚火旺,虚火扰心,故见心悸不宁;心神被扰,故见失眠多梦;阴虚火旺,故见五心烦热、颧红口干;舌红,少苔,脉细数,为阴虚火旺之征。

4.治则

滋阴降火,养心安神。

5.方药

天王补心丹加减。药用:生地黄 10g,丹参 10g,玄参 10g,炒酸枣仁 10g,柏子仁 10g,麦冬 10g,北沙参 10g,茯苓 10g,五味子 10g,远志 10g。

6.方义分析

方中生地黄滋肾水以补阴,水盛则能制火;玄参、麦冬、沙参甘寒滋润以清虚火;丹参补血活血;茯苓益气宁心;酸枣仁、五味子酸以收敛心气而安心神;柏子仁、远志养心安神。诸药合用,共奏滋阴降火,养心安神之功。

7.加减

肾阴虚甚者,加女贞子 15g,墨旱莲 15g,以滋养肾阴;失眠多梦者,加龙骨(先煎)30g,珍珠母(先煎)30g,以重镇安神。

(七)心脾两虚证

1.症状

心悸怔忡,肢体倦怠,自汗短气,面色无华。

2.舌脉

舌淡,苔薄,脉细数。

3.证候分析

心血亏虚,不能养心,故见心悸怔忡;脾气虚弱,脾不统血,脾失健运,故见面色无华,肢体倦怠;心脾两虚,影响及肺,肺气亏虚,卫表不固,故见自汗短气。舌淡,苔薄,脉细数,为心脾两虚之征。

4.治则

健脾益气,养心安神。

5.方药

归脾汤加减。药用:党参 10g,白术 10g,黄芪 10g,龙眼肉 10g,茯神 10g,酸枣仁 10g,远志 10g,木香 10g,甘草 10g。

6.方义分析

方中党参、黄芪、白术、甘草甘温补脾益气;茯神酸枣仁、龙眼肉甘平养心安神;远志交通心肾而定志宁心;木香理气醒脾,以防益气安神药滋腻滞气,有碍脾胃运化功能。诸药合用,共奏健脾益气,养心安神之功。

7.加减

偏于心气虚者,加西洋参(单煎)10g,麦冬 15g,五味子 15g,以益气养阴;偏于脾气虚者,加法半夏 9g,陈皮 15g,白扁豆 15g,以健脾利湿。

(八)阴阳两虚证

1.症状

心悸怔忡,面色白,四肢厥冷,大便溏薄,腰酸乏力。

2.舌脉

舌质淡胖,脉沉细无力或结代。

3.证候分析

心阴亏虚,心神失养,故见心悸怔忡;阳气虚弱,阳虚则外寒,故见四肢厥冷,面色白;阳虚阴盛,寒从中生,水寒之气内盛,水湿不化,流注肠中,故见大便溏薄;脾肾阳虚,故见腰酸乏力;舌质淡胖,脉沉细无力或结代,亦为阴阳两虚之征。

4.治则

温阳益气,滋阴通脉。

5.方药

参附养营汤加减。药用:生晒参(先煎)10g,附子(先煎)10g,桂枝 10g,干姜 10g,五味子 10g,生地黄 10g,当归 10g,白芍 10g,麦冬 10g,北沙参 10g,黄芪 10g。

6.方义分析

方中生晒参大补元 4 气,黄芪补气,附子、桂枝、干姜温补阳气,生地黄、当归、白芍、麦冬、北沙参滋阴养血,五味子酸甘化阴。诸药合用共奏温阳益气,滋阴通脉之功。

7.加减

兼胸闷憋气,心下痞满者,加瓜蒌 15g,薤白 15g,法半夏 9g,以化痰通痹;水肿,尿少者,加车前草 15g,薏苡仁 15g,茯苓 15g,大腹皮 10g,以利水。

四、中成药

(一)清热解毒口服液

石膏、金银花、玄参、地黄、连翘、栀子、紫花地丁、黄芩、龙胆草、板蓝根、知母、麦冬。清热解毒。适用于心肌炎证属热毒侵心者。每次 10 毫升,每日 3 次,口服。

(二)生脉胶囊

人参、麦冬、五味子。益气复脉,养阴生津。适用于心肌炎证属阴阳两虚者。每次 3 粒,每日 3 次,口服。

(三)金匮肾气丸

熟地黄、山药、山茱萸(酒炙)、茯苓、牡丹皮、泽泻、桂枝、附子(炙)、牛膝(去头)、车前子(盐炙)。辅料为蜂蜜。温补肾阳,化气行水。适用于心肌炎证属阴阳两虚者。每次 1 丸,每日 3 次,口服。

(四)玉屏风散

黄芪、白术、防风。益气补脾,固表止汗。适用于心肌炎证属肺气不足者。每次 1 袋,每日 3 次,口服。

(五)二陈丸

半夏、茯苓、陈皮、甘草。燥湿化痰,理气和胃。适用于心肌炎证属痰湿内阻者。每次 9g,每日 3 次,口服。

（六）血府逐瘀口服液

桃仁、红花、当归、川芎、生地黄、赤芍、牛膝、柴胡、枳壳、桔梗、甘草。活血化瘀，行气止痛。适用于心肌炎证属气滞血瘀者。每次 10 毫升，每日 3 次，口服。

（七）天王补心丸组成

丹参、当归、石菖蒲、党参、茯苓、五味子、麦冬、天冬、生地黄、玄参、远志（制）、酸枣仁（炒）、柏子仁、桔梗、甘草朱砂。滋阴养血，补心安神。适用于心肌炎证属阴虚火旺者。每次 8 丸，每日 3 次，口服。

（八）人参归脾丸

人参、白术（麸炒）、茯苓、炙黄芪、当归、龙眼肉、酸枣仁（炒）、远志（去心甘草炙）、木香、炙甘草。辅料为蜂蜜。益气补血，健脾养心。适用于心肌炎证属心脾两虚者。每次 1 丸，每日 3 次，口服。

五、针刺

（一）体针

邪毒犯心高热者，取穴曲池；咽痛者，取穴少商、合谷，以上采用泻法；心悸脉促者，取穴内关、郄门、厥阴俞、心俞、三阴交；期前收缩者，取穴阴郄；心动过缓者，取穴通里、素髎、列缺；心动过速者，取穴手三里、下侠白；心绞痛者，取穴神门、内关、膻中；高血压者，取穴曲池、风池、太溪；慢性心力衰竭水肿者，取穴肾俞、三焦俞、阳陵泉透阴陵泉、三阴交、复溜，针用补法。

（二）耳针

取穴心、皮质下、交感、小肠，毫针轻刺激，每日 1 次。

六、推拿

先按揉内关、神门、心俞、膈俞、脾俞、胃俞穴，反复数次，再推拿内关、神门穴，对心悸、怔忡有效。

第十节　心肌炎的预后与预防

一、预后

本病预后与患者免疫状态、心肌损伤程度和范围、有无内环境紊乱、继发感染，以及治疗是否及时恰当有关。

大多数患者经过适当治疗后痊愈，不遗留任何症状或体征，少数可遗留心律失常，极少数因急性心力衰竭、严重心律失常或心源性休克而死亡。部分患者经过数周或数月后病情趋于稳定，但有一定程度的心脏扩大、心功能减退、心律失常或心电图变化，此种情况历久不变，大致为急性期后心肌瘢痕形成，成为后遗症。还有部分患者由于急性期后炎症持续，转为慢性心肌炎，逐渐出现进行性心脏扩大、心功能减退、心律失常，经过数年或一、二十年后死于上述各并发症。

一般成人临床表现较新生儿和儿童轻，孕妇和婴幼儿病情较凶险。柯萨奇 B 病毒持续感染合并心肌损伤者,可发展为扩张型心肌病。

二、预防

加强身体锻炼,提高机体抗病能力,避免劳累以预防消化道和呼吸道病毒、细菌感染是预防本病的关键。如在感冒或腹泻的急性期或起病1~3周内出现心慌、气促、心前区不适,应及时到医院就诊。

发病急性期应卧床休息,避免精神紧张。大部分患者可以完全康复。如出现严重呼吸困难,平卧时加重,大汗淋漓,可能为严重心功能不全,应让患者取坐位或半坐卧位,向医疗急救中心打电话求助或以最安全、平稳、快速的交通工具送往附近医院。恢复期可适当活动,以不引起症状为度,但应避免妊娠、较剧烈运动、饮酒及其他对心脏有害因素,一般应休息3~6个月,才可逐渐恢复工作。

总之,心肌炎患者发病后应注意休息,进营养丰富之饮食,保持心情舒畅,避免反复病毒或细菌感染,恢复后要注意身体锻炼,提高自身抗病能力,以利心脏恢复。

参考文献

[1]杨海燕.常见心血管疾病中医证型及体质研究进展[M].昆明:云南科技出版社.2020.

[2]赵春杰.告别心脑血管病:饮食＋理疗＋中医调养[M].北京:华龄出版社.2020.

[3]张泽渊.中医临证医案心悟[M].南昌:江西科学技术出版社.2021.

[4]王祎晟.中医临证心悟[M].上海:上海科学技术出版社.2021.

[5]刘文江.中医入门[M].西安:陕西科学技术出版社.2020.

[6]罗莎.现代中医临床应用[M].西安:陕西科学技术出版社.2021.

[7]王凤荣.中医心语心术[M].北京:中国纺织出版社.2021.

[8]杜革术.中医临床诊断与治疗技术[M].西安:陕西科学技术出版社.2022.

[9]赵理明,赵小宁.中医古今诊法集萃[M].沈阳:辽宁科学技术出版社.2022.

[10]方肇勤.古典中医基础理论研究[M].上海:上海科学技术出版社.2020.

[11]黄子冬.实用中医诊疗技术[M].昆明:云南科技出版社.2019.

[12]俞璐.中风真相 现代中医防治康复秘籍[M].上海:上海科学技术出版社.2021.

[13]董桂银.郑钦安中医火神三书[M].郑州:河南科学技术出版社.2020.

[14]刘国萍,王忆勤.中医问诊研究与临床应用[M].上海:上海科学技术出版社.2020.

[15]郭翠华.中医诊断学[M].西安:陕西科学技术出版社.2020.